カダバーと動画で学ぶ

脳深部アプローチ

監修 吉田一成 慶應義塾大学医学部脳神経外科学教授

編著 井川房夫 島根県立中央病院脳神経外科部長 　岡　秀宏 北里大学メディカルセンター副院長
北里大学医学部脳神経外科学教授
　　　 秋元治朗 東京医科大学脳神経外科学教授 　岩立康男 千葉大学大学院医学研究院脳神経外科学教授

中外医学社

執筆者一覧 (執筆順)

森迫拓貴	大阪市立大学大学院医学研究科脳神経外科学講師
後藤剛夫	大阪市立大学大学院医学研究科脳神経外科学講師
大畑建治	大阪市立大学大学院医学研究科脳神経外科学教授
河島雅到	国際医療福祉大学医学部脳神経外科学主任教授
岡 秀宏	北里大学メディカルセンター副院長・北里大学医学部脳神経外科学教授
西崎隆文	宇部興産中央病院副院長・診療科長
井川房夫	島根県立中央病院脳神経外科部長
高安武志	広島大学大学院医歯薬保健学研究科脳神経外科学
栗栖 薫	広島大学大学院医歯薬保健学研究科脳神経外科学教授
原田洋一	水戸ブレインハートセンター副院長
有田和徳	鹿児島大学名誉教授
米澤 大	鹿児島大学大学院医歯学総合研究科脳神経外科学助教
細山浩史	鹿児島大学大学院医歯学総合研究科脳神経外科学助教
馬見塚勝郎	藤元総合病院在宅療養科診療科部長
秋元治朗	東京医科大学脳神経外科学教授
深見忠輝	滋賀医科大学脳神経外科学講師
野崎和彦	滋賀医科大学脳神経外科学教授
堀口 崇	慶應義塾大学医学部脳神経外科学専任講師
戸田正博	慶應義塾大学医学部脳神経外科学准教授
中尾直之	和歌山県立医科大学脳神経外科学教授
野口明男	杏林大学医学部脳神経外科学講師
塩川芳昭	杏林大学医学部脳神経外科学教授
森野道晴	熊谷総合病院名誉院長
本郷一博	信州大学医学部脳神経外科学教授
柿澤幸成	諏訪赤十字病院脳神経外科部長
中田光俊	金沢大学医薬保健研究域医学系脳・脊髄機能制御学教授
中嶋理帆	金沢大学医薬保健研究域保健学系リハビリテーション科学領域助教
木下雅史	金沢大学医薬保健研究域医学系脳・脊髄機能制御学講師
村垣善浩	東京女子医科大学先端生命医科学研究所先端工学外科学分野教授
丸山隆志	東京女子医科大学脳神経外科学講師
隈部俊宏	北里大学医学部脳神経外科学主任教授
藤井正純	福島県立医科大学医学部脳神経外科学准教授
森 健太郎	防衛医科大学校脳神経外科学講座教授
小林 靖	防衛医科大学校解剖学講座教授
篠原治道	金沢大学医薬保健研究域医学系機能解剖学分野客員教授
七戸俊明	北海道大学病院消化器外科II診療教授
鈴木崇根	千葉大学大学院医学研究院環境生命医学講師

監修の序

　本邦の脳神経外科医数は，人口当たりにすると，米国の 4 倍以上である．米国と日本では，脳神経外科医の診療内容，手術の領域も多少の違いがあるが，脳神経外科医一人当たりの年間の手術件数は，本邦では，米国の 20 分の 1 以下とされている．このことは，日本脳脳神経外科医の手術経験数がかなり少ないことを意味している．本邦においては，脳神経外科医が内科的治療やリハビリなどに専念していることもあることや，末梢神経疾患はあまり扱わず，脊椎・脊髄疾患などは，整形外科医も行っているという背景もあるが，施術を行っている脳神経外科医一人あたりの手術経験数もそれほどは多くないと思われる．そのような現状下にありながら，本邦の脳動脈瘤の clipping 手術の成績は，米国に勝るとも劣るものではない．これは，clipping 手術に限ったことではないと思われる．日本の脳神経外科医が，如何に症例を大切にし，普段から研鑽を積んでいるかを如実に示しているものと思われる．

　本書のキーワードは，「カダバー」と「動画」である．脳深部へのアプローチは，その多くが既に確立された術式であるとはいえ，決して一人の脳神経外科医が数多く経験できるものではなく，技術的にも難易度は高い．これまでは，解剖や生理学，神経学などの知識を基盤とし，先人たちが開拓してきた術式を，論文，手術書から学び，実際の手術を見たり，助手をしたり，指導を受けて術者となったりして，技術を習得してきた．現在では，動画を様々な手段で見られるようになり，手術見学と同じ体験が容易にできるようになった．法整備の問題は残っているが，カダバーを用いたサージカルトレーニングも，ガイドラインが作成され，広く大学病院で行えるようになった．カダバーでの勉強には，単なるサージカルトレーニングのみではなく，実際の手術では見られない部位，見てはいけない部位を見ることができるという大きな利点がある．また，手先の腕を磨くのみではなく，解剖を手術と同じような条件下で勉強し，手術戦略の立て方の研鑽を積むことができる．本書では，「動画」，「カダバー」の特性を駆使して，脳深部病変に対するエキスパートの技術を明快に解説している．本書が，日本の脳神経外科医の技術の向上に寄与し，医学の発展の一助となることを心から祈念いたします．

2018 年 8 月

慶應義塾大学医学部脳神経外科学教授

吉 田 一 成

序

　本書は，昨年刊行した『カダバーと動画で学ぶ 頭蓋底アプローチ』のシリーズ第2弾に当たります．医師の教育・研究のために同意され献体頂いた各大学の篤志献体団体の皆様，お許し頂いたご遺族の崇高な志に，深甚なる敬意を表し心から感謝いたします．

　本シリーズはカダバー動画を，インターネットを介し，時と場所を選ばず閲覧できることが特徴です．この利点は，我が国では倫理的視点から検討の余地もあり，個人情報に最大限配慮し倫理委員会や解剖学教室の承諾を得ていただくようお願いしました．どうしても各施設での準備や手続きに時間が必要であったこと，手術とカダバーがセットになっていることなどが予定より大きく遅延した原因です．現在，誰でもYouTubeでカダバー動画が簡単に閲覧できるネット社会時代となっております．しかし本書にて閲覧できる動画は，著作権の問題だけでなくカダバーを取り扱うという点からも，購入頂いた方限定の公開となります．シリアルコードは厳格に管理し，動画が不特定多数への公開とならないよう配慮しております．さらに本書では，「臨床解剖の教育と研究」という章を作り，医師がカダバーを使って教育・研究を行えるように尽力されてきたお二人の先生方にご執筆頂きました．外科医が遵守しなければならない「臨床医学の教育及び研究における死体解剖のガイドライン」の解説や，普及への課題などが解説されています．

　我々外科医には，患者に最高の手術を安全に行う使命があります．今後，この分野がますます発展し，献体者から頂いた恩恵を最大限国民にお返しできるようになることを祈念いたします．

　脳深部アプローチの範囲は広く，本書では白質線維を考慮する必要があり，新たに「深部白質線維を考慮した外科手術」の章も作成いたしました．前書でも述べましたが，本書はカダバーダイセクションコースへの参加を全く省略するものではありません．自身でカダバーダイセクションコースへの参加は必要ですが，その回数を減らすのに役立ちます．

　執筆をお願いした先生方は，日本の第一線でご活躍されている先生ばかりです．超ご多忙にもかかわらず，充実した内容に仕上げてくださり，この場を借りて厚く御礼申し上げます．また，準備を始めて2年以上が経過してしまい，早くからご執筆頂いていた先生方にはご心配・ご迷惑をおかけしたことをお詫びいたします．本書は，豊富な図・写真とインターネットを利用した手術動画，カダバー動画を含み，ネット環境さえあればいつでもどこでも動画を見ることができます．必ずや先生方のお役に立てると確信しており，多くの患者の治療に貢献できましたら幸いです．最後になりましたが，本書に関係・ご協力していただきましたすべての方々に心より感謝申し上げます．

2018年8月　　残暑の出雲にて

井 川 房 夫

目次

I 脳室へのアプローチ

A. 側脳室

1. Transcallosal approach 2

1）手術 〈森迫拓貴，後藤剛夫，大畑建治〉 2
適応と術前検査 2
体位，手術手技 2
1. 体位，皮膚切開，開頭 2
2. 硬膜切開 3
3. 大脳半球間裂開放と脳梁の露出 3
4. 脳梁切開と側脳室内操作 3
症例提示 5
本アプローチの利点・欠点 9

2）カダバー 〈河島雅到，岡　秀宏〉 11
解剖 11
1. 上矢状静脈洞と皮質静脈 11
2. 側脳室の微小外科解剖 11
手術 13
カダバー動画の解説 13
1. 大脳半球間裂操作 13
2. 側脳室内操作 14

2. Paramedian high parietal lobe approach 16

1）手術 〈岡　秀宏〉 16
側脳室三角部への手術アプローチ 16
1. Paramedian high parietal lobe approach 16
2. 手術動画解説 17

i

2）カダバー 〈岡　秀宏〉 21

側脳室手術に必要な微小外科解剖（側脳室の微小解剖） 21
三角部へのアプローチ 23
    1. Posterior transcortical approach 23
    2. Occipital transcortical approach 24
    3. Transsylvian approach 24
カダバーによる解説 24
    1. 体位 24
    2. 皮膚切開 24
    3. 開頭 25
    4. 脳皮質切開 25
    5. 病巣へのアプローチ 25

3. Interhemispheric precuneus approach 27

1）手術 〈西崎隆文〉 27

IPA の利点 27
対象症例と術前検査 28
IPA の手術手技 28
    1. 体位 28
    2. 開頭，硬膜切開 29
    3. 後頭葉半球間裂への進入 29
    4. 楔前部（precuneus）の同定・皮質切開 29
    5. 腫瘍内減圧・栄養血管処理 30
術後合併症 32
劣位半球・優位半球三角部大型腫瘍のアプローチ 32
症例提示 33
    1. Interhemispheric precuneus approach（IPA）症例 33
    2. 他のアプローチを選択した症例 36

2）カダバー 〈岡　秀宏〉 38

側脳室三角部へのアプローチ 38
カダバーによる解説 38
    1. 体位 39
    2. 皮膚切開 39
    3. 開頭 39
    4. 脳皮質切開 39
    5. 病巣へのアプローチ 41

B. 第三脳室

1. Interhemispheric trans-lamina terminalis approach　43

1）手術 〈井川房夫〉　43

体位，皮膚切開，開頭　43

硬膜内操作　45

1. 嗅神経剝離　45
2. 大脳縦裂の剝離　46
3. 前交通動脈，穿通枝，視神経交叉，終板　46
4. 第三脳室内操作　47

脳底動脈瘤クリッピング術　51

2）カダバー 〈井川房夫〉　54

Basal interhemispheric trans-lamina terminalis approach の
カダバー動画　54

第三脳室　55

1. 前壁　55
2. フロア　57
3. 側壁　58

2. Transchoroidal fissure approach　59

1）手術 〈岡　秀宏〉　59

脈絡裂を利用した手術アプローチ　59

1. Velum interpositum 病変へのアプローチ　59
2. 前方経脳梁到達法（anterior transcallosal approach）　59

Transcallosal approach から transchoroidal fissure approach への解説　60

2）カダバー 〈河島雅到，岡　秀宏〉　63

解剖　63

1. 脈絡裂の解剖　63
2. 第三脳室の解剖　64

手術　66

Transchoroidal fissure approach 動画　66

C. 第四脳室

1. 手術　　　　　　　　　　　　　　　　　　　　　　〈高安武志，栗栖　薫〉 68

解剖 68

手術 69

　　1. 体位と頭位 69

　　2. 皮膚切開・筋層展開 69

　　3. 大後頭孔周辺の露出 70

　　4. 開頭 70

　　5. 硬膜切開 70

　　6. 顕微鏡操作 70

2. カダバー　　　　　　　　　　　　　　　　　　　　　　　　〈原田洋一〉 73

小脳表面と小脳延髄裂 73

小脳延髄裂と第四脳室底 75

II　松果体部へのアプローチ

1. Occipital transtentorial approach　　　　　　　　　　　　　　　　78

1）手術 ....〈有田和徳，米澤　大，細山浩史／馬見塚勝郎〉 78

手術までの手順 78

　　1. 術前の画像読影のポイント 78

　　2. 手術側の決定 79

　　3. 体位 79

手術のコツ 80

　　1. 開頭 80

　　2. 後頭葉の損傷を最低限に抑えるための工夫 81

　　3. 架橋静脈の処理 81

　　4. 顕微鏡の導入 82

　　5. 小脳天幕の切開 83

　　6. くも膜の開放 83

　　7. 腫瘍の露出 83

　　8. 周囲組織からの剝離 85

9. 腫瘍の摘出	86
10. 腫瘍上面の摘出	87
11. 閉創	87
内視鏡下併用 OTA での腫瘍摘出	88
動画症例	88

2）カダバー 〈秋元治朗〉 90

アプローチ側の決定	90
体位と頭部の回旋	90
皮膚切開と開頭	90
後頭葉の圧排	91
テント切開	92
松果体および第三脳室後半部の展開	93

2. Supracerebellar infratentorial approach　94

1）手術 〈深見忠輝，野崎和彦〉 94

適応	95
術前検査	95
体位（坐位）	95
手術手技	95
1. 皮膚切開	95
2. 開頭	96
3. 硬膜切開	96
4. 小脳上面における術野確保（suprascerebellar infratentorial approach）	97
5. 四丘体槽に存在する肥厚したくも膜の開放	97
6. 腫瘍摘出	98
7. 閉頭	98
8. 術後管理	98
症例提示	98

2）カダバー 〈堀口　崇，戸田正博〉 100

Step 1　皮膚切開から開頭まで	100
Step 2　硬膜切開	100
Step 3　小脳テント下に小脳上面を剝離	100
Step 4　小脳テント下面を正中に向かい肥厚したくも膜を視認	101
Step 5　肥厚したくも膜を切開し Galen 静脈系を露出	102
Step 6　四丘体槽のくも膜を切開し松果体を露出	103

目次

Step 7　上丘および下丘を露出 ……………………………………………… 104
Step 8　再び松果体と深部静脈系を観察 ………………………………… 104
Step 9　四丘体部および滑車神経を視認 ………………………………… 104

Ⅲ　側頭葉・脳幹部へのアプローチ

1.　Subtemporal transtentorial approach　　　　　　108

1）手術 ……………………………………………………………〈中尾直之〉108
手術手技 …………………………………………………………………… 108
　1.　Subtemporal transtentorial approach ……………………… 108
　2.　Subtemporal interdural approach …………………………… 113

2）カダバー …………………………………………〈野口明男，塩川芳昭〉117
長所と短所 ………………………………………………………………… 117
静脈還流 …………………………………………………………………… 118
Cadaver dissection 手技 ………………………………………………… 118
　1.　皮切 ……………………………………………………………… 118
　2.　開頭 ……………………………………………………………… 118
　3.　側頭葉中頭蓋底硬膜から大錐体神経，卵円孔，
　　　三叉神経第二・三枝の同定 …………………………………… 119
　4.　Transtentorial approach ……………………………………… 121
応用編 ……………………………………………………………………… 121

2.　Transsylvian selective amygdalohippocampectomy　　123

1）手術 ……………………………………………………………〈森野道晴〉123
手術手技 …………………………………………………………………… 123
　1.　体位，皮膚切開および開頭範囲 ……………………………… 123
　2.　シルビウス裂の開放と側脳室下角への到達 ………………… 124
　3.　扁桃体の部分摘出と海馬の前方離断 ………………………… 127
　4.　海馬の腹側離断 ………………………………………………… 128
　5.　海馬の背側離断 ………………………………………………… 128
　6.　海馬の導入動脈の凝固切断 …………………………………… 128
　7.　海馬の後方離断 ………………………………………………… 128

2) カダバー ･･ 〈秋元治朗〉 130
　　体位および皮膚切開，開頭範囲 ･････････････････････････ 130
　　シルビウス裂の開放と側脳室下角への到達 ･････････････ 130
　　海馬，脈絡裂，扁桃体の視認 ･････････････････････････ 131
　　海馬頭部～体部の摘出，海馬傍回の摘出 ･･･････････････ 132
　　大脳脚，後大脳動脈の視認と扁桃体摘出 ･･･････････････ 134

3. 脳幹部手術　　　　　　　　　　　　　　　　　　　135

1) 手術 ･･･ 〈本郷一博〉 135
　　適応 ･･ 136
　　術前検査 ･･ 136
　　手術アプローチの選択 ･･････････････････････････････ 136
　　体位，手術手技 ･･･････････････････････････････････ 137
　　　　1．Trans-4th ventricular floor approach ･･･････････ 137
　　　　2．Anterior petrosal approach ･･･････････････････ 138
　　　　3．Supracerebellar infratentorial approach ･･･････ 138
　　摘出方法 ･･ 138
　　術中電気生理学的モニタリング ･･････････････････････ 139
　　症例提示 ･･･ 139
　　　　症例 1 ･･･ 139
　　　　症例 2 ･･･ 141
　　　　症例 3 ･･･ 143

2) カダバー ･････････････････････････････････････ 〈柿澤幸成〉 147
　　発生 ･･ 147
　　　　1．脊髄 ･･･････････････････････････････････････ 147
　　　　2．延髄 ･･･････････････････････････････････････ 148
　　　　3．橋 ･･･ 149
　　　　4．中脳 ･･･････････････････････････････････････ 149
　　脳幹部の外観 ･･････････････････････････････････････ 149
　　　　1．延髄 ･･･････････････････････････････････････ 149
　　　　2．橋 ･･･ 150
　　　　3．中脳 ･･･････････････････････････････････････ 151
　　　　4．第四脳室底構造 ･････････････････････････････ 151
　　内部構造，神経核，神経線維 ･････････････････････････ 151
　　　　1．中脳 ･･･････････････････････････････････････ 151
　　　　2．橋 ･･･ 154
　　　　3．延髄 ･･･････････････････････････････････････ 155

手術アプローチ 157
    1. 中脳 157
    2. 第四脳室 158
    3. 橋 159
    4. 延髄 159

Ⅳ 深部白質線維を考慮した外科手術

1. 手術
164

1) 前頭葉白質 .... 〈中田光俊，中嶋理帆，木下雅史〉164
適応と術前検査 164
体位，手術手技 167
症例提示 169
    1. 皮質マッピング 171
    2. 皮質切開・病変摘出 171
    3. 皮質下マッピング 171
    4. 術後 172
本アプローチの利点欠点 172
    1. 利点 172
    2. 欠点 173

2) 側頭葉白質 .... 〈村垣善浩，丸山隆志〉175
解剖 175
術前計画 176
側頭葉外側・内側腫瘍へのアプローチ 176
    1. 皮切と開頭 176
    2. 上側頭回を残した側頭葉外側部分の切除 177
    3. 上側頭回を含む側頭葉腫瘍の段階的摘出 179
三角部腫瘍へのアプローチ 182
    1. 側脳室三角の解剖 183
    2. 三角部への側頭葉を経由した手術アプローチ 183

3) 島部 .... 〈隈部俊宏〉187
外側レンズ核線条体動脈（LSA）の正常解剖 187
LSA 障害の実際 188

LSA 温存の実際 ……………………………………………… 189

4) 頭頂葉白質，後頭葉白質 ………………………………〈秋元治朗〉 192

症例 ……………………………………………………………… 192

手術戦略 …………………………………………………………… 194

手術 ………………………………………………………………… 195

    1. 硬膜下電極留置術 …………………………………………… 195

    2. ベッドサイドでの脳機能マッピング ……………………… 196

    3. 開頭腫瘍摘出術 ……………………………………………… 196

病理診断 …………………………………………………………… 198

術後経過 …………………………………………………………… 198

2. カダバー
200

1) Medial approach ……………………………………〈藤井正純〉 200

脳表解剖 …………………………………………………………… 200

    1. 大脳内側面（前頭葉・頭頂葉・後頭葉）………………… 200

    2. 側頭葉内側構造（海馬・海馬傍回）……………………… 203

白質解剖 …………………………………………………………… 206

    1. 大脳内側面の U fiber と cingulum ……………………… 206

    2. 脳梁の交連線維群 …………………………………………… 206

    3. 脳室周辺解剖 ………………………………………………… 208

    4. Thalamic peduncle, corona radiata ……………………… 210

    5. Fornix ………………………………………………………… 211

2) Lateral approach ………………………………〈森　健太郎，小林　靖〉 213

Lateral approach による解剖で対象となる主な白質線維束について ……… 213

Lateral approach で必要な脳溝・脳回解剖と島の解剖 …………… 214

Klingler 法による白質解剖の準備 ……………………………… 215

白質解剖の基本手技 ……………………………………………… 215

Lateral approach による白質解剖の実際 ……………………… 217

    1. 弓状線維（arcuate fiber, U-fiber）の剖出 ……………… 217

    2. 下縦束（inferior longitudinal fasciculus）の剖出 ……… 217

    3. 上縦束（superior longitudinal fasciculus）／弓状束
      （arcuate fasciculus）の剖出 ……………………………… 218

    4. 鉤状束（uncinate fasciculus）と下後頭前頭束
      （inferior frontooccipital fasciculus）の剖出 …………… 218

    5. 前交連（anterior commissure）の剖出 ………………… 219

    6. 視放線（optic radiation）の剖出 ………………………… 220

7. 内包（internal capsule），放線冠（corona radiata），
　　錐体路（pyramidal tract）の剖出 ················· 221

3）白質神経線維の走行と機能 ··············〈中田光俊，中嶋理帆，篠原治道〉225
　白質解剖の準備 ··· 225
　白質神経線維 ··· 225
　　1. 上縦束（superior longitudinal fascicle: SLF）················· 226
　　2. 弓状束（arcuate fascicle: AF）························· 227
　　3. 前頭斜走路（frontal aslant tract: FAT）··············· 228
　　4. 鉤状束（uncinate fascicle: UF）···················· 228
　　5. 下縦束（ILF）··································· 229
　　6. 下前頭後頭束（IFOF）····························· 229
　　7. 視放線（optic radiation: OR）······················ 230
　　8. 錐体路（pyramidal tract: PT）····················· 231
　　9. 帯状束（cingulum）····························· 231
　　10. 感覚路 ································· 232
　　11. 前頭線条体路（fronto-striatal tract: FST）············· 233
　　12. 中縦束（middle longitudinal fascicles: MdLF）··········· 234

V　臨床解剖の教育と研究

1. 「臨床医学の教育及び研究における死体解剖のガイドライン」の解説とスタートアップの留意点
〈七戸俊明〉238
　ガイドライン公表までの経緯 ································· 238
　ガイドラインの趣旨と，実施可能な遺体使用の例 ················· 239
　Cadaver training の現状と今後の課題 ······················ 241
　新たに cadaver training を導入する際の留意点 ················· 242

2. クリニカルアナトミーラボ（CAL）運用の現状について　〈鈴木崇根〉244
　クリニカルアナトミーラボとは ································· 244
　　1. 利用実績 ··································· 244
　　2. CAL 設立までの流れ ····························· 247
　　3. CAL の設備 ································· 248
　　4. CAL の感染対策 ······························ 248

5. 御遺体の保存法の種類 ……………………………………………… 250
医学部における cadaver を取り巻く諸問題 ……………………………… 251
　　1. 解剖学教室をよく理解すること ……………………………………… 251
　　2. 医師が自由に解剖するために必要なこと ………………………… 252
クリニカルアナトミーラボの運営システム …………………………………… 253
　　1. CAL 運営委員会と管理者の業務 ………………………………… 253
　　2. CAL における解剖学教室の業務 ………………………………… 254
クリニカルアナトミーラボの課題 …………………………………………… 254
　　1. マンパワー ………………………………………………………… 255
　　2. 運営資金・開催資金 ……………………………………………… 255
　　3. 望まれる感染対策 ………………………………………………… 255
　　4. 企業との適切な協力体制 ………………………………………… 256
　　5. 外部団体との win-win な関係 …………………………………… 256
クリニカルアナトミーラボの未来 …………………………………………… 257

おわりに …………………………………………………………………… 259

索引 ……………………………………………………………………… 261

本書の動画視聴方法

1. 下のスクラッチを削って本書のシリアルコードを取得してください.

2. 次のいずれかの方法で，中外医学社ホームページ内の「動画閲覧・ファイルダウンロード」ページにアクセスしてください.
    - 中外医学社ホームページ（http://www.chugaiigaku.jp/）にアクセスし，「動画閲覧・ファイルダウンロード」のバナーをクリックしてアクセス.
    - 「動画閲覧・ファイルダウンロード」ページの URL（http://chugaiigaku.jp/movie_system/video/m_list.html）を直接入力してアクセス.
    - スマートフォンなどで下の QR コードを読み取ってアクセス.

3. 「カダバーと動画で学ぶ脳深部アプローチ」の表紙画像左横のラジオボタンを選択してください.

4. シリアルコード欄に取得したシリアルコードを入力し，「＞確定」をクリックしてください.

5. 御覧になりたい動画番号をクリックし，再生ボタンをクリックすると動画が再生されます.

I

脳室へのアプローチ

Ⅰ．脳室へのアプローチ　A．側脳室

1 Transcallosal approach
1）手術

はじめに

　Transcallosal approach は，脳梁を部分的に切開することにより正確に側脳室へ至ることができる到達法である．上矢状静脈洞に灌流する架橋静脈以外に側脳室までの経路を制限する複雑な構造物はなく，側脳室病変のみならず第三脳室前半部病変や視床病変への基本的な approach となっている．同部位への他の経路としては大脳皮質を経由する transcortical approach があるが，脳実質の損傷による術後の痙攣発作のリスクを伴う．これに対して transcallosal approach に必要な脳梁切開は 2〜2.5 cm 程度であり，disconnection syndrome を呈することは少ないとされる．本稿では，側脳室前角〜体部病変に対する anterior interhemispheric transcallosal approach の基本手技と実際の手術症例について解説する．

■ 適応と術前検査

　側脳室正中部病変に対しては，基本的に interhemispheric transcallosal approach を用いる．しかし，側脳室拡大が著明な場合や側脳室上外側に病変の主座がある場合，架橋静脈の灌流形態によっては transcortical approach や病変と対側の大脳鎌側から進入する contralateral interhemispheric transcallosal approach を選択する必要がある　図1 ．このため術前検査では側脳室拡大の有無，脳室壁付着部の評価，架橋静脈の位置を確認しておく．

■ 体位，手術手技

1. 体位，皮膚切開，開頭

　患者は上体を挙上した supine position とし，頭部はやや flexion として正中位で固定する．ナビゲーションで開頭範囲を決定し，これを露出するように coronal suture よりも後方を通る冠状切開を行う．開頭範囲は，coronal suture をまたがって前後に 5〜6 cm 程度，外側に 3〜4 cm 程度，対側には 1.5〜2 cm 程度の開頭を行う．

1. Transcallosal approach　1）手術

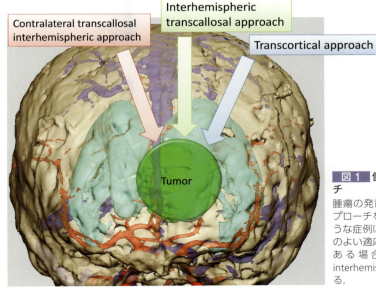

図1　側脳室体部病変に対する種々のアプローチ
腫瘍の発育方向や主座がどこにあるかによってアプローチを選択する．一般的には脳室拡大がないような症例は interhemispheric transcallosal approach のよい適応とされる．また腫瘍が言語優位半球側にある場合にも transcortical approach を避けて interhemispheric transcallosal approach が用いられる．

2．硬膜切開

　硬膜切開は上矢状静脈洞を基部におく弧状の硬膜切開を行う．硬膜を正中側へ翻転して架橋静脈はできるだけ脳表くも膜から剝離しておく．正中から距離をもって硬膜内に流入している架橋静脈は，静脈をそのままにして架橋静脈両側の辺縁硬膜を切開することで血流を温存させる．

3．大脳半球間裂開放と脳梁の露出

　大脳鎌に沿って半球間裂へ進入する．大脳鎌下縁から両側帯状回を確認して，正中で分けることで脳梁周囲槽に至り両側の pericallosal artery を把握する．脳室内での手術野を最大限に確保するために大脳半球間裂の開放と脳梁の露出はできるだけ前後方向に広く行っておく．

脳圧が高い症例では脳室ドレナージを留置して髄液を排出することで過度な脳への圧排を避ける．また，大脳半球間裂の開放に際してわれわれは，大脳半球間裂に対して術者が平行に位置するようにして前後方向での剝離操作が十分に行えるようにしている．

4．脳梁切開と側脳室内操作

　両側 pericallosal artery の間を分けて真白な脳梁を確認し，前後方向に 2 cm 程度の脳梁切開を設けて側脳室へ進入する 図2AB．顕微鏡の角度を変えながら多方向から側脳室深部を徐々に観察する 図2CDE．側脳室内操作では，脳室静脈系や脳弓を損傷しないように注意する．

3

Ⅰ．脳室へのアプローチ　A．側脳室

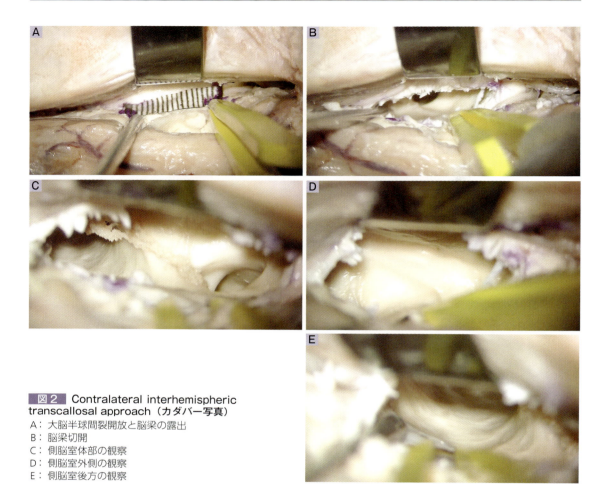

図2　Contralateral interhemispheric transcallosal approach（カダバー写真）
A：大脳半球間裂開放と脳梁の露出
B：脳梁切開
C：側脳室体部の観察
D：側脳室外側の観察
E：側脳室後方の観察

PITFALL

大脳半球間裂の開放・脳梁切開と脳室内術野の関係

　小さな脳梁切開で側脳室内に十分な手術野を得るためには大脳半球間裂の開放と脳梁の露出を前後方向に広く行っておく必要がある．側脳室内操作では脳梁切開部がkeyholeの入り口となる．大脳半球間裂の開放や脳梁の露出が不十分な場合は，keyholeの入り口がさらに手前となり術野が深くなるためワーキングスペースが制限される 図3A ．このため時として脳梁切開を追加しなければならない状況に陥ってしまう．また大脳半球間裂の開放が不十分な場合は，側脳室外側の観察に際しても脳ベラを用いると対側脳が覆いかぶさるようになってしまうため手術操作が制限される．

　大脳半球間裂の開放と脳梁の露出が十分な場合は，顕微鏡の角度を変えて多方向から側脳室深部の観察が行える．結果，より広いワーキングスペースを利用して病変の摘出が可能となる 図3B ．

1. Transcallosal approach　1）手術

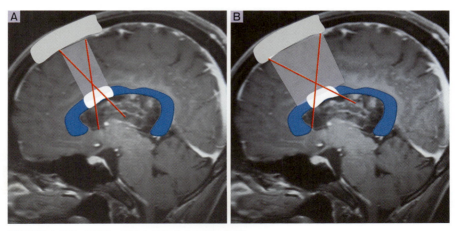

図3 大脳半球間裂の開放と側脳室内術野の関係
A：大脳半球間裂の開放が不十分な場合のワーキングスペース
B：大脳半球間裂の開放が十分な場合のワーキングスペース
灰色部：開頭範囲，半透明灰色部：大脳半球間裂開放および脳梁の露出範囲，白色部：脳梁切開部，
赤色線：脳室内で得られる術野のイメージ

■ 症例提示

①手術症例：subependymoma

　40歳代，男性．頭痛精査で左側脳室内腫瘍を指摘された．頭部CTでは左側脳室前角に分葉状の腫瘍性病変を認め，内部は淡い高吸収域が散見された．両側側脳室は軽度拡大し，透明中隔は右へやや偏位していた．頭部MRIでは病変はT2WI高信号〜低信号，T1WIで皮質より軽度高信号〜等信号を呈し，内部に一部造影効果を有していた．病変のサイズは径36 mmであり，左側脳室外側まで病変が存在していた．脳実質への牽引を最小限にして病変側の側脳室外側へ十分な術野が得られるようにするため，contralateral interhemispheric transcallo-

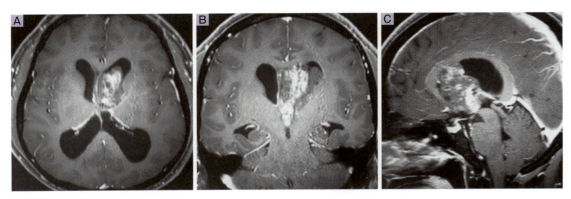

図4 術前造影MRI
左側脳室前角に分葉状の腫瘍性病変を認める．
A：体軸断，B：冠状断，C：矢状断

sal approach で摘出の方針とした **図4**.

②手術の実際 動画1

a）体位

上体を挙上した supine position とし，頭部はやや flexion として正中位で head pin を用いて固定した．

b）皮切

ナビゲーションで開頭範囲を決定し，これを露出するように coronal suture よりも後方を通る bicoronal skin incision を行い，骨膜下に皮膚を前方へ翻転した．

c）開頭

ナビゲーション下に架橋静脈を確認し，coronal suture より 4 cm 前方を前縁，coronal suture の 2 cm 後方を後縁とする右に広い両側前頭頭頂開頭を行った．

d）硬膜切開

開頭縁より右側脳室に脳室ドレーンを留置した後，硬膜は superior sagittal sinus を基部に前後の架橋静脈間で弧状の切開を行い正中側へ翻転した．

e）硬膜内操作

大脳半球間裂を剥離して pericallosal cistern に達した **図5A**．次に左右 pericallosal artery 周囲のくも膜を十分剥離し，両側血管の間から広く corpus callosum を露出した **図5B**．（Corpus callosum の露出は可能な限り前後に長く行った．）

f）脳梁切開

次に corpus callosum を約 2 cm にわたって切開し，左側脳室に進入した **図5C**．腫瘍は側脳室の前方を中心に存在し，この切開で腫瘍の前縁と後縁を確認することができた．

g）側脳室内操作および腫瘍の摘出

術中迅速病理を提出したが subependymoma の診断であった．腫瘍は内部に血腫を伴っており，腫瘍内出血をきたしていた．腫瘍後方には脈絡叢からの栄養動脈を認めたが，腫瘍摘出の最初の段階で処理することで，術野を比較的クリーンに保ちながら以降の操作を行うことが可能であった．透明中隔側では腫瘍は上衣をかぶっておらず容易に剥離することができた **図5D**．CUSA で腫瘍の内減圧を繰り返しながら徐々に腫瘍の外側へ剥離を進めた **図5E**．下方で Monro 孔および脳弓を確認したが，腫瘍は側脳室前角 Monro 孔の前方底部の上衣下から発生していた **図5F**．低出力のバイポーラで凝固を行いながら境界を作るようにすべて腫瘍を摘出した **図5G**．最後に内視鏡（4 mm 硬性鏡，30°）を用いて，脳室内に残存腫瘍や出血がないことを確認した **図5H**．

h）術後

頭痛は改善し，約 2 年の経過で再発は認めない **図6**．

1. Transcallosal approach 1）手術

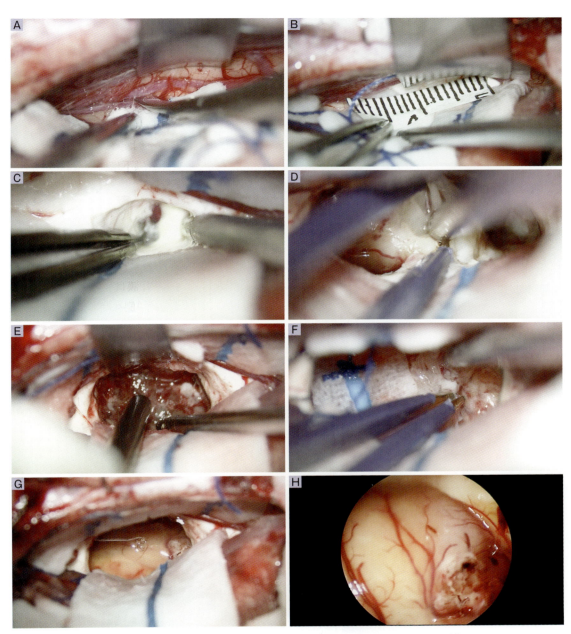

図5 左側脳室内腫瘍の摘出（contralateral interhemispheric transcallosal approach）
A：大脳半球間裂の開放
B：脳梁の露出と切開（約2cm）
C：左側脳室内への進入
D：腫瘍後縁の確認
E：腫瘍の内減圧と腫瘍外側の剝離
F：腫瘍発生部の確認と凝固切離
G：腫瘍摘出後の術野観察
H：内視鏡を用いた側脳室内の観察

Ⅰ. 脳室へのアプローチ　A. 側脳室

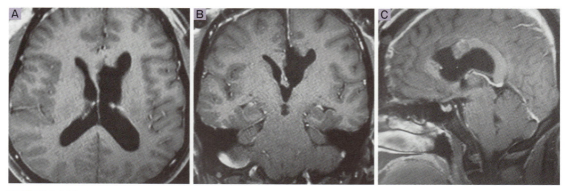

図6 術後造影 MRI
腫瘍は全摘出され，局所再発は認めていない．
A：体軸断，B：冠状断，C：矢状断

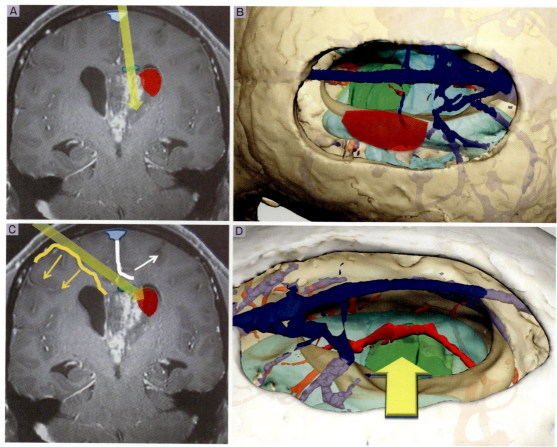

図7 対側アプローチ（contralateral interhemispheric transcallosal approach）のコンセプト
対側アプローチでは病変と反対側の髄液を排出し正常脳を沈みこませることで術野が全体的に浅くなる．このため顕微鏡の角度を変えることで，脳実質への牽引を最小限にして，側脳室外側（赤色部）へ十分な術野が得られるようになる．
A，B：病変側よりアプローチした場合のシェーマ．側脳室上外側部の病変（赤色部分）が死角となる．
C，D：病変対側よりアプローチした場合のシェーマ．側脳室上外側部の病変（赤色部分）へも到達が可能となる．

1. Transcallosal approach　1）手術

■ 本アプローチの利点・欠点

　側脳室体部病変に対するアプローチは，transcortical approach あるいは interhemispheric transcallosal approach の 2 つが考えられる．大脳皮質を経由して行う transcortical approach では，前頭葉の損傷を前提としており，特に脳室拡大を伴っていない症例では損傷される脳実質も多くなる上に術野の展開も制限される．このため脳室拡大がないような症例では interhemispheric transcallosal approach の利点がより生かされる．一方で，interhemispheric transcallosal approach では，側方への視野拡大がやや制限されるため，側脳室上外側壁から発生する腫瘍では発生母地の処理が困難となる欠点がある．これに対しては病変と対側の大脳鎌側から進入する contralateral interhemispheric transcallosal approach を選択するなど工夫が必要となる．病変と対側の contralat-

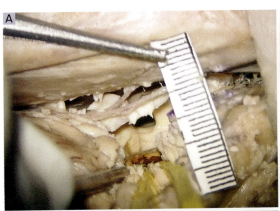
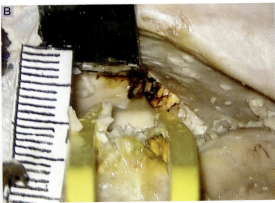
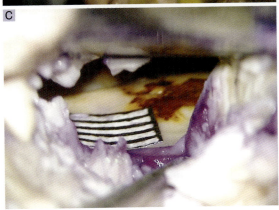

図8 側脳室外側壁の各アプローチによる観察
A：Interhemispheric transcallosal approach. 側脳室外側壁（茶色マーカー）を観察するためには 2.0〜2.5 cm の脳実質牽引が必要である．
B：Contralateral interhemispheric transcallosal approach. 1.0〜1.5 cm の脳実質牽引で側脳室外側壁（茶色マーカー）を観察することができる．
C：Transcortical approach. 病変対側よりアプローチした場合に視認できる側脳室外側壁の最上部（茶色マーカー）と側脳室上壁（紫色マーカー）との距離は 5 mm 程度である．

eral interhemispheric transcallosal approach を選択した場合は，脳室ドレーンを留置することで正常脳がさらに沈み込むため，腫瘍の摘出に際して広く浅い術野を比較的容易に作ることができるとういう利点もある 図7 ．各アプローチによる側脳室外側壁の観察（カダバー写真）を 図8 に示す．

文献

1) Shucart WA, Stein BM. Transcallosal approach to the anterior ventricular system. Neurosurgery. 1978; 3: 339-43.

2) Yaşargil MG, Abdulrauf SI.Surgery of intraventricular tumors. Neurosurgery. 2008; 62(6 Suppl 3): 1029-40.

3) Lawton MT, Golfinos JG, Spetzler RF. The contralateral transcallosal approach: experience with 32 patients. Neurosurgery. 1996; 39: 729-34.

〈森迫拓貴，後藤剛夫，大畑建治〉

Ⅰ. 脳室へのアプローチ　　A. 側脳室

1 Transcallosal approach
2）カダバー

はじめに

　脳室は脳深部に位置し，脳実質に囲まれた構造物である．そのため，脳室およびその近傍の病変に到達するためには正常組織を切開しなければならないという解剖学的特徴を有している．それゆえ，新たな神経脱落症状を呈することなくこの部にアプローチするためには，周辺の微小解剖を熟知し，個々の病変に応じて適切なアプローチを選択することが重要となる[1-4]．

　Transcallosal approach（経脳梁アプローチ）は側脳室前角～体部，さらには脈絡裂（choroidal fissure）を介して第三脳室に到達するためにも重要となる手術法である．Transcallosal approach による側脳室，第三脳室への到達法の利点は，脳梁以外は脳実質を傷つけずにアプローチできることである．したがってこの手術法により脳室系に到達するためには，他の正常脳組織の犠牲をいかに最小限にとどめるかが問題となる．今回，transcallosal approach を適切に行うために必要な手技を，解剖写真や実際のカダバー解剖動画を用いて解説する．

■ 解剖

1. 上矢状静脈洞と皮質静脈

　Transcallosal approach を行う際に最初に問題になるのが，上矢状静脈洞とそれに流入する皮質静脈群である 図1 ．大脳半球間裂を進入する際に皮質静脈を傷つけないように注意する必要がある．Trolard 静脈（vein of Trolard）は上矢状静脈洞と浅シルビウス裂静脈をつなぐ最大の吻合静脈であるが，中心静脈（central vein）近傍に存在することが多く，本アプローチに直接関与する機会は少ない．むしろ，冠状縫合付近に存在する frontal veins の存在に注意する必要があり，術前に皮質静脈の走行を十分検討する必要がある．

2. 側脳室の微小外科解剖

　側脳室は左右の大脳球深部に存在する C 字状の髄液を満たした空間で，その表面を上衣組織に覆われ，前角（anterior horn），体部（body），後角（posterior horn），下角（inferior horn）に大別される．ここでは，transcallosal approach を行う際に術野の中心となる前角並びに体部の解剖について述べる．側脳室壁を

Ⅰ．脳室へのアプローチ　A．側脳室

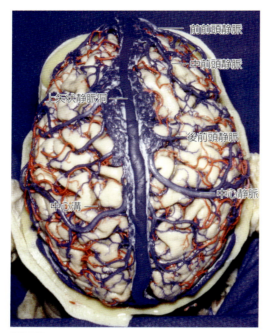

図1 上矢状静脈洞とそれに流入する皮質静脈
皮質静脈損傷に注意する．特に中心静脈付近に大きな皮質静脈が存在することが多い．

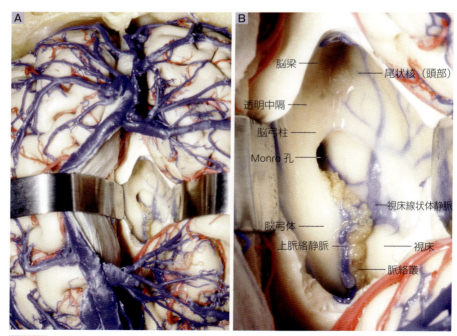

図2 A：右 transcallosal approach，B：右側脳室前角〜体部の解剖

構成する構造物として，前角部は Monro 孔より前方を指し，上壁は脳梁（corpus callosum），内側は透明中隔（septum pellucidum），外側は尾状核頭部（caudate head）から構成されている．体部は Monro 孔から後方で透明中隔のある範囲を指し，底面は脳弓の体部（body of fornix）・脈絡叢・視床からなり，上壁は脳梁，内側は透明中隔，外側は尾状核体部の延長部分から構成されている．

側脳室で確認される血管群は主に静脈系であり，Monro 孔後方では中隔静脈（septal vein）と視床線条体静脈（thalamostriate vein）が合流し内大脳静脈（internal cerebral vein）となり，velum interpositum 内を走行する 図2 ．

■ 手術

側脳室前角部，Monro 孔近傍に対するアプローチとしては，前頭葉の皮質切開部を介する経前頭皮質到達法（transcortical approach）と，大脳半球間裂前半部から脳梁前部を切開して側脳室に到達する前方経脳梁到達法（anterior transcallosal approach）がある．

Transcortical approach では前頭葉皮質切開により前角穿刺と同様の tract で側脳室前角，体部に到達可能であり，特に水頭症合併症例では広い術野を確保できる．しかし，欠点として術後前頭葉症状（優位側半球）や症候性てんかんを起こす危険性がある．また，腫瘍が脳室上壁，あるいは上外側壁に付着し，脈絡叢の血管群から栄養されている場合は，この血管群は摘出最終段階での処理となる．

Transcallosal approach では脳実質の損傷がないため術後の前頭葉障害や症候性てんかんの危険性は低い．ただし上矢状洞へ流入する皮質静脈を傷害することなく両大脳半球間裂の深部に進入し脳梁切開する必要がある．限局した術野からの観察になるため，手術操作に制限が加わる可能性がある．さらに側脳室外側の観察や栄養血管の処理が困難になることもある．

本稿では，transcallosal approach を行う際の手術の手順についてカダバーを用いて解説する．

■ カダバー動画の解説

1. 大脳半球間裂操作 動画2

手術体位は仰臥位とし，頭部をやや chin-down から床に平行に固定する．両側冠状皮膚切開もしくはコの字状の皮膚切開後，アプローチ側に大きい両側前頭開頭を行う．開頭は正中線を越えて両側で行った方が頭蓋骨の突出が顕微鏡の光束進入の障害とならない．また，大脳鎌を脳ベラで外側に圧排する際の障害にもならないので広い視野が得られる．通常は右側大脳半球を圧排して進入するが，上矢状洞へ流入する皮質静脈の位置や病変の局在により優位半球側からのアプローチになることもある．特に，上矢状静脈洞に流入する太い橋静脈（冠状縫合の

後方 2 cm 以内に存在することが多い）は確実に温存する必要がある．開頭範囲は冠状縫合より後方に 1〜2 cm，前方に 3〜5 cm，側方に 4〜5 cm 程度とする．開頭の際に注意することは上矢状静脈洞を傷つけないことである．筆者は静脈洞をまたぐような位置に burr hole を置き，硬膜を頭蓋骨内側面より完全に剥離してから骨切りをするようにしている．また，静脈洞直上の骨切りは開頭の最後に行うようにしている．硬膜切開はアプローチしようとする側で上矢状静脈洞を基部とするコの字状あるいは，弧状で切開する．

　顕微鏡下で大脳鎌と前頭葉内側面を脳ベラで牽引し，大脳半球間裂に進入する．橋静脈の温存が重要であり，大脳牽引時に静脈に緊張が生じる場合は，静脈周囲のくも膜を剥離して，脳表からフリーにしておくとよい．左右の帯状回が密に癒着している場合は，脳梁と間違いやすいことがある．両半球間くも膜を軟膜損傷を避けながら丁寧に剥離する必要がある．脳梁は前頭葉内側面と容易に区別できるほど白色調で，左右の脳梁動脈の下に存在する．

2. 側脳室内操作 動画3

　両側の脳梁動脈を確認し，その間から脳梁を切開し，脳梁膝部後方に 2.5 cm 以内の縦切開を行うと側脳室に到達できる．この際わずかな角度の違いで反対側の脳室に侵入してしまうので注意を要する．アプローチ側の脳梁動脈と帯状回を外側に圧排し，側脳室内へ侵入する．脳梁を吸引切開していくと透明の薄い脳室上衣層（ependymal layer）を同定できるので，これを切開すると側脳室の髄液が勢いよく噴出してくる．脳室内に到達後に正常構造の確認を行う．まず，確認しやすいのは Monro 孔と側脳室脈絡叢である．脈絡叢は前端で Monro 孔から第三脳室脈絡叢に連続し，脳弓の外側縁と視床の背側面の間にあり，それぞれ脳弓ヒモ（tenia fornicia）と脈絡ヒモ（tenia choroidea）で付着している．この付着部が choroidal fissure である．脈絡叢の中を上脈絡叢静脈が走行する．この脈絡叢と Monro 孔が確認できると，視床線条体静脈などの静脈構造，脳弓，透明中隔，視床（Monro 孔の外後方），尾状核（Monro 孔の前外側）が確認できる．透明中隔を切開すれば，対側の前角・体部に到達可能である．手術の際は記銘力障害を生じないように脳弓障害には十分注意をする必要がある．

　今回のカダバー標本では髄液が充満していないため側脳室内が狭くなっており，脳室進入時に Monro 孔と側脳室脈絡叢の関係がすぐに把握できていない．脈絡叢と上脈絡叢静脈の前方深部に slit 状の Monro 孔が観察された．

　謝辞

　本カダバーをご提供いただいた，千葉大学大学院医学研究院脳神経外科 岩立康男先生，堀口健太郎先生，千葉大学大学院医学研究院環境生命医学 鈴木崇根先生に深謝申し上げます．

文献

1) 伊藤昌徳, 佐藤　潔. 第 3 脳室腫瘍に対する anterior transcallosal approach. Anterior transcallosal approach to the third ventricular tumors. Jpn J Neurosurg (Tokyo). 1992; 1: 226-37.

2) Kawashima M, Li X, Rhoton AL Jr, et al. Surgical approaches to the atrium of the lateral ventricle: microsurgical anatomy. Surg Neurol. 2006; 65: 436-45.

3) 岡　秀宏, 河島雅到, 清水　暁, 他. 側脳室病変に必要な微小外科解剖と手術アプローチ Microsurgical Anatomy of the Lateral Ventricle and Surgical Approaches. Jpn J Neurosurg (Tokyo). 2011; 20: 418-23.

4) Rhoton AL Jr. The lateral and third ventricles. Neurosurgery. 2002; 51 (4 Suppl): S207-71.

〈河島雅到, 岡　秀宏〉

Ⅰ. 脳室へのアプローチ　A. 側脳室

2 Paramedian high parietal lobe approach
1）手術

はじめに

　脳室は脳深部に位置し，脳実質に囲まれた構造物である．そのため，解剖学的特徴として脳室およびその近傍の病変に到達するためには正常組織を切開しなければならない．それゆえ，新たな神経脱落症状を呈することなくこの部にアプローチするには，周辺の微小解剖を熟知した上に，個々の病変に応じて適切な手術アプローチを選択することが重要となる[1-10, 12-17]．

　本稿では，側脳室三角部への手術アプローチを紹介し，特にparamedian high parietal lobe approachについて実際の手術動画を用いて解説する．

■ 側脳室三角部への手術アプローチ

　側脳室三角部病変へ到達するための主な手術アプローチ[3, 5, 6, 8-10, 14-17]は 表1，図1 のごとく種々行われている．その主なアプローチは，①大脳半球円蓋部表面の頭頂葉・側頭葉・後頭葉の脳回や脳溝を経由する方法，②側頭葉下面の脳回や脳溝を経由する方法，③半球間裂より脳梁膨大部などの脳実質経由などの方法が挙げられる[3, 5, 6, 8-11, 14-17]．また，脳表面からのアプローチもsylvian fissureを利用し，fissure深部の近位あるいは遠位で脳室に到達する方法も報告されている[4, 5, 13, 15-17]．さらに，temporalやoccipital lobectomyにより直接脳室に到達する経路もあるが，その手術適応は限られた症例になる．

　本稿では側脳室三角部巨大髄膜腫の症例で行ったparamedian high parietal lobe approachについて実際の手術動画を使用し解説する．

1. Paramedian high parietal lobe approach

　頭頂葉上方に皮質切開をおき，三角部上方から到達する方法である 図1．三角部病変への到達距離は長くなるがlower approachで生じる可能性の高いGerstmann症候群，失語，視野障害などの発生を予防することが可能である．また，脳室内よりさらに脈絡裂の開放で四丘体槽へ到達できる利点もある[4, 5, 13, 15-17]．欠点は，到達距離が長いことに加えて腫瘍栄養動脈の処理が手術後半になってしまうことである．しかし，手術による機能障害を減じる点から最も推奨されるアプローチであるので，本法について詳細に記載する．

2. Paramedian high parietal lobe approach　1）手術

> **表 1**　側脳室三角部病変へのアプローチの種類

1. Posterior transcortical approach
    1) Lower posterior parietal lobe approach
    2) High posterior parietal lobe approach
2. Temporal approach
    1) Middle temporal gyrus approach
    2) Inferior temporal gyrus approach
    3) Transtemporal horn occipital temporal gyrus approach
3. Interhemispheric approach
    1) Interhemispheric transcallosal approach
    2) Parieto-occipital interhemispheric approach
       (Interhemispheric precuneus approach)
4. Occipital approach
5. Distal sylvian approach

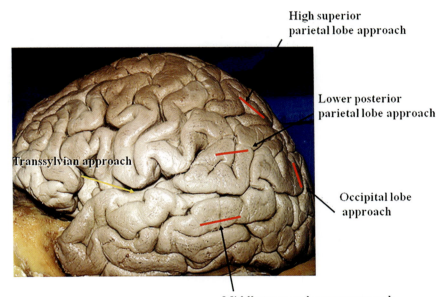

図 1　側脳室三角部病変への手術のアプローチ（岡　秀宏，河島雅到，清水　暁，他．側脳室病変に必要な微小解剖と手術アプローチ．脳外誌．2011; 20: 418-23）

2.　手術動画解説　動画4

症例：60歳，右利きの女性

主訴：強直間代痙攣

現病歴：約1年の経過で右片麻痺，右同名半盲，Gerstmann症候群が出現し，手術目的で精査している間に右上下肢から始まる部分痙攣に引き続き，二次性全般化に伴う強直間代痙攣のため救急搬送となった．

入院時造影MRIでは左側脳室三角部を中心に最大径7 cm大の巨大腫瘍を認めた．充実性腫瘍で比較的均一に造影されるため，三角部髄膜腫と診断した．脳血管造影所見ではmedial posterior choroidal artery および lateral posterior

I．脳室へのアプローチ　A．側脳室

choroidal artery が主な腫瘍栄養血管となっていた．

　抗てんかん薬および高張減圧剤を使用し，落ち着いた時点で，開頭腫瘍摘出術を施行した．

①手術体位

　腹臥位とし，頭部をやや背側に伸展した形（シーライオン型）で固定する．この際，手術部となる頭頂部を顕微鏡下で手術しやすい位置に固定することが重要である．

②皮膚切開・開頭

　皮膚切開は感覚野上後方部に U 字状に開け，開頭する．正中を越えるか否かは症例により判断するが，橋静脈を損傷しないように十分注意をする必要がある．

　本症例の場合，腫瘍が巨大であるため術中の脳腫脹を考慮し皮膚切開，開頭は大きめにしている．一方，比較的小さい腫瘍の場合では筆者はナビゲーションを駆使し，横線状切開（約 5 cm）で 3 cm ほどの小開頭を施し，内視鏡を用いたキーホールサージャリーで腫瘍摘出を行っている．

③脳皮質切開

　脳皮質切開は正中（上矢状洞）から約 2～3 cm 外側で，感覚野後方から約 1 cm の点から後方に向かい正中に平行に約 2～3 cm の縦皮質切開をおく．皮質切開による脱落症状をきたさないよう，過度の長時間に及ぶ一方向のみの脳の牽引を避ける必要がある．皮質切開を横におく方法もある．この場合脳回に沿った切開になる利点もあるが，切開が外側に及ぶため高次機能障害が縦切開より出現しやすい欠点がある．そのため筆者は好んで縦皮質切開を施している．この際，後頭葉に切開が及ばないように注意することは言うまでもない．

④側脳室三角部へのアプローチ

　脳皮質切開の後に三角部にある病変中心に向け白質侵入していくことになるが，正確なアプローチのために術中の超音波エコーでの腫瘍位置の確認や，ナビゲーションを使用し不必要な脳ダメージを与えないように心がける．白質侵入する際は通常，直径が 2～3 mm 程度の吸引管で白質を吸引しながら三角部へ侵入すると手術時間の短縮にもつながる．また，アプローチの際は脳皮質の鍵穴手術を意識し，皮質切開から病巣到達までがすり鉢状にならないようシリンダー手術を心がけることが不必要な脳機能損傷を避ける重要点となる．

⑤腫瘍摘出

　三角部髄膜腫の場合，腫瘍栄養動脈が腫瘍底部に存在することが一般的で手術後半の工程となることが多い．そのため，腫瘍摘出を手際よく行うことが出血量を減らすポイントとなる．そのためには，動画で示すように，腫瘍内部を減圧し，ある程度減圧できたら，周囲の腫瘍被膜を利用し，周囲脳と腫瘍間を剝離後摘出中心に腫瘍を集めていく．その際，側脳室と腫瘍の間に綿花などを挿入し，腫瘍が外側に戻らないように処置を施す．その後はこの繰り返しで，腫瘍の体積を可能な限り短時間に減量し，腫瘍からの出血を極力減らす努力をする．巨大な腫瘍ほど腫瘍減圧していくと空間ができるため周囲の構造が確認しやすくなる．腫瘍

の最終局面では腫瘍に張り付いた脈絡叢を確認し，この時点で栄養血管を癒着した脈絡叢ごと凝固する．これによってほぼ出血はコントロールされる．その後は残存腫瘍がないように周辺の脳室構造を確認しながら腫瘍全摘出を行う．腫瘍摘出によって脳が落ち込んでくることがあるが，その際はリトラクターをうまく使用し，腫瘍摘出部を落ち込まないように牽引し，洗浄水で脳の虚脱を防止する．腫瘍全摘出ができたら止血を確認し，側脳室体部側の脈絡叢断端と三角部から下角に向かう脈絡叢断端を確認する．術後出血のもとはだいたいこの断端の凝固不十分によるからである．腫瘍全摘出の確認には術中超音波エコーや神経内視鏡が役立つ．

　腫瘍全摘出，止血が完了したら皮質切開部が脳皮質切開開始時より拡大していないかを確認する．動画では開始時の 2 cm の皮質切開同様で余分な皮質切開の拡大は認めていない．この後は，硬膜閉鎖，閉頭，閉創を行う．

　術後 CT では腫瘍全摘出が施されており，術後出血もないことが確認された．

　患者は，右片麻痺，同名半盲，Gerstmann 症候群を呈し，その後のてんかんによる意識障害で救急搬送されたが，手術後 1 週間で右片麻痺は回復し，歩行可能となった．また Gerstmann 症候群も改善した．一方，右同名半盲は残存した．

おわりに

　側脳室三角部病変へのアプローチ，特に paramedian high parietal lobe approach について実際の手術動画を使用し解説した．

　この部への手術アプローチを使用する頻度は比較的低い上，病巣が脳深部に位置し，周囲には高次機能ばかりでなく，運動・感覚・視機能などの重要構造物が存在するため解剖を熟知し，それぞれの症例で適切な手術アプローチを選択することがポイントである．

　本稿が読者の方々の明日からの手術に活かして頂けるよう，そして多くの患者さんの未来につながることを期待しつつ結びとさせて頂きたい．

・文献

1) Ebeling U, Reulen HJ. Neurosurgical topography of the optic radiation in the temporal lobe. Acta Neurochir (Wien). 1988; 92: 29-36.

2) Eschelman DJ, Gibbens DT. Neuroradiology case of the day. Intraventricular meningioma. AJR Am J Roentgenol. 1991; 156: 1307-8.

3) Fornari M, Savoiardo M, Morello G, et al. Meningioma of the lateral ventricles: Neuroradiological and surgical considerations in 18 cases. J Neurosurg. 1981; 54: 67-74.

4) Fujii K, Lenkey C, Rhoton AL Jr. Microsurgical anatomy of the choroidal arteries: Lateral and third ventricles. J Neurosurg. 1980; 52: 165-88.

5) 藤井清孝, 岡　秀宏, 清水　曉, 他. 側脳室三角部の微小解剖と手術アプローチ. 脳外誌. 2009; 18: 196-204.

6) Guidetti B, Delfini R, Gagliardi FM, et al. Meningiomas of the lateral ventricles: Clinical, neuroradiologic, and surgical considerations in 19 cases. Surg Neurol.

1985; 24: 364-70.

7) Heros RC. Arteriovenous malformation of the medial temporal lobe. J Neurosurg. 1982; 56: 44-52.

8) Jun CL, Nutik SL. Surgical approaches to intraventricular meningiomas of the trigone. Neurosurgery. 1985; 16: 416-20.

9) Kawashima M, Li X, Rhoton AL Jr, et al. Surgical approaches to the atrium of the lateral ventricle: microsurgical anatomy. Surg Neurol. 2006; 65: 436-45.

10) Kempe LG, Blaylock R. Lateral trigonal intraventricular tumors: A new operative approach. Acta Neurochir（Wien）. 1976; 35: 233-42.

11) Levin HS, Rose JE. Alexia without agraphia in a musician after transcallosal removal of a left intraventricular meningioma. Neurosurgery. 1979; 4: 168-74.

12) Lozier AP, Bruce JN. Meningiomas of the velum interpositum: surgical considerations. Neurosurg Focus. 2003; 15: E11.

13) Nagata S, Rhoton AL Jr, Barry M. Microsurgical anatomy of the choroidal fissure. Surg Neurol. 1988; 30: 3-59.

14) Nayar W, DeMonte F, Yoshor D, et al. Surgical approaches to meningiomas of the lateral ventricles. Clin Neurol Neurosurg. 2010; 112: 400-5.

15) 岡　秀宏, 河島雅到, 清水　曉, 他. 側脳室三角部病変の手術に必要な微小解剖と手術アプローチ. In: 顕微鏡下手術のための脳神経外科解剖 XVIII. 東京: サイメッド・パブリケーションズ; 2006. p.52-7.

16) 岡　秀宏, 藤井清孝. 脳室への到達法. 東京: シュプリンガー・ジャパン; 2010. p.1689-99.

17) Rhoton AL Jr. Neurosurgery, RHOTON Cranial anatomy and surgical approaches. Illinois: Lippincott Williams & Wilkins; 2003. p.439-59.

〈岡　秀宏〉

I. 脳室へのアプローチ　A. 側脳室

2 Paramedian high parietal lobe approach
2）カダバー

はじめに

　脳室は脳深部に位置し，脳実質に囲まれた構造物である．そのため，脳室およびその近傍の病変に到達するためには正常組織を切開しなければならないという解剖学的特徴を有している．それゆえ，新たな神経脱落症状を呈することなくこの部にアプローチするためには，周辺の微小解剖を熟知し，個々の病変に応じて適切なアプローチを選択することが重要となる[1-10, 12-17]．

　近年この脳室病変に対し，従来行ってきた顕微鏡手術に比べ，さらに低侵襲な神経内視鏡による手術も盛んに行われるようになったが，ひとたび出血などの問題が発生した場合にはいつでも顕微鏡による手術に移行できるよう，常に開頭術を念頭においたルートを選択しておかなければならない．

　本稿では，側脳室三角部へのアプローチである paramedian high parietal lobe approach を中心に脳室病変の手術に必要な微小外科解剖についてカダバー動画を交え解説する．

■ 側脳室手術に必要な微小外科解剖（側脳室の微小解剖）

　側脳室は左右の大脳半球深部に存在するＣ字状の髄液を満たした空間[5, 15-17]で，その表面を上衣組織に覆われ，前角（anterior horn），体部（body），後角（posterior horn），下角（inferior horn）に大別される 図1AB．その体部・後角・下角境界部で構成される側脳室後方部を側脳室三角部（trigone atrium）とよんでいる 図1C．側脳室壁を構成する構造物として，前角部は Monro 孔より前方を指し，上壁は脳梁（corpus callosum），内側は透明中隔（septum pellucidum），外側は尾状核頭部（caudate head）から構成されている[5, 15-17] 図1B．体部は Monro 孔から後方で透明中隔のある範囲を指し，底面は脳弓の体部（body of fornix），脈絡叢，視床からなり，上壁は脳梁，内側は透明中隔，外側は尾状核体部の延長部分から構成されている[5, 15-17] 図1B．側脳室三角部は頭頂葉・側頭葉・後頭葉移行部の内側に位置し，前方では側脳室体部，側方では下角，後方では後角と交通する 図1C．つまり，側脳室三角部は，側脳室体部から下角に向かう彎曲部を指し，上・外側壁は脳梁膨大部（splenium）・脳梁放線，内側壁は脳梁膨大部の後角球（bulb of corpus callosum）と鳥距（calcar avis），下壁は副側三角（collateral triangle），前壁は視床枕（pulvinar）と脳弓脚（crus of

21

Ⅰ．脳室へのアプローチ　A．側脳室

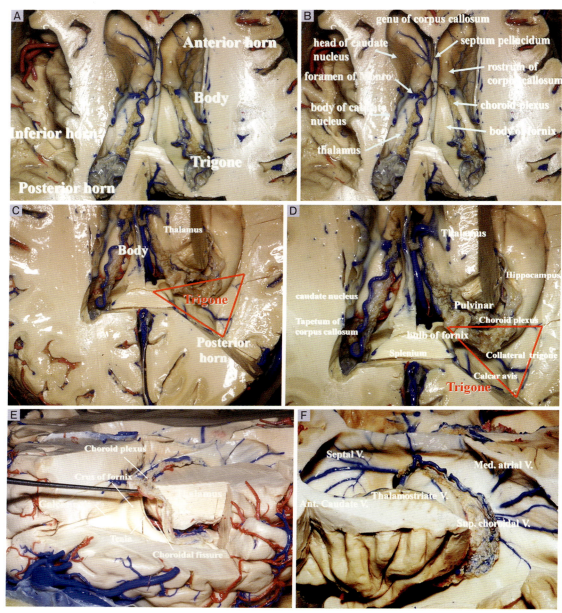

図 1 側脳室の微小解剖（岡　秀宏，河島雅到，清水　暁，他．側脳室病変に必要な微小解剖と手術アプローチ．脳外誌．2011; 20: 418-23）
A: Anatomy of the lateral ventricle
B: The relationship between the lateral ventricle and surrounding structures
C: Anatomy of trigone of the lateral ventricle（red triangle）
D: The relationship between trigone of the lateral ventricle and surrounding structures
E: Lateral view of the trigone
F: Venous system of the lateral ventricle

fornix）に囲まれた空間を指す[5, 15-17] 図1CDE．

　側脳室で確認される血管群は主に静脈系であり 図1F，Monro 孔後方では septal vein と視床線条体静脈（thalamostriate vein）が合流し内大脳静脈（internal cerebral vein）図1F となり，velum interpositum 内を走行する．一方，側脳室後方の三角部・後角部では atrial vein，下角部では inferior ventricular vein, transverse hippocampal vein が choroidal fissure を横切り，迂回槽内の basal vein of Rosenthal に流入する．脈絡叢には choroidal vein が走行している[5, 15-17]．

■ 三角部へのアプローチ

　側脳室三角部病変へ到達するための主なアプローチとして，①大脳半球円蓋部表面の頭頂葉・側頭葉・後頭葉の脳回，脳溝を経由，②側頭葉下面の脳回，脳溝を経由，③半球間裂より脳梁膨大部などの脳実質経由などの方法が挙げられる[3, 5, 6, 8-11, 14-17]．また，脳表面からのアプローチも sylvian fissure を利用し，fissure 深部の近位あるいは遠位で脳室に到達する方法も報告されている[4, 5, 13, 15-17]．さらに，temporal や occipital lobectomy により直接脳室に到達する経路もあるが，その手術適応は限られた症例になる．

　三角部病変の手術アプローチ[3, 5, 6, 8-10, 14-17]には I -A-2-1）項の 表1 　 図1 のごとく多種が挙げられるが，本稿では high parietal lobe approach を中心に代表的なものを解説する．

1. Posterior transcortical approach

① Lower posterior parietal lobe approach

　頭頂葉の下位後方からアプローチする方法である．利点として，視野が比較的浅く，手術は容易である．しかし，欠点として，優位半球で角回・縁上回の障害による Gerstmann 症候群，上側頭回の障害による失語，頭頂葉視放線の障害による下 1/4 盲，中心後回による感覚障害の危険性があるので適応に注意を要する[1, 5, 15-17]．

② High superior parietal lobe approach

　頭頂葉上方に皮質切開をおき，三角部上方から到達する方法である．三角部病変への到達距離は長くなるが lower approach で生じる可能性の高い Gerstmann 症候群，失語，視野障害などの発生を予防することが可能である．また，脳室内よりさらに脈絡裂の開放で四丘体槽へ到達できる利点もある[4, 5, 13, 15-17]．欠点は，到達距離が長いことに加えて腫瘍栄養動脈の処理が手術後半になってしまうことが挙げられる．しかし，手術による機能障害を減じる点から最も推奨されるアプローチであるので，本法について詳細に記載する．

　手術体位は腹臥位で，頭部をやや背側に伸展した形（シーライオン型）で固定する．皮膚切開は感覚野上後方部に U 字状に開け，開頭する．正中を越えるか否

かは症例により判断するが，先に述べたように橋静脈を損傷しないように十分注意をする必要がある．皮質切開は正中から約2〜3cm外側で，感覚野後方から約1cmの点から後方に向かい正中に平行に約2〜3cmの皮質切開をおく．皮質切開による脱落症状をきたさないよう，過度の長時間に及ぶ一方向のみの脳の牽引を避ける必要がある．三角部に到達するまで距離が長いため，到達方向に注意をする必要があるが，その際ナビゲーションシステムは有用である．

カダバーを用いたアプローチ手順を後述する．

2．Occipital transcortical approach

後頭葉を切開し，三角部に到達すれば，体部から前方深部に前角を確認できる．しかし，この皮質切開では確実に同名性半盲が発生するので，ごく限られた症例に適応すべきである[15-17]．

3．Transsylvian approach

Sylvian fissure を後端まで広く開放し，島回の後端部頂点から後方に向かって皮質を切開すると三角部に到達できる．優位半球側でも sylvian fissure を周囲の脳を障害しないように注意して開放すれば，言語中枢を障害することはない．しかし，アプローチ方向の後方には直下に視放線が接して存在しており，これを障害しないようにするためには後方への術野の展開は制限され，狭いルートを確認できるのみである．ごく限られた症例に適応される方法である[5, 13, 15-17]．

■ カダバーによる解説 動画5

Paramedian high parietal lobe approach は，側脳室三角部病変に主に用いられる．先に述べたように優位半球病変でもアプローチによる脳機能障害を出しにくいため，機能温存に適したアプローチと言える．一方，この三角部病変の代表である髄膜腫では腫瘍栄養血管が腫瘍底部に付着した脈絡叢であることが一般的なため，上方からアプローチすることになる paramedian high parietal lobe approach では腫瘍栄養血管の処理が腫瘍摘出の最終段階となってしまうため，段取りのよい摘出が重要となる．

1．体位

体位は腹臥位とし，頭部をやや背側に伸展した形（シーライオン型）で固定する．

2．皮膚切開

皮膚切開は感覚野上後方部にU字状に開け，開頭する．正中を越えるか否かは症例により判断するが，先に述べたように橋静脈を損傷しないように十分注意をする必要がある．

ナビゲーションを用い，前頭葉の運動領野，頭頂葉の感覚野，中心溝の位置を把握する．Corticotomy は運動領野を避け，その後の感覚野後方の脳回で正中から約 3 cm 外側に置くことをイメージして皮膚切開部を作図するように心がける必要がある．

3. 開頭

皮切部を活かした開頭を行うが，近年では神経内視鏡手術も盛んでナビゲーションでアプローチ部を正確に同定した後，キーホルサージャリーで，5 cm 程度の直線皮切に 3 cm 程度の小開頭を施し手術アプローチすることも可能である．

4. 脳皮質切開

脳皮質切開部は上矢状洞を中心とし，病変側に 3 cm 外側，中心溝と感覚野を同定しその後の脳回に脳切開を行う．脳の損傷を可能な限り最低限とするために線状脳切開を前後方向に 2〜3 cm 以内に留めるように気を付ける．外側に線状脳切開をする場合が報告されているが，外側に行くほど脳機能損傷を起こしやすくなるため，筆者は前後の線状切開を使用している．

5. 病巣へのアプローチ

病巣へは通常 4 cm 程度の脳切開部から白質を三角部に向けて侵入する必要がある．脳表から三角部病変までの位置関係は，方向を間違わないように，術中には超音波エコーやナビゲーションを用いることが重要である．白質から側脳室三角部に入ると髄膜腫の場合は腫瘍被膜に到達する．

三角部髄膜腫の手術の実際ついては別稿を参考にして頂きたい．

腫瘍摘出後は腫瘍栄養血管となっている脈絡叢を確認し，止血が十分であるかを確認する必要がある．その後，側脳室体部側と下角側を確認する．

おわりに

側脳室三角部病変へのアプローチ，特に paramedian high parietal lobe approach についてカダバー動画を使用し解説した．

この部への手術アプローチを使用する頻度は比較的低い上，病巣が脳深部に位置し，周囲には高次機能ばかりでなく，運動・感覚・視機能などの重要構造物が存在するため解剖を熟知し，それぞれの症例で適切な手術アプローチを選択することがポイントである．

本稿が読者の方々の明日からの手術に活かして頂けるよう，そして多くの患者さんの未来につながることを期待しつつ結びとさせて頂きたい．

謝辞

本カダバーをご提供いただいた，千葉大学大学院医学研究院脳神経外科 岩立康男先生，堀口健太郎先生，千葉大学大学院医学研究院環境生命医学 鈴木崇根先

Ⅰ. 脳室へのアプローチ　A. 側脳室

生に深謝申し上げます.

- **文献**

1) Ebeling U, Reulen HJ. Neurosurgical topography of the optic radiation in the temporal lobe. Acta Neurochir (Wien). 1988; 92: 29-36.

2) Eschelman DJ, Gibbens DT. Neuroradiology case of the day. AJR Am J Roentgenol. 1991; 156: 1307-8.

3) Fornari M, Savoiardo M, Morello G, et al. Meningioma of the lateral ventricles: Neuroradiological and surgical considerations in 18 cases. J Neurosurg. 1981; 54: 67-74.

4) Fujii K, Lenkey C, Rhoton AL Jr. Microsurgical anatomy of the choroidal arteries: Lateral and third ventricles. J Neurosurg. 1980; 52: 165-88.

5) 藤井清孝, 岡　秀宏, 清水　曉, 他. 側脳室三角部の微小解剖と手術アプローチ. 脳外誌. 2009; 18: 196-204.

6) Guidetti B, Delfini R, Gagliardi FM, et al. Meningiomas of the lateral ventricles: Clinical, neuroradiologic, and surgical considerations in 19 cases. Surg Neurol. 1985; 24: 364-70.

7) Heros RC. Arteriovenous malformation of the medial temporal lobe. J Neurosurg. 1982; 56: 44-52.

8) Jun CL, Nutik SL. Surgical approaches to intraventricular meningiomas of the trigone. Neurosurgery. 1985; 16: 416-20.

9) Kawashima M, Li X, Rhoton AL Jr, et al. Surgical approaches to the atrium of the lateral ventricle: microsurgical anatomy. Surg Neurol. 2006; 65: 436-45.

10) Kempe LG, Blaylock R. Lateral trigonal intraventricular tumors: A new operative approach. Acta Neurochir (Wien). 1976; 35: 233-42.

11) Levin HS, Rose JE. Alexia without agraphia in a musician after transcallosal removal of a left intraventricular meningioma. Neurosurgery. 1979; 4: 168-74.

12) Lozier AP, Bruce JN. Meningiomas of the velum interpositum: surgical considerations. Neurosurg Focus. 2003; 15: E11.

13) Nagata S, Rhoton AL Jr, Barry M. Microsurgical anatomy of the choroidal fissure. Surg Neurol. 1988; 30: 3-59.

14) Nayar W, DeMonte F, Yoshor D, et al. Surgical approaches to meningiomas of the lateral ventricles. Clin Neurol Neurosurg. 2010; 112: 400-5.

15) 岡　秀宏, 河島雅到, 清水　曉, 他. 側脳室三角部病変の手術に必要な微小解剖と手術アプローチ. In: 顕微鏡下手術のための脳神経外科解剖 XVIII. 東京: サイメッド・パブリケーションズ; 2006. p.52-7.

16) 岡　秀宏, 藤井清孝. 脳室への到達法. 東京: シュプリンガー・ジャパン; 2010. p.1689-99.

17) Rhoton AL Jr. Neurosurgery , RHOTON Cranial anatomy and surgical approaches. Illinois: Lippincott Williams & Wilkins; 2003. p.439-59.

〈岡　秀宏〉

Ⅰ．脳室へのアプローチ　　A．側脳室

3 Interhemispheric precuneus approach
1）手術

はじめに

　側脳室三角部腫瘍は比較的まれであり，代表的な髄膜腫でも全髄膜腫の 0.5 ～ 4.5％がこの部位に発生するに過ぎず，その手術は脳神経外科医にとって多く経験するものではない．しかし最近の MRI の普及により軽微な症状で発見される例も少なくないため，適切なアプローチを選択し後遺症なく手術を行う必要がある．三角部腫瘍のアプローチ選択には，腫瘍の大きさや伸展方向，優位半球か否か，栄養血管の走行状態，脳浮腫，水頭症の有無，術前の神経症状など，さまざまな要素を勘案しなければならない．またこの手術で重要なのは，病変に到達するためには必ず脳実質を切開しなければならない点である．切開する部位や範囲によっては術後に視野欠損，言語障害，麻痺，痙攣発作など，思わぬ合併症が生じる．また栄養血管を処理する前に腫瘍を内減圧しなくてはならないため，出血コントロールも重要である．これまで多くのアプローチが考案されているが 表1 ，半球間楔前部アプローチ（interhemispheric precuneus approach: IPA）は側脳室三角部病変に対する手術法として修得しておきたい手技である．本稿では頻度の高い髄膜腫を中心に，IPA の利点と手術手技の要点について述べる．

表1　側脳室三角部腫瘍に対するアプローチ

半球間楔前部（interhemispheric precuneus）[1-3]
上部頭頂葉正中（high parietal paramedian）[6]
中側頭回（middle temporal gyrus）[7]
後頭脳梁経由（occipital trans-callosal）[8]
側方後頭葉（lateral occipital）[9]
側方シルビウス裂経由（lateral trans-sulcal）[10]

■ IPA の利点

　三角部腫瘍に対する IPA では，後頭葉半球間裂を経由し楔前部を切開することにより側脳室三角部に入る．IPA の利点は，①視放線外側・脳梁への影響が少なく視覚障害を生じにくい，②錐体路・感覚野から離れており麻痺や感覚障害をきたしにくい，③感覚性失語や Gerstmann 徴候など優位半球障害を生じにくい，④前・後脈絡叢動脈からの栄養血管を比較的早期に処理できる，⑤皮質切開面が小さくてんかんをきたしにくい，などがある．

■ 対象症例と術前検査

IPA の対象は側脳室三角部に発生する腫瘍であり，髄膜腫が最も多く，他に脈絡叢乳頭腫，血管腫，上衣腫，グリオーマ，転移性脳腫瘍などがある．小～中型の腫瘍に適しているが，言語野に対する影響が少なく，大型の優位半球腫瘍にも有用である．術前検査として MRI（ナビゲーションを含む），3D-CT アンギオ，脳血管撮影，眼科的視野検査は必須である．必要に応じて高次脳機能検査，脳波などを行う．

■ IPA の手術手技

1. 体位　図1A

IPA は患側を下にした側臥位（lateral semiprone position）で行う．松果体腫瘍手術と同じ体位であり，腫瘍側の後頭葉を自重で外側に移動させるよう，上半身を軽く腹臥位にして頭部も同様に傾ける．松果体アプローチでは頭部を水平位より床面に 60°程度傾けるが，IPA では側脳室を観察するため 30°程度がよい 動画6 ．マイクロ操作の際，術者から腫瘍までの距離は比較的遠いため，患者をベッドの端に寄せると患者の背中が近くなり術者の疲労を軽減できる．IPA は腹臥位でも可能だが，患者の肩が邪魔になり術野がさらに遠くなる．Yaşargil の従来法[1]の体位は座位であり，頭頂 - 後頭開頭で行われていたが，最近では空気塞栓の恐れがなく髄液が容易に吸引できる側臥位で行われることが多い．また架橋静脈の少ない後頭開頭のみで腫瘍摘出は十分に行える[2, 3]．術中モニタリングとしてわれわれは motor, sensory, visual evoked potential（MEP, SEP, VEP）を行っている．

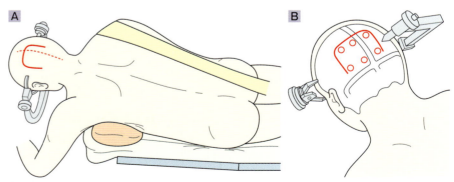

図1 体位と開頭
A：体位．患側下の lateral semiprone position．後頭葉に正中を 2～3 cm 反対側へ超える馬蹄型皮切．
B：患側に大きい正中を 2 cm 超える両側後頭開頭．

3. Interhemispheric precuneus approach　1）手術

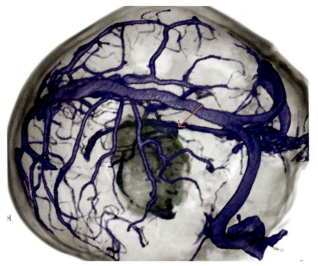

図2　左側脳室三角部髄膜腫の 3D-CT アンギオグラフィー
左後頭葉から上矢状洞にかけて架橋静脈は目立たない．腫瘍（緑）は Galen 大静脈（矢印）の外側上方に位置する．

2. 開頭　図1B，硬膜切開

　患側に大きい正中を 2 cm 超える両側後頭開頭（全体として 8×6 cm）を行う．横静脈洞や静脈洞交会の露出は不要である．後頭葉には上矢状洞や大脳鎌に流入する架橋静脈は発達していないことが多いが，術前に 3D-CT アンギオや脳血管撮影で進入ルートの静脈を確認しておく　図2．開頭後，上矢状洞側に向かって患側硬膜を切開し翻転する．

3. 後頭葉半球間裂への進入

　顕微鏡下に後頭葉に軽く脳へらをかけて，大脳鎌テント接合部（falco-tentorial junction）近くで四丘体槽付近のくも膜を切開し髄液を排出させる．しばらく髄液を吸引すると重力で後頭葉半球間裂のスペースが自然に開く．水頭症合併例では側脳室後角を穿刺して脳室ドレナージを行うが，腫瘍が後角まで伸展しているときは対側からドレナージを行うとよい．また脳浮腫が強く脳槽まで進入できない場合は楔前部から腫瘍のある側脳室三角部に直接入り，髄液を吸引する．

4. 楔前部（precuneus）の同定・皮質切開

　ナビゲーションシステムにより楔前部の皮質切開部を決定する．通常，解剖学的には楔前部下端付近を切開することになる　図3．腫瘍は伸展方向にもよるが Galen 大静脈の側方あるいはそれよりやや吻側に位置する．術前に 3D-CT アンギオで腫瘍と静脈の融合画像を作成して，Galen 大静脈と腫瘍の位置を把握しておく　図2．腫瘍は正中に近くブレインシフトの影響は比較的少ないが，なるべく髄液を排出させる前にナビゲーションを使用する．システムの精度誤差が生

I．脳室へのアプローチ　A．側脳室

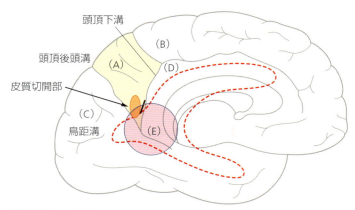

図3　左脳内側面
楔前部（precuneus: A）は，中心傍小葉（parecentral lobule: B）と楔部（cuneus: C）との間の領域であり，頭頂下溝より上方，頭頂後頭溝より前方に位置する．帯状回（cingulate gyrus: D）の後方，鳥距溝（calcarine sulucus）前方の領域が帯状回峡（isthmus of cingulate gyrus: E）である．半球間楔前部（interhemispheric precuneus）アプローチでは通常，帯状回峡の上方の楔前部下端付近を切開する．

じたり，脳室ドレナージによりブレインシフトが強くなった場合は，エコーを用いて腫瘍を同定する．腫瘍の大きさにもよるが，通常1.5～2 cmの皮質切開で腫瘍摘出は十分可能である．1～1.5 cm深部に入ると腫瘍に到達する．他のアプローチと比較しても皮質切開面は小さく，皮質切開部から腫瘍到達までの距離は短い．三角部から髄液が流出すると半球間裂のスペースがさらに拡大する．皮質切開面に軽く脳ヘラを置くだけで腫瘍内減圧や剥離操作ができるようになる（tips ①②）．

5．腫瘍内減圧・栄養血管処理

すべての三角部腫瘍において，栄養血管を処理する前に腫瘍を内減圧する必要があるが，腫瘍の硬さに応じて腫瘍鑷子，超音波吸引器（CUSA™, Sonopet™），モノポーラ電気メスを使用する．易出血性腫瘍は脳室内に出血が及ばないよう糸付き保護シート（ベンシーツ®, セレシート®）を置いてバイポーラで止血する．髄膜腫においては，主な栄養血管は前・後脈絡叢動脈であり脈絡叢から流入する．腫瘍前方と後方にある脈絡叢の位置をイメージしながら腫瘍を起こしていく 図4 ．腫瘍に付着する脈絡叢を露出し，これを焼き縮めてその中を走行する前・後脈絡叢動脈から流入する血管を凝固切断する 動画6 ．前脈絡叢動脈は腫瘍の前上方を走行しており[4, 5]，前方の脳室壁に向かって腫瘍を起こしていくと前脈絡叢動脈の栄養血管処理が可能になる．髄膜腫では前・後脈絡叢動脈の栄養血管処理（脈絡叢からの遊離）が終わると腫瘍からの出血がみられなくなり内減圧操作が加速する．ときに腫瘍の裏側に導出静脈を認めるので凝固切断する 動画7 ．側脳室髄膜腫は脳室に浮かんでいるため脳との癒着は少なく，最終の摘出操作は容易である．また海綿状血管腫は内部の血腫を除去し被膜と血管を凝固することにより比較的容易に摘出できる．その他の腫瘍では，脈絡叢由来では

3. Interhemispheric precuneus approach　1）手術

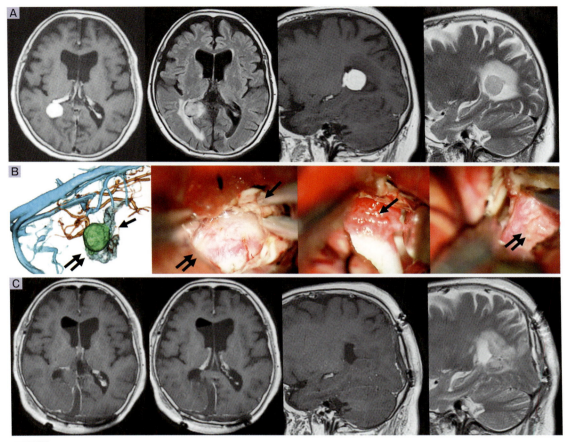

図 4 手術症例 1
A: 術前 MRI
B: 3D-CTA. 腫瘍前内側, 後方に脈絡叢と栄養血管あり. 前脈絡叢動脈（矢印）, 後脈絡叢動脈（2重矢印）から流入する栄養血管を処理.
C: 術後 MRI

ない栄養血管が腫瘍全周性に存在することが多いため根気よく止血する 図4 動画9 . 腫瘍を摘出した後, 摘出腔表面にスポンゼルを置いてフィブリングルーを使用し髄液流出を防ぐ.

 Tips
①術中の髄液排出により Galen 大静脈に注ぐ Rosenthal vein, internal occipital vein などに徐々に荷重がかかってくる. 静脈損傷回避のため, あらかじめ静脈周囲のくも膜を切開しておくとよい 動画7 .
②術者は腕をやや伸ばした形でマイクロ操作を続けることになる. 脳ベラによる不用意な脳損傷を避けるため, 髄液が十分に排出されたら脳ベラを外しながら操作を行う.
③皮質切開後に正しく腫瘍に向かっているかどうかがこの手術の重要なポイントである. ナビゲーションはブレインシフトにより誤差が生じる. 筆者は原始的な方法であるが, エコーを後頭葉からあてて, 白質内で剝離子を動かし, 操作部位と腫瘍との位置を確認するようにしている 動画7 .

Ⅰ．脳室へのアプローチ　A．側脳室

■ 術後合併症

　　三角部に発生する悪性腫瘍はときに，三角部内側壁の脳弓脚（crus fornicis）に伸展する．優位半球・劣位半球に関わらず脳弓を損傷すると高次脳機能障害をきたすため，腫瘍の一部を残さざるを得ない症例もある．IPA は失語などの優位半球症状をきたしにくく，痙攣，運動麻痺，感覚障害のリスクは低い．また視放線外側が温存されるため視野障害は悪化しにくく，脳浮腫の軽減とともに視野欠損が改善する例も少なくない．ただし外側の視放線まで伸展する大型腫瘍ではさらなる視野障害を生じることがある．また悪性腫瘍はいかなるアプローチにおいても髄腔内播種，水頭症を生じる可能性は高く，そのインフォームドコンセントは不可欠である．

■ 劣位半球・優位半球三角部大型腫瘍のアプローチ

　　急激な神経症状悪化や脳ヘルニアをきたす大型の悪性三角部腫瘍では，他のアプローチを選択することもある．劣位半球腫瘍の場合は早急に減圧可能である中側頭回（middle temporal gyrus）[7] 経由で行う 図10 図11 ．このアプローチは腫瘍到達までの距離は短く術者の疲労は少ない．また前脈絡叢動脈の栄養血管を早期に処理できるので，劣位半球側で側頭葉側に伸展した腫瘍に適している．しかし最大の欠点は優位半球腫瘍における失語・Gerstmann 症候群である．また上同名性四半盲は必発である．その手術では視放線損傷を最小限に抑えるため，上側頭溝を十分に剝離してなるべく optic fiber に平行に皮質切開を加える 図10 動画10 ．

　　われわれは優位半球の大型腫瘍に対しては，可能な限り言語野への影響が少ない IPA を行っている 図8 動画8 ．腫瘍がきわめて大きい場合は段階的手術（staged operation）も選択肢となりうる．三角部腫瘍の段階的手術では初回手術後出血が報告されており，IPA により初回手術時に栄養血管を十分処理しておくべきである．優位半球の大型腫瘍では上部頭頂葉正中（high parietal paramedian）アプローチ [5] も行われている．このアプローチは失語の危険性が低い反面，空間認知機能・視野障害，一過性麻痺・痙攣，失行・失算のリスクがあり，栄養血管処理が早期に行えないという問題もある．巨大な優位半球腫瘍では進展方向次第で IPA と上部頭頂葉正中の combined approach も選択肢のひとつであろう．なお側頭葉側に主座をもつ優位半球三角部近傍の小病変に対しては，覚醒下手術を行うこともある 図12 ．いずれにしてもアプローチ選択に際しては，1つにこだわることなく，それぞれの手技の利点および手術に伴う神経機能への影響を理解した上で手術戦略を立てることが重要である．

3. Interhemispheric precuneus approach　1）手術

■ 症例提示

1. Interhemispheric precuneus approach（IPA）症例

手術症例1 図4 動画6

　73歳女性．右三角部髄膜腫．経過観察中に腫瘍が徐々に増大し，左上方視野欠損をきたした．IPAにより腫瘍を全摘．術後新たな神経症状なし．

手術症例2 図5 動画7

　62歳女性．左三角部髄膜腫．石灰化を伴う．IPAにより腫瘍を全摘．術後神経学的異常なし．

手術症例3 図6 動画7

　53歳女性．右三角部髄膜腫．主に前脈絡叢動脈から栄養．IPAにより腫瘍を全摘．術後神経学的異常なし．

手術症例4 図7 動画7

　69歳女性．右三角部髄膜腫．腫瘍は主に後脈絡叢動脈から栄養．IPAにより腫瘍を全摘．術後神経学的異常なし．

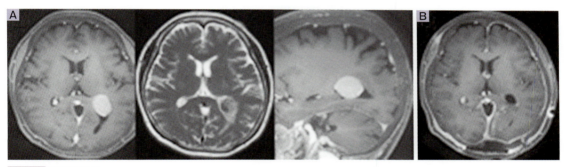

図5 手術症例2
A：術前MRI
B：術後MRI

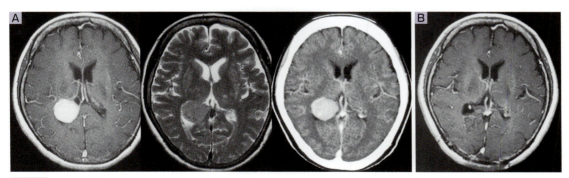

図6 手術症例3
A：術前MRI・CT
B：術後MRI

Ⅰ. 脳室へのアプローチ　A. 側脳室

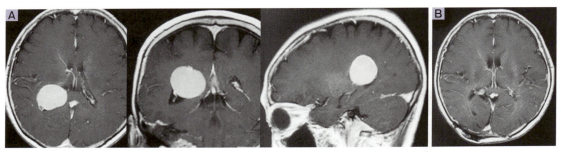

図7 手術症例 4
A：術前 MRI
B：術後 MRI

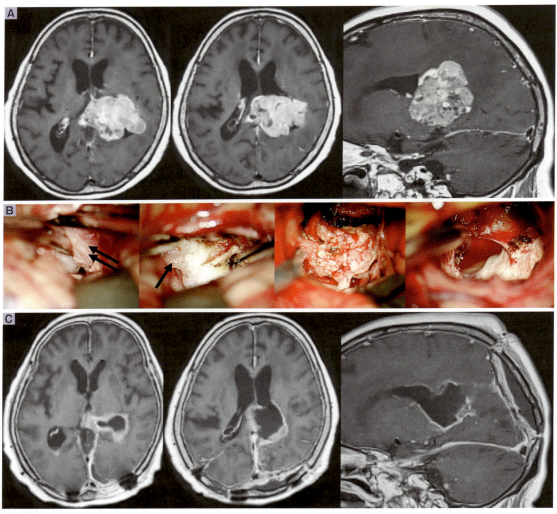

図8 手術症例 5
A：術前 MRI
B：術中写真．前脈絡叢動脈（矢印），後脈絡叢動脈からの栄養血管（2 重矢印）を処理．
C：術後 MRI

3. Interhemispheric precuneus approach　1）手術

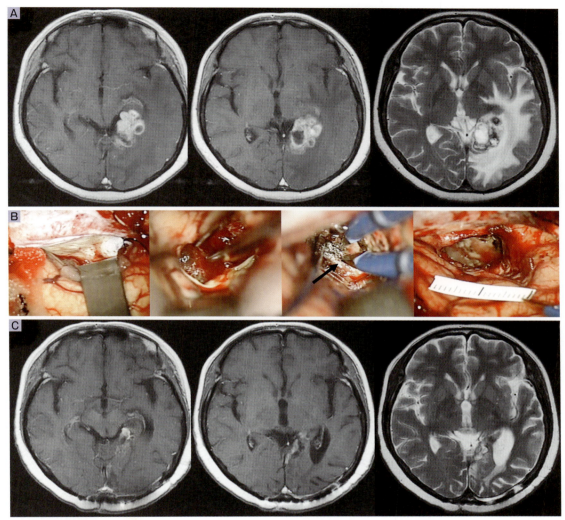

図9　手術症例6
A：術前 MRI．
B：術中写真．腫瘍全周性に流入する栄養血管（矢印）を処理．
C：術後 MRI

手術症例5　図8　動画8

　　85歳女性．左三角部悪性髄膜腫．右麻痺，意識障害（JCS 3），失語症発症．最大径57 mm．IPA により腫瘍摘出．周辺脳への浸潤が著明であった．術後会話可能となった．

手術症例6　図9

　　56歳女性．左三角部転移性脳腫瘍．意識障害，感覚性失語，右同名半盲，頭痛嘔吐発症．IPA により腫瘍を亜全摘．脳浮腫軽減とともに上記症状は速やかに改善し，残存腫瘍にサイバーナイフを施行した．

I．脳室へのアプローチ　A．側脳室

2．他のアプローチを選択した症例

手術症例 7　図 10

87 歳女性．右側脳室三角部髄膜腫．頭痛，認知機能低下，左同名半盲発症．劣

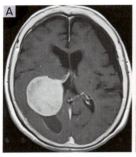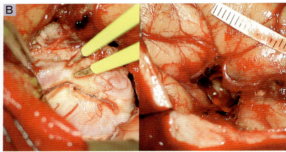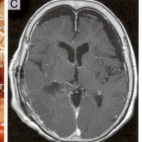

図 10 手術症例 7
A：術前 MRI
B：術中写真．上側頭溝を剥離して optic fiber に平行に皮質切開．
C：術後 MRI

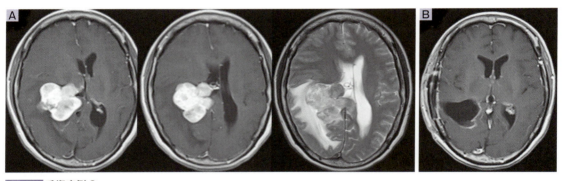

図 11 手術症例 8
A：術前 MRI
B：術後 MRI

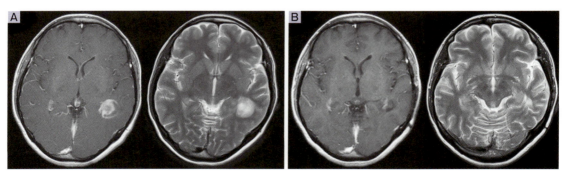

図 12 手術症例 9
A：術前 MRI
B：術後 MRI

位半球であり中側頭回アプローチにより腫瘍を全摘．左同名半盲は残存したが頭痛，歩行障害は改善．

手術症例 8 図11

48歳女性．右側脳室三角部悪性髄膜腫．頭痛，左同名半盲，傾眠（JCS 10）．最大55 mmの右三角部腫瘍．腫瘍は急速に増大し意識障害悪化．劣位半球であり右中側頭回アプローチにより腫瘍を全摘．頭痛，意識障害は軽快．左同名半盲は残存．

手術症例 9 図12

37歳女性．左側脳室三角部海綿状血管腫．頭痛，右上1/4半盲発症．覚醒下手術により中側頭回経由で腫瘍摘出．術後一過性の想起障害を生じたが改善し，頭痛，視野障害も軽快した．

・文献

1) Yaşargil MG. Parieto-occipital inter-hemispheric approach. In: Microneurosurgery. vol. IVB. New York: Thieme; 1996. p.56-7.

2) Nishizaki T, Ikeda N, Nakano S, et al. Occipital inter-hemispheric approach for lateral ventricular trigone meningioma. Acta Neurochir. 2009; 151: 1717-21.

3) Nishizaki T. Surgical approaches for lateral ventricular trigone meningioma. In: Monleon D, editor. Meningiomas—Management and Surgery. Rijeka: InTech; 2012. p.125-36.

4) Fornari M, Svoiardo M, Mollero G, et al. Meningiomas of the lateral ventricles. Neuroradiological, surgical considerations in 18 cases. J Neurosurg. 1981; 54: 64-74.

5) 半田　肇，長澤史朗．側脳室三角部腫瘍の手術．脳外．1984; 12: 901-12.

6) Schmidek HH, Sweet WH. Indications, methods, and result. In: Schmidek HH, et al, editors. Operative Neurosurgical Techiniques. 2nd ed. London: Grune and Stratton; 1988. p.585.

7) Kempe LG. Lateral intra-ventricular tumours (choroids plexus papilloma of the lateral ventricle). In: Operative Neurosurgery. vol 1. Berlin: Springer-Verlag; 1968. p.196-202.

8) Kempe LG, Blaylock R. Lateral-trigonal intra-ventricular tumours. A new operative approach. Acta Neurochir（Wien）. 1976; 35: 233-42.

9) Van Buren JM. Anatomical study of a posterior cerebral lesion producing dyslexia. Neurosurgery. 1979; 5: 1-10.

10) Nagata S, Sasaki T. Lateral trans-sulcal approach to asymptomatic trigonal meningiomas with correlative microsurgical anatomy: Technical case report. Neurosurgery. 2005; 56: 438.

〈西崎隆文〉

Ⅰ．脳室へのアプローチ　　A．側脳室

3 Interhemispheric precuneus approach
2）カダバー

はじめに

　脳室は脳深部に位置し，脳実質に囲まれた構造物である．そのため，脳室およびその近傍の病変に到達するためには正常組織を切開しなければならないという解剖学的特徴を有している．それゆえ，新たな神経脱落症状を呈することなくこの部にアプローチするためには，周辺の微小解剖を熟知し，個々の病変に応じて適切なアプローチを選択することが重要となる[1-10, 12-17]．

　近年この脳室病変に対し，従来行ってきた顕微鏡手術に比べ，さらに低侵襲な神経内視鏡による手術も盛んに行われるようになったが，ひとたび出血などの問題が発生した場合にはいつでも顕微鏡による手術に移行できるよう，常に開頭術を念頭においたルートを選択しておかなければならない．

　本稿では，側脳室三角部へのアプローチの中で interhemispheric precuneus approach を中心に脳室病変の手術に必要な微小外科解剖についてカダバー動画を交え解説する．

■ 側脳室三角部へのアプローチ

　側脳室三角部病変へ到達するための主なアプローチとして，①大脳半球円蓋部表面の頭頂葉・側頭葉・後頭葉の脳回，脳溝を経由，②側頭葉下面の脳回，脳溝を経由，③半球間裂より脳梁膨大部などの脳実質経由，等の方法が挙げられる[3, 5, 6, 8-11, 14-17]．また，脳表面からのアプローチも sylvian fissure を利用し，fissure 深部の近位あるいは遠位で脳室に到達する方法も報告されている[4, 5, 13, 15-17]．さらに，temporal や occipital lobectomy により直接脳室に到達する経路もあるが，その手術適応は限られた症例になる．

　三角部病変の手術アプローチ[3, 5, 6, 8-10, 14-17]には Ⅰ-A-2-1）項の 表1 図1 のごとく多種が挙げられるが，本稿では後方大脳半球間裂を利用した interhemispheric precuneus approach を中心に解説する．

■ カダバーによる解説 動画11

　Interhenispheric precuneus approach は，側脳室三角部病変に対し内側からアプローチする方法で，優位半球病変でもアプローチによる脳機能障害を出し

にくいため，機能温存に適したアプローチと言える．このアプローチは後方大脳半球間裂を分け，後頭葉の cuneus の前方に存在する頭頂葉内側の precuneus 図1A から側脳室三角部内側に侵入する方法である．実際の手術時はナビゲーションを使用し，precuneus の位置を確認した後，三角部内側への方向を間違わないように注意する必要がある．

　以下に実際の手術方法をカダバー動画を使用し解説する．

1．体位

　松果体腫瘍手術で用いるパークベンチポジションを行う．このとき気を付けることは，侵入する precuneus 側を側臥位の下側になるように体位をとることである．例えば，左側脳室三角部病変に対し，左 precuneus からアプローチをする場合は，左下の側臥位とする．

　頭部の固定は松果体腫瘍へのパークベンチポジションと同様で，侵入する側の脳を下にして 30°ほど体側に頭部を傾けて固定を行う．メイフィールドの三点固定でも可能であるが，筆者は術中に頭部をローテーション可能な杉田ヘッドフレームで固定している．

2．皮膚切開

　皮膚切開も体位と同様に松果体腫瘍に準ずる．

　上矢状静脈洞を跨ぎ，侵入側を広く，対側は上矢状静脈洞を超えた部分までとする．U 時の皮膚切開の基部は横静脈洞とする．後方の上矢状洞は横静脈洞との交点から 8 cm くらいは静脈は存在しない場合が多いが，存在する場合は橋静脈を損傷しないように十分注意をする必要がある．

　ナビゲーションを用い，横静脈洞・上矢状洞などの位置関係を確認し，皮膚切開をおくとよい．

3．開頭

　皮膚切開部を活かした開頭を行う．

　開頭時の骨弁を剥がす場合，上矢状静脈洞部が癒着していることが多く出血しやすいので，手際よく骨弁を摘出し，上矢状静脈洞部をサージセルなどで止血する．

　硬膜のテンティング後に硬膜を開放する．上矢状洞と横静脈洞を基部として硬膜を開放すると効果的である．

4．脳皮質切開

　Posterior interhemispheric approach で侵入側の後頭葉，頭頂葉内側部を脳ベラでリトラクトし，ナビゲーションを使用して後頭葉の cuneus，頭頂葉の precuneus，その間に存在する頭頂葉と後頭葉の境となる頭頂後頭溝を確認する．Cuneus から侵入すると同名半盲などの機能障害を起こすので，このアプローチ

I. 脳室へのアプローチ　A. 側脳室

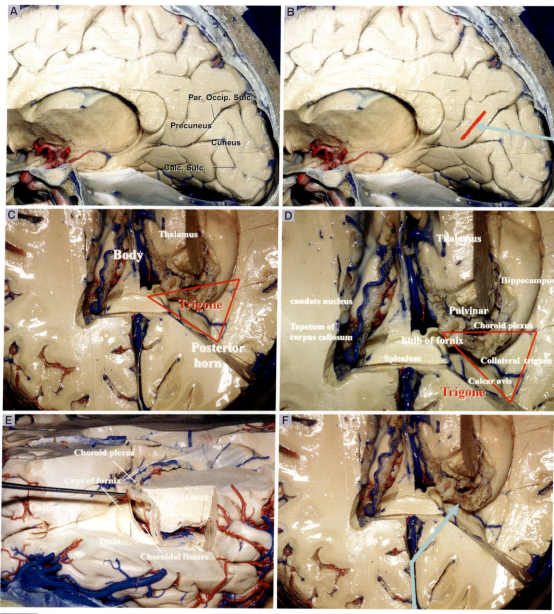

図1 Precuneus とその周辺の微小外科解剖（C〜E：岡　秀宏，河島雅到，清水　暁，他．側脳室病変に必要な微小解剖と手術アプローチ．脳外誌．2011; 20: 418-23）
A：Cuneus, precuneus の位置関係
B：Precuneus の皮質切開（赤線）と侵入方向（青矢印）
C：側脳室三角部と後頭葉との位置関係
D：側脳室三角部周辺の構造
E：側脳室三角部後側方からみた構造
F：軸状断でみた interhemispheric trans-precuneus approach の侵入方向

ではナビゲーションでの構造確認が重要である.

皮質切開は 図1B のごとく，頭頂葉内側の precuneus に脳回に沿って縦切開をおく．Precuneus から側脳室三角部に侵入する方向や三角部の微小解剖については 図1 を参考にして頂きたい.

5. 病巣へのアプローチ

Precuneus に縦皮質切開後，ナビゲーション下で三角部病変方向に向かって侵入する．病巣へは通常1〜2cm程度の脳切開部から白質を三角部に向けて侵入する必要がある．白質から側脳室三角部に入る場合，吸引管で白質を吸引しながら三角部に侵入すると短時間で病変に到達できる.

三角部髄膜腫の手術の実際については別稿を参考にして頂きたい.

腫瘍摘出後は腫瘍栄養血管となっている脈絡叢を確認し，止血が十分であるかを確認する必要がある．その後，側脳室体部側と下角側を確認する.

おわりに

側脳室三角部病変へのアプローチ，特に interhemispheric precuneus approach についてカダバー動画を使用し解説した.

この部への手術アプローチを使用する頻度は低い上，病巣が脳深部に位置し，周囲には高次機能ばかりでなく，視機能などの重要構造物が存在するため，解剖を熟知し，それぞれの症例で適切な手術アプローチを選択することがポイントである.

このアプローチは深部で，かつ進入路が大脳半球間裂から角度がつくため，大きい病変や硬い病変には不向きである．三角部内側に位置する比較的小さく柔らかい病変（脈絡叢乳頭腫，AVM など）に適している.

本稿が読者の方々の明日からの手術に活かして頂けるよう，そして多くの患者さんの未来につながることを期待しつつ結びとさせて頂きたい.

謝辞

本カダバーをご提供いただいた，千葉大学大学院医学研究院脳神経外科 岩立康男先生，堀口健太郎先生，千葉大学大学院医学研究院環境生命医学 鈴木崇根先生に深謝申し上げます.

▪文献

1) Ebeling U, Reulen HJ. Neurosurgical topography of the optic radiation in the temporal lobe. Acta Neurochir (Wien). 1988; 92: 29-36.

2) Eschelman DJ, Gibbens DT. Neuroradiology case of the day. AJR Am J Roentgenol. 1991; 156: 1307-8.

3) Fornari M, Savoiardo M, Morello G, et al. Meningioma of the lateral ventricles: Neuroradiological and surgical considerations in 18 cases. J Neurosurg. 1981; 54: 67-74.

4) Fujii K, Lenkey C, Rhoton AL Jr. Microsurgical anatomy of the choroidal arteries: Lateral and third ventricles. J Neurosurg. 1980; 52: 165-88.

5) 藤井清孝, 岡 秀宏, 清水 曉, 他. 側脳室三角部の微小解剖と手術アプローチ. 脳外誌. 2009; 18: 196-204.

6) Guidetti B, Delfini R, Gagliardi FM, et al. Meningiomas of the lateral ventricles: Clinical, neuroradiologic, and surgical considerations in 19 cases. Surg Neurol. 1985; 24: 364-70.

7) Heros RC. Arteriovenous malformation of the medial temporal lobe. J Neurosurg. 1982; 56: 44-52.

8) Jun CL, Nutik SL. Surgical approaches to intraventricular meningiomas of the trigone. Neurosurgery. 1985; 16: 416-20.

9) Kawashima M, Li X, Rhoton AL Jr, et al. Surgical approaches to the atrium of the lateral ventricle: microsurgical anatomy. Surg Neurol. 2006; 65: 436-45.

10) Kempe LG, Blaylock R. Lateral trigonal intraventricular tumors: A new operative approach. Acta Neurochir (Wien). 1976; 35: 233-42.

11) Levin HS, Rose JE. Alexia without agraphia in a musician after transcallosal removal of a left intraventricular meningioma. Neurosurgery. 1979; 4: 168-74.

12) Lozier AP, Bruce JN. Meningiomas of the velum interpositum: surgical considerations. Neurosurg Focus. 2003; 15: E11.

13) Nagata S, Rhoton AL Jr, Barry M. Microsurgical anatomy of the choroidal fissure. Surg Neurol. 1988; 30: 3-59.

14) Nayar W, DeMonte F, Yoshor D, et al. Surgical approaches to meningiomas of the lateral ventricles. Clin Neurol Neurosurg. 2010; 112: 400-5.

15) 岡 秀宏, 河島雅到, 清水 曉, 他. 側脳室三角部病変の手術に必要な微小解剖と手術アプローチ. In: 顕微鏡下手術のための脳神経外科解剖 XVIII. サイメッド・パブリケーションズ; 2006. p.52-7.

16) 岡 秀宏, 藤井清孝. 脳室への到達法. 東京: シュプリンガー・ジャパン; 2010. p.1689-99.

17) Rhoton AL Jr. Neurosurgery , RHOTON Cranial anatomy and surgical approaches. Illinois: Lippincott Williams & Wilkins; 2003. p.439-59.

〈岡　秀宏〉

Ⅰ．脳室へのアプローチ　　B．第三脳室

1 Interhemispheric trans-lamina terminalis approach
1）手術

はじめに

　第三脳室に対する前方からのアプローチとして，interhemispheric trans-lamina terminalis approach が存在する．このアプローチが必要となる疾患は，第三脳室内発生や第三脳室に伸展した頭蓋咽頭腫，他の第三脳室内腫瘍，高位脳底動脈瘤などが考えられる．本アプローチは頭蓋咽頭腫を中心とした下垂体近傍腫瘍では，使用頻度が高く必ず習得しておく必要があり，本稿ではわれわれの basal interhemispheric trans-lamina terminalis approach を解説する．

■ 体位，皮膚切開，開頭

　われわれは逆U字型の皮膚切開で最近は整容的理由から pericranial flap を作成せず，皮膚弁を翻転し側頭筋は切開も剥離もせず，眼窩上外側に 2 burr hole を，正中上方に 1 burr hole を穿ち base 正中部は鑿，鎚を用いて cosmetic osteotomy を行っている 図1．前頭洞の内板は十分削除し粘膜を可能な限り縫合後，前頭洞内にはフィブリン糊とゼルフォームの吸収性素材以外異物を入れない．最後に腹部自家脂肪組織で前頭洞内死腔を充填するように形成した後，自家骨内板で覆っている．髄液漏の予防には前頭洞粘膜の完全な閉鎖，死腔の充填，

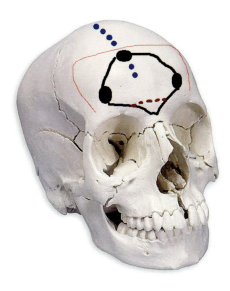

図1　通常の BIHA の皮膚切開（赤線），burr hole の位置と cosmetic osteotomy の範囲

Ⅰ．脳室へのアプローチ　B．第三脳室

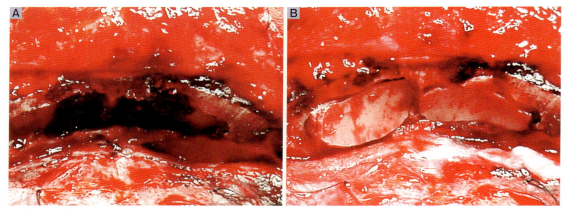

図2　前頭洞の処置
A：前頭洞粘膜は可及的に縫合後，フィブリン糊付きゼルフォームや自家脂肪組織で充填する．
B：最後に自家骨で形成し，完全に閉鎖する．

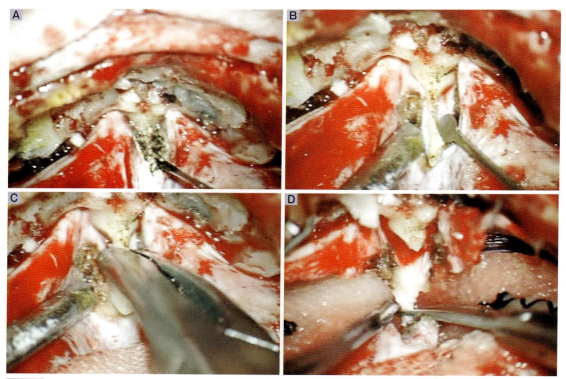

図3　Crista galli の処置
A：Crista galli は通常硬膜で覆われており，モノポーラで露出する．
B：Crista galli と硬膜を剝離する．
C：削除する．
D：Crista galli を削除した部位を利用して硬膜切開する．

1. Interhemispheric trans-lamina terminalis approach　1）手術

硬膜のwater tightな閉鎖が重要と考えられる 図2 ．高齢者ではcrista galli付近の硬膜が非常に強く癒着しているため硬膜損傷に注意する．閉頭時の硬膜縫合時は6-0ナイロンを用いて，顕微鏡下にwater tightに縫合する．Crista galliはその上半分は硬膜で覆われているためモノポーラで凝固切断し，全周性に露出後削除する．削除後は左右の硬膜が分かれており，この部位の硬膜を切開するため上矢状静脈洞を切断することはなく，したがって最前端の架橋静脈も温存される 図3 ．架橋静脈が上矢状静脈洞最前端部の硬膜切開近傍に存在する場合があるが，くも膜を十分剥離したり，架橋静脈が後方に存在する側から大脳縦裂にアプローチすることにより温存可能である．一方，嗅球方向への小さな架橋静脈は温存不可能なことがあるが，切断してもまず問題とはならない．

■ 硬膜内操作

1．嗅神経剥離　図4

　　嗅神経嗅球部位は脆弱で，特に高齢者では重力のみで引き抜き損傷が生じるため，大脳鎌まで硬膜切開を行う前に，硬膜切開後まず初めに嗅球部を剥離し，フィブリン糊とゼルフォームで固定する 図4A ．嗅神経の剥離の際に，微小静脈が神経と連続していることがあるができうる限り剥離し，少量の出血はサージセルで容易に止血される．嗅神経温存のためには嗅神経への乾燥，熱，緊張が関与していると考えられ，嗅球部のみでなく，嗅索を全周性にwetなゼルフォームで乾燥と熱から守り 図4B ，十分な剥離により過度の緊張がかからない努力が重要である．通常手術早期から嗅三角までの剥離は困難であり，大脳縦裂剥離の途中で嗅神経の緊張がかかる前に剥離を追加する．嗅神経は最終的には視神経の外側の嗅三角まで十分剥離しておく 図4C ．嗅神経の血管支配は前大脳動脈と鼻腔経由が考えられ，大抵の血管は丁寧に剥離すれば温存されるが前大脳動脈からの極小さな血管は切断されることもあり，血管温存か剥離操作か選択を迫られる場面がある．一方，静脈もよく観察するとたいていは脳側へ温存可能であるが，前

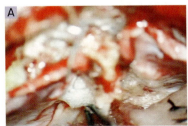 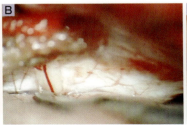 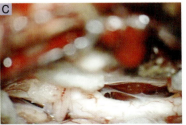

図4　嗅神経の剥離
A：手術の早期に嗅球から剥離し，フィブリン糊とゼルフォームで固定する．
B：嗅神経周囲のくも膜を十分剥離し，ゼルフォームで乾燥，熱などから保護をする．
C：視神経の外側の嗅三角まで十分剥離を行う．

Ⅰ. 脳室へのアプローチ　B. 第三脳室

頭蓋底方向へ向かう小さな静脈は切断せざるを得ない.

2. 大脳縦裂の剝離

　脳ベラはその都度，解除，固定操作を行わなくてもよいように強さとカーブを工夫して術者の右手のみで掛け替える. マイクロ剪刃を2点で固定すると安定するように脳ベラも脳だけでなく骨縁や皮膚などにふれさせると安定するし，万一不慮に当たっても脳深部を損傷しないような配慮が必要である. その方向は術野の手前に牽引して，大脳縦列のくも膜に軟膜が損傷されない程度の適度な緊張が加わるようにする. 適度な緊張が加わったくも膜を切開すると次の緊張を加える必要があり，そのたびに脳ベラを架け替えるのは合理的とは言えない. そこで，この適度な緊張を保つために，左は吸引管で緊張をかけながら剝離操作を進めるが，吸引管の先端部は綿花で脳を保護する. 大脳縦裂表面でオリエンテーションを間違えることはないが，深部では大きなsulcusとの判別が困難なこともあり，正中に存在する比較的大きな動静脈をメルクマールにする. 正中のオリエンテーションに不安を感じたら，必ずその前後の間違いのないところから確認することが重要である. 大脳縦裂の剝離の程度は，病変により決定され，鞍上部の腫瘍では通常は前頭蓋底から前交通動脈あるいは終板までの剝離でよい. 比較的大きな動静脈周囲にはいわゆるperivascular cisternが存在し，髄液腔があるため剝離は容易であるが，血管が存在しない部位では癒着が強く軟膜を温存することが困難な場合がある. 剝離に困難を感じたらその部分にこだわらず，まず比較的剝離が容易な三角形の髄液腔部位を十分剝離し，再び困難な部位に戻ると前回よりも容易に剝離できる. また，あらかじめ前後周囲で軟膜を剝離したスペースを確保し前後の正常な部位と連続させることにより軟膜下剝離を最小限にすることができる. 上山式マイクロ剪刀は，剝離部の深部に静脈がある場合でも表面のくも膜をすくうように切断することにより深部の構造を保ち，表面のくも膜のみを切断できるため大脳縦裂の剝離には最適である. 微小静脈からの出血はコットンやサージセルでの圧迫のみで止血されるため，止血に時間を使わず圧迫のみで次の操作を進める. 一方，小動脈からの出血は圧迫で止血されても再出血することがあり，凝固止血すべきと考える. 基本的に左右をわたる血管は解剖学的に存在せず，わたる血管があれば正しい剝離面で剝離していないと考える.

3. 前交通動脈，穿通枝，視神経交叉，終板　図5

　前交通動脈の高さは症例によりさまざまで腫瘍によりA1が上方に圧排されているときは視神経交叉前槽のスペースがあり，このスペースに腫瘍が伸展しているようなら摘出する. ある程度摘出すると視神経交叉，前交通動脈，終板との間に隙間ができる. 視神経交叉の後方の髄液が透見できる薄い膜が終盤で，視神経から少し余裕をもって切開し，後上方は前交連まで切開可能である. 通常前交通動脈の下方から終板を切開し，第三脳室内に到達できる. 腫瘍の主座が第三脳室内の場合，最初から終板を切開する必要がある. 前交通動脈の後方で終板を切開

1. Interhemispheric trans-lamina terminalis approach　1）手術

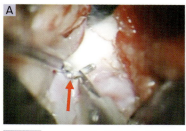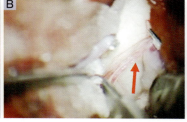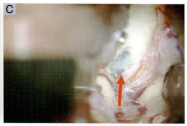

図5　前交通動脈，穿通枝，視神経交叉，終板
A：前交通動脈を切断する場合はリガクリップを利用する（矢印）．
B：必ず前交通動脈からの穿通枝（矢印）は温存する．
C：終板（矢印）の切開を加えた．

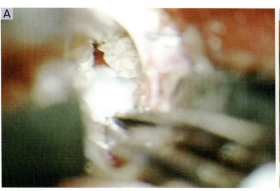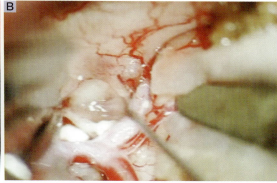

図6　第三脳室内操作
A：腫瘍と第三脳室内正中部位は比較的容易に剝離できる．
B：腫瘍皮膜を鑷子で把持し，牽引しながらグリオーシスの layer をサージセルでカバーしながら正常脳に戻すように剝離する．

する場合は，hypothalamic artery, subcallosal artery などの穿通枝の損傷に十分注意する必要がある．穿通枝の起始部の位置を確認し，左右どちらかに剝離し，終板切開後も温存できるよう注意する．前交通動脈は，その高さ，大きさや長さにもよるが腫瘍摘出時は妨害となることが多く，特に深部を観察するときは両側同時に脳ベラは使用せず，前交通動脈の緊張の程度は手術中常に意識しておくことが重要である．前交通動脈の血管損傷を予防するためあらかじめ切断した方がよい場合もある．

4．第三脳室内操作　図6

第三脳室を上方に圧排している腫瘍では第三脳室底を視神経陥凹と漏斗陥凹の間で前下方で切開するが，腫瘍による圧排のため正常解剖はわかりにくい．後方やや外側に一対の乳頭体が存在し決して損傷してはならない．第三脳室発生の頭蓋咽頭腫では剝離時視床下部を損傷しないように腫瘍被膜を十分薄くしておく必要がある．剝離に困難を感じたらキューサーなどで十分内減圧することは重要である．腫瘍と第三脳室内上方正中部位は比較的容易に剝離できる 図6A が第三脳室内下外側の視床下部との剝離は注意が必要である．腫瘍皮膜を鑷子で把持し，

Ⅰ. 脳室へのアプローチ　B. 第三脳室

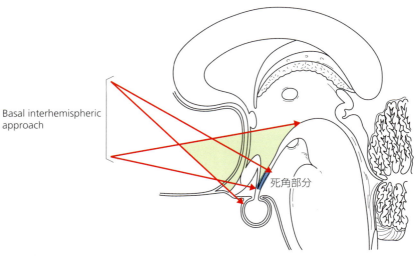

図7 Basal interhemispheric trans-lamina terminalis approach の到達範囲
第三脳室内での限界は前下方は視神経交叉，後上方は前交連で中脳水道近傍まで視野が得られる．

　軽く牽引しながらグリオーシスの layer をサージセルでカバーし綿花を押して正常脳に戻すように剥離する 図6B ．頭蓋咽頭腫はグリオーシスの層を超えて，腫瘍が伸展することがあり，迅速病理診断で確認する．被膜を見失わないように注意し，剥離に困難を感じたら違う方向から剥離操作を進める．下方外側の脳槽近くでは比較的剥離しやすいが，この部では穿通枝に十分注意して，正常くも膜を腫瘍から剥離するイメージで剥離操作を進める．T2 強調画像で高信号域が広がる領域では剥離困難なことがあり，腫瘍被膜に正常脳が癒着し，軟膜下剥離になる場合はそれ以上剥離を進めない方がよい．第三脳室底は腫瘍により不明な場合が多く，腫瘍は視神経交叉前槽に連続する．視神経交叉の下面は死角 図7 となるため，内視鏡下の腫瘍摘出が必要となる．

　視神経膠腫などグリオーマ系腫瘍では剥離困難な面があることを前提にし，明らかな腫瘍部位のみを剥離せざるを得ない．

　未破裂脳底動脈瘤に対する本アプローチの報告はなく，適応もないと思われる．破裂脳動脈瘤で最もよい適応は，超高位の脳底動脈先端動脈瘤で第三脳室内血腫で発症し，第三脳室底がすでに破壊されている例である．

症例1 図8 動画12

　69歳，男性，嚢胞性頭蓋咽頭腫

　前交通動脈の後方に終板が認められ，本例では前交通動脈を切断した．穿通枝を右側に寄せて，終板を切開し第三脳室内に到達，腫瘍皮膜は比較的容易に剥離され，視神経交叉の下方と上方から，腫瘍を剥離摘出した．

症例2 図9 動画13

　50歳，男性，充実性頭蓋咽頭腫

　嗅神経を処置後，視神経交叉の下方には腫瘍は認められなかった．前交通動脈の下方で終板を切開し第三脳室内に到達，腫瘍の内減圧を行い，腫瘍皮膜を視床

1. Interhemispheric trans-lamina terminalis approach　1）手術

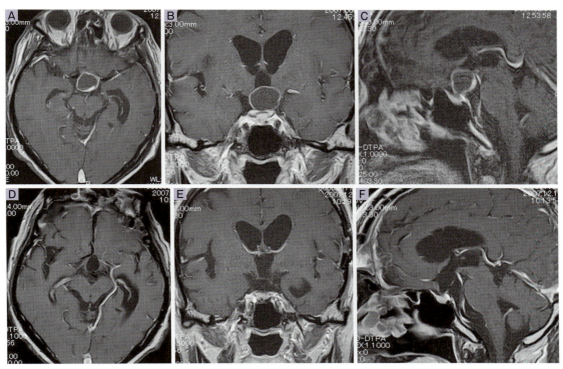

図8 症例1（69歳，男性，囊胞性頭蓋咽頭腫）
A〜C：術前MRI造影T1強調画像で囊胞性頭蓋咽頭腫が認められる．
D〜F：術後MRI造影T1強調画像で明らかな造影効果は認められない．

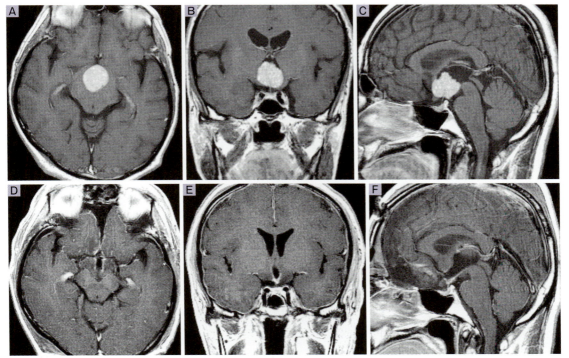

図9 症例2（50歳，男性，充実性頭蓋咽頭腫）
A〜C：術前MRI造影T1強調画像で充実性頭蓋咽頭腫が認められる．
D〜F：術後MRI造影T1強調画像で腫瘍はほぼ全摘出されている．

Ⅰ．脳室へのアプローチ　B．第三脳室

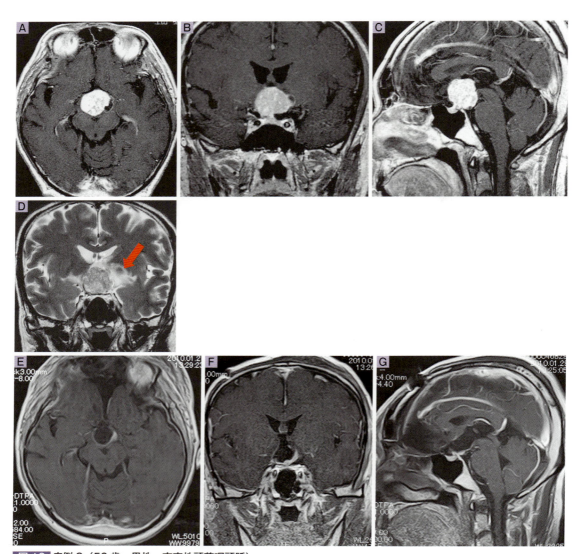

図 10 症例 3（50 歳，男性，充実性頭蓋咽頭腫）
A〜C：術前 MRI 造影 T1 強調画像で充実性頭蓋咽頭腫が認められる．
D：T2 強調画像で左視床下部に高信号域（赤矢印）が認められる．
E〜G：術後の MRI で腫瘍は左で一部造影効果を認める．

下部から剝離し，腫瘍を摘出した．本例では術後 MRI でわずかに造影効果を認め，数年後再発し，ガンマナイフ治療を行い，その後 10 年以上再発していない．

症例 3　図 10　動画 14

50 歳，男性，充実性頭蓋咽頭腫
　前交通動脈の後方には多数の穿通枝が走行しており，前交通動脈の下方で終板を 10 mm 程度切開し第三脳室内に到達，腫瘍の内減圧を行った．腫瘍皮膜は右視床下部とは比較的容易に剝離できたが，左は剝離面が明らかでなく，一部腫瘍を残存させた．

1. Interhemispheric trans-lamina terminalis approach　1）手術

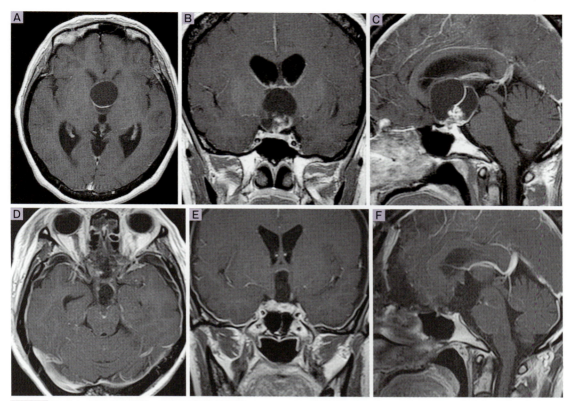

図11 症例4（47歳，女性，囊胞性頭蓋咽頭腫）
A～C：術前 MRI 造影 T1 強調画像で囊胞性頭蓋咽頭腫が認められる．
D～F：術後 MRI 造影 T1 強調画像で明らかな造影効果は認められない．

症例4　図11　動画15

47歳，女性，囊胞性頭蓋咽頭腫

腫瘍皮膜は比較的容易に剝離され，視神経交叉の裏側は内視鏡を用いてほぼ全摘出した．

症例5　図12　動画16

78歳，女性，脳底動脈先端部破裂脳動脈瘤

初診時：JCS 10，GCS 3+4+6=13

CTA にて脳底動脈先端部に 3.5×2.5 mm 大の脳動脈瘤を認め，鞍背より動脈瘤 neck まで 20 mm と著明に高位であった．コイル塞栓術を施行したが，右鎖骨下動脈の高度蛇行，左椎骨動脈の起始部の coiling のため血管解離をきたし failure となり，直達術の方針に切り替えた．

■ 脳底動脈瘤クリッピング術

両側眼窩上壁を開頭し，より底部からの視野を確保した．Acom は前方に位置

I. 脳室へのアプローチ　B. 第三脳室

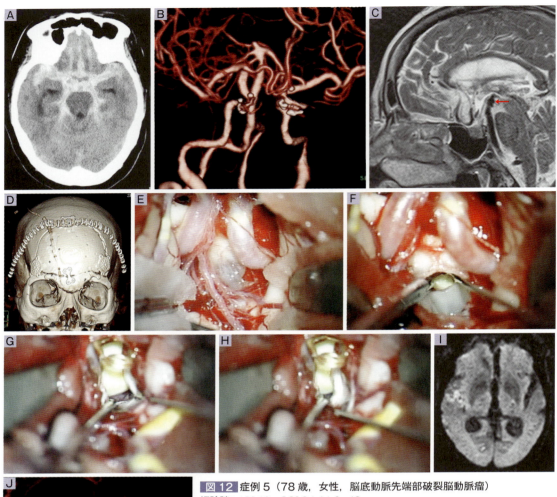

図12 症例5（78歳，女性，脳底動脈先端部破裂脳動脈瘤）
初診時：JCS 10，GCS 3+4+6＝13
CT：Diffuse SAH（Fisher's 分類：3），Hunt & Hess：3，WFNS：2
A, B：入院時 CT, CTA．びまん性の thick SAH を認め（A），高位の脳底動脈先端部脳動脈瘤を認める（B）．
C　：術前 MRI で動脈瘤は非常に高位で，中脳水道の高さ（矢印）に認める．
D　：開頭は通常の basal interhemispheric approach に加え，両側眼窩上内壁を開頭した．
E　：Acom からの穿通枝を左側に寄せ lamina terminalis を露出．
F　：第三脳室底を開窓すると深部に黄色に変性した脳底動脈を認めた．
G　：脳底動脈先端部動脈瘤．
H　：Single shaft のアプライヤを用いてクリッピングを行った．
I　：術後 MRI．術後出血や脳梗塞巣は認めない．
J　：術後 CTA．動脈瘤は neck clipping されており，周囲の血管描出も良好．

し，多数の穿通枝を認めたため，Acom の離断は不要であった．Acom からの穿通枝を左側に寄せると lamina terminalis が露出され，これを切開し第三脳室に到達した．第三脳室底越しに micro Doppler を用いて脳底動脈を確認した．その前方の灰白隆起の部分で第三脳室底を正中で最小限切開し黄色に変性した脳底動脈が確認できた．乳頭体を損傷しないように末梢にたどり，両側の SCA およ

び PCA を確認した．動脈瘤 neck を確認後，脳底動脈を一時遮断．動脈瘤 neck 周囲の穿通枝を確認した．Yaşargil mini clip 用の single shaft アプライヤを用いて Yaşargil mini clip にてクリッピングを行った．その後穿通枝の温存を確認した．

文献

1) 井川房夫. Interhemispheric Approach による脳動脈瘤の手術. 脳神経外科速報. 2008; 18: 680-9.

2) 井川房夫. Basal Interhemispheric Approach による頭蓋咽頭腫の手術. 脳神経外科速報. 2011; 21: 1078-87.

3) Hori T, Kawamata T, Amano K, et al. Anterior interhemispheric approach for 100 tumors in and around the anterior third ventricle. Neurosurgery. 2010; 66(3 Suppl Operative): 65-74.

4) Kodama N, Sasaki T, Sakurai Y. Transthird ventricular approach for a high basilar bifurcation aneurysm. J Neurosurg. 1995; 82: 664-8.

5) Hidaka T, Ikawa F, Hamasaki O, et al. A case of transient hypothermia after trans-lamina terminalis and third ventricle clipping of an extremely high-position basilar tip aneurysm. SAGE Open Med Case Rep. 2015; 31: 3.

〈井川房夫〉

Ⅰ．脳室へのアプローチ　　B．第三脳室

1 Interhemispheric trans-lamina terminalis approach
2) カダバー

はじめに

　Interhemispheric trans-lamina terminalis[1] は両側前頭開頭で，大脳縦裂を剥離し，視神経交叉後方の終板を確認，切開して第三脳室前半部に到達するアプローチである．

　本稿では，basal interhemispheric trans-lamina terminalis approach（BIHTLTA）において新鮮凍結カダバー動画を用いてアプローチと第三脳室の解剖について解説する．

■ Basal interhemispheric trans-lamina terminalis approach のカダバー動画

　実際のカダバーを用いたアプローチについて解説する　動画 17 ．今回はわれわれの basal interhemispheric approach で開頭する．逆 U 字型の皮膚切開で現在は整容的理由から pericranial flap を作成せず，皮膚弁は眼科上縁まで十分に飜転することが大切である．側頭筋は温存し，眼窩上外側に 2 burr hole を，正中上方に 1 burr hole を穿ち base 正中部は鑿，鎚を用いて cosmetic osteotomy を行う　図 1 ．前頭洞の内板は十分削除し crista galli を露出，削除後は左右の硬膜は分かれており，この部位の硬膜を切開するため上矢状静脈洞本管を切断することはなく，したがって最前端の架橋静脈も温存される　図 2 ．

　嗅神経嗅球部位は脆弱で，特に高齢者では重力のみで引き抜き損傷が生じるため，大脳鎌まで硬膜切開を行う前に，硬膜切開後まず初めに嗅球部を剥離し，フィブリン糊とゼルフォームで固定する．嗅球部のみでなく，嗅索を全周性に十分な剥離により過度の緊張がかからない努力が重要である．　動画 18 　大脳縦裂の剥離は，脳ベラはその都度，解除，固定操作を行わなくてもよいように強さとカーブを工夫して術者の右手のみで掛け替える．その方向は術野の手前に牽引して，大脳縦列のくも膜に軟膜が損傷されない程度の適度な緊張が加わるようにする．比較的大きな動静脈周囲にはいわゆる perivascular cistern が存在し　図 3 ，髄液腔があるため剥離は容易であるが，血管が存在しない部位では癒着が強く軟膜を温存することが困難な場合がある．大脳縦裂の剥離を進め，視神経交叉，前交通動脈を確認，通常前交通動脈の前後で終板を確認する．視神経交叉の後方の髄液が透見できる薄い膜が終板で，後上方は前交連までである．終板を切開すると第三脳室内に到達できる．前交通動脈の後方で終板を切開する場合は，hypotha-

1. Interhemispheric trans-lamina terminalis approach　2）カダバー

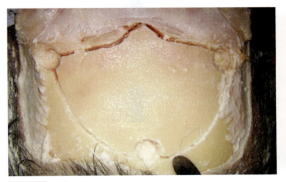

図1 開頭
眼窩上外側に 2 burr hole を，正中上方に 1 burr hole を穿ち base 正中部は鑿，鎚を用いて cosmetic osteotomy を行った．

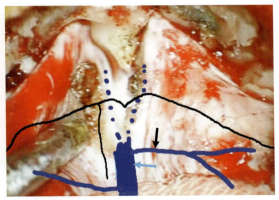

図2 硬膜切開
上矢状静脈洞本管（青矢印）を切断することはなく，硬膜切開（黒線）を行うため，最前端の架橋静脈（黒矢印）も温存される．

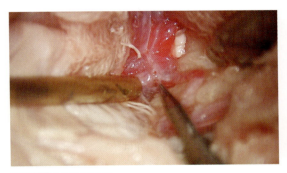

図3 大脳縦裂剝離
比較的大きな動静脈周囲にはいわゆる perivascular cistern が存在し，そこから剝離する．

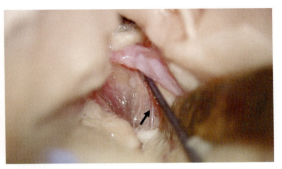

図4 前交通動脈と終板
Hypothalamic artery, subcallosal artery などの穿通枝（矢印）の起始部の位置を確認し，左右どちらかに剝離し温存する．

lamic artery, subcallosal artery などの穿通枝の起始部の位置を確認し 図4 ，左右どちらかに剝離し温存できるようにする．

■ 第三脳室

動画19 第三脳室は，正中に位置し，狭く漏斗状形態をしており，前上方では両側 Monro 孔で側脳室と交通し，後方では中脳水道で第四脳室と連絡する．ルーフ，フロア，前壁，後壁，左右の側壁から構成される．BIHTLTA に関与するフロア，前壁，後壁，左右の側壁について解説する 図5 図6 図7 図8 図9 図10 ．

1. 前壁

前壁は Monro 孔から視神経交叉までで，下 2/3 のみが外観から確認でき，上 1/3 は脳梁吻（rostrum of the corpus callosum）の後方に隠れている．下方は

Ⅰ．脳室へのアプローチ　B．第三脳室

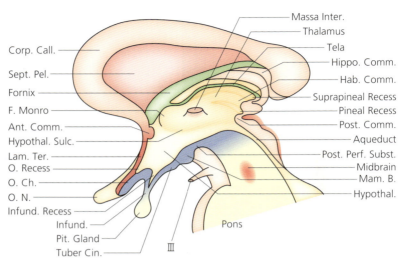

図5　第三脳室側面〔Rhoton AJ Jr. Neurosurgery. 2002; 51(4 Suppl): S207-71[2] より改変〕
Corp. Call.：脳梁，Sept. Pel.：透明中隔，Fornix：脳弓，F. Monro: Monro孔，Ant. Comm：前交連，Hypothal. Sulc.：視床下溝，Lam. Ter.：終板，O. Recess：視神経陥凹，O. Ch.：視神経交叉，O. N.：視神経，Infund. Recess：漏斗陥凹，Infund.：漏斗，Pit. Gland：下垂体，Tuber Cin.：灰白隆起，Ⅲ：動眼神経，Pons：橋，Hypothal.：視床下部，Mam. B.：乳頭体，Midbrain：中脳，Post. Perf. Subst.：後有孔質，Aqueduct：中脳水道，Post. Comm.：後交連，Pineal Recess：松果体陥凹，Suprapineal Recess：松果上陥凹，Hab. Comm.：手綱交連，Hippo. Comm.：海馬交連，Tela：脈絡膜，Thalamus：視床，Massa Inter.：視床間橋

　視神経交叉後縁から始まる終板（lamina terminalis）で，終板は薄い皮質と軟膜からなり，視神経交叉上部から脳梁吻との間に位置する．第三脳室内部から観察すると前壁は上方から，脳弓柱（columns of the fornix），Monro孔，前交連（anterior commissure），終板，視神経陥凹（optic recess），視神経交叉となる．Monro孔は第三脳室ルーフと前壁の境界に位置する．Monro孔は，脳弓と視床との間にあり，前方は，脳弓体と脳弓柱の境界部，後方は視床前極部に位置し，両側側脳室と第三脳室を連絡する．前交連は脳弓柱の前方正中で左右を連絡する交

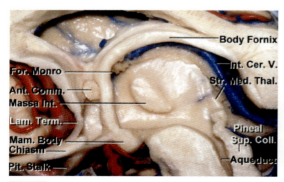

図6　第三脳室側面拡大〔Rhoton AJ Jr. Neurosurgery. 2002; 51(4 Suppl): S207-71[2] より許諾を得て転載〕
Body Fornix：脳弓体，Int. Cer. V.：内大脳静脈，Str. Med. Thal.：視床髄条

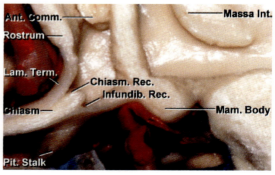

図7　第三脳室側面強拡大〔Rhoton AJ Jr. Neurosurgery. 2002; 51(4 Suppl): S207-71[2] より許諾を得て転載〕
Rostrum：脳梁吻

1. Interhemispheric trans-lamina terminalis approach　2）カダバー

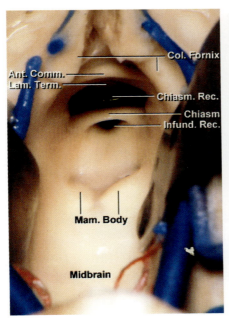

図8　第三脳室後下方〔Rhoton AJ Jr. Neurosurgery. 2002; 51 (4 Suppl): S207-71[2]より許諾を得て転載〕
Col. Fornix: 脳弓柱

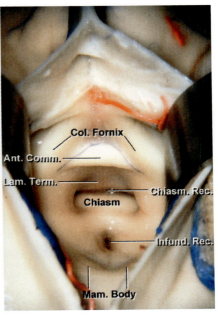

図9　第三脳室前下方〔Rhoton AJ Jr. Neurosurgery. 2002; 51 (4 Suppl): S207-71[2]より許諾を得て転載〕

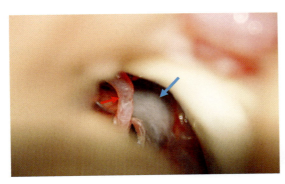

図10　第三脳室底深部
赤矢印: 左後交通動脈, 青矢印: 左P1

連線維の固まりで，前後径は1.5〜6 mm (37)，前交連からMonro孔までは1.0〜3.5（平均2.2) mm，視神経交叉から前交連までは8〜12（平均10）mmとされる．手術では視神経交叉から前交連までの終板が切開可能で，ここから第三脳室へアプローチする．

2. フロア

　フロアは第三脳室底で，視神経交叉から中脳水道までで，前半部は間脳組織，後半は中脳組織で構成される．下方から観察すると，フロアは前方から，視神経交叉，視床下部漏斗部（infundibulum of the hypothalamus），灰白隆起（tuber cinereum），乳頭体（mamillary bodies），後有孔質（posterior perforated substance），中脳被蓋（tegmentum of the midbrain）となる．視神経交叉，視索，中脳大脳脚の間の狭いスペースである．漏斗は視神経交叉と灰白隆起との間の漏斗状構造で下垂体茎へつながり，灰白隆起は乳頭体前方の皮質の高まりで，漏斗部基部の高まりは median eminence ともいわれる．その後方の乳頭体は左右1対あり，脳弓柱へと連絡するため，手術では絶対に損傷してはならない．後有孔質は穿通枝が多く通るためこうよばれる皮質である．第三脳室内から観察すると，前方に視神経交叉の高まりが見え，その後方に漏斗陥凹，両側乳頭体が観察できる，その後方は中脳水道まで左右に陥凹した平坦な組織として観察される．

3. 側壁

側壁は脳表からは観察不可能である．下方は視床下部，上方は視床からなり，hypothalamic sulcus で境される．

第三脳室底を前半部で切開すると深部外側に左右の後大脳動脈，後交通動脈，動眼神経，正中に脳底動脈などが確認できる 図10 ．

謝辞

本カダバーをご提供いただいた，千葉大学大学院医学研究院脳神経外科 岩立康男先生，堀口健太郎先生，千葉大学大学院医学研究院環境生命医学 鈴木崇根先生に深謝申し上げます．

文献

1) 井川房夫. Basal Interhemispheric Approach による頭蓋咽頭腫の手術. 脳神経外科速報. 2011; 21: 1078-87.

2) Rhoton AL Jr. The lateral and third ventricles. Neurosurgery. 2002; 51(4 Suppl): S207-71.

3) Yamamoto I, Rhoton AL Jr, Peace DA. Microsurgery of the third ventricle: Part 1-Microsurgical anatomy. Neurosurgery. 1981; 8: 334-56.

〈井川房夫〉

Ⅰ．脳室へのアプローチ　　B．第三脳室

2 Transchoroidal fissure approach
1）手術

はじめに

　脈絡裂（choroidal fissure）は Monro 孔後部から側脳室下角に至る C 字状の裂隙を指し，脳弓に沿って形成される．この脈絡裂は側脳室内側面に存在する脈絡叢の底面に位置する．つまり脈絡裂は脳深部に位置し，脳実質に囲まれた構造物であるため，これらの近傍病変に到達するためには正常組織を切開しなければならないという解剖学的特徴を有している．それ故，新たな神経脱落症状を呈することなくこの部にアプローチするためには，周辺の微小解剖を熟知し，個々の病変に応じて適切なアプローチを選択することが重要となる[1-10, 12-18]．

　本稿では，脈絡裂近傍の側脳室前半部から第三脳室上方の velum interpositum 病変の手術に必要な微小外科解剖と手術アプローチ，特に transchoroidal fissure approach について解説する．

■ 脈絡裂を利用した手術アプローチ

1．Velum interpositum 病変へのアプローチ

　側脳室前角部・体部近傍から脈絡裂を経由し，velum interpositum に到達するアプローチとしては，前頭葉の皮質切開部を介する経前頭皮質到達法（transcortical approach）と，大脳半球間裂前半部から脳梁前部を切開して側脳室に到達する前方経脳梁到達法（anterior transcallosal approach）がある[16-18]．

2．前方経脳梁到達法（anterior transcallosal approach）

　手術体位は仰臥位とし，頭部をやや chin-down から床に平行に固定する．両側冠状皮膚切開後，アプローチ側に大きい両側前頭開頭を行う．硬膜切開はアプローチしようとする側で上矢状静脈洞を基部とするコの字状あるいは，弧状で切開する．アプローチ側の決定は，単純に病変存在側と決めつける必要はない．なぜなら病変存在部位によっては非病変側の方が脳圧排が軽度の場合や，病変側の橋静脈が発達している場合は，非病変側からのアプローチの方が有利なことがあるからである．特に，矢状静脈洞に流入する太い橋静脈（冠状縫合の後方 2 cm 以内に存在することが多い）は確実に温存する必要がある．顕微鏡下で大脳鎌と前頭葉内側面を脳ベラで牽引し，大脳半球間裂間に侵入する．両側の脳梁動脈を

I. 脳室へのアプローチ　B. 第三脳室

確認し，その間から脳梁を切開し，脳梁膝部後方に 2.5 cm 以内の縦切開を行うと側脳室に到達できる．この際，わずかな角度の違いで反対側の脳室に侵入してしまうので注意を要する．左右の帯状回が密に癒着している場合は，脳梁と間違いやすいことがある．脳梁は前頭葉内側面と容易に判断できるほど白色調で，左右の脳梁動脈の下に存在する．アプローチ側の脳梁動脈と帯状回を外側に圧排し，侵入する．側脳室内に到達後に正常構造の確認を行う．まず，確認しやすいのは Monro 孔と側脳室脈絡叢である．脈絡叢は前端で Monro 孔から第三脳室脈絡叢に連続し，脳弓の外側縁と視床の背側面の間にあり，それぞれ脳弓ヒモ（tenia fornicis），tenia choroidea で付着している．この付着部が choroidal fissure である[4, 5, 13, 15-18]．脈絡叢の中を上脈絡叢静脈が走行する．この脈絡叢と Monro 孔が確認できると，視床線条体静脈などの静脈構造，脳弓，透明中隔，視床（Monro 孔の外後方），尾状核（Monro 孔の前外側）が確認できる．透明中隔を切開すれば，対側の前角に到達可能である．手術の際は記銘力障害を生じないように脳弓障害には十分注意をする必要がある．

　これらのアプローチから脈絡裂を経由し，velum interpositum の病変に到達する方法には，Monro 孔のレベルで脈絡叢を外側に展開し，これが付着する脳弓ヒモと脳弓の間を切離する transchoroidal approach がある[12]．侵入路の外側下方には視床が，正中側には脳弓が位置することとなる．深部に脈絡組織（tela choroidea）に覆われた内大脳静脈を確認する．側脳室外側壁から Monro 孔に至る視床線条体静脈が，透明中隔静脈と合流し，内大脳静脈に連続する部分を確実に把握する．時に透明中隔静脈を切断する場合もある．内大脳静脈を正中の指標とし，内大脳静脈を圧排しながら脈絡裂（choroidal fissure）を後方に向かって開放し，velum interpositum を内大脳静脈に沿い切離し，第三脳室へ至る広い術野を確保する[15-18]．

■ Transcallosal approach から transchoroidal fissure approach への解説 [動画 20]

　　症例: 40 歳，女性　主訴: 頭痛
　　MRI: 第三脳室を充満するように造影される腫瘍が確認される．

①体位

　手術体位は仰臥位とし，頭部をやや chin-down から床に平行に固定する．

②皮膚切開・開頭

　両側冠状皮膚切開後，アプローチ側に大きい両側前頭開頭を行う．硬膜切開はアプローチしようとする側で上矢状静脈洞を基部とするコ状あるいは，弧状で切開する．アプローチ側の決定は，単純に病変存在側と決めつける必要はない．なぜなら病変存在部位によっては非病変側の方が脳圧排が軽度の場合や，病変側の橋静脈が発達している場合は，非病変側からのアプローチの方が有利なことがあるからである．特に，矢状静脈洞に流入する太い橋静脈（冠状縫合の後方 2 cm 以内に存在することが多い）は確実に温存する必要がある．

60

③ Transcallosal appraoch

顕微鏡下で大脳鎌と前頭葉内側面を脳ベラで牽引し，大脳半球間裂間に侵入する．両側の脳梁動脈を確認し，その間から脳梁を切開し，脳梁膝部後方に 2.5 cm 以内の縦切開を行うと側脳室に到達できる．この際，わずかな角度の違いで反対側の脳室に侵入してしまうので注意を要する．手術ビデオのようにナビゲーションを使用し，挿入角度，脳梁の位置を確認する．

左右の帯状回が密に癒着している場合は，脳梁と間違いやすいことがある．脳梁は前頭葉内側面と容易に判断できるほど白色調で，左右の脳梁動脈の下に存在する．アプローチ側の脳梁動脈と帯状回を外側に圧排し，侵入する．

④ Transchoroidal fissure approach

側脳室内に到達後に正常構造の確認を行う．まず，確認しやすいのは Monro 孔と側脳室脈絡叢である．脈絡叢は前端で Monro 孔から第三脳室脈絡叢に連続し，脳弓の外側縁と視床の背側面の間にあり，それぞれ脳弓ヒモ（tenia fornicis），tenia choroidea で付着している．この付着部が choroidal fissure である．脈絡叢の中を上脈絡叢静脈が走行する．この脈絡叢と Monro 孔が確認できると，視床線条体静脈，等の静脈構造，脳弓，透明中隔，視床（Monro 孔の外後方），尾状核（Monro 孔の前外側）が確認できる．透明中隔を切開すれば，対側の前角に到達可能である．手術の際は記銘力障害を生じないように脳弓障害には十分注意をする必要がある．

このアプローチでさらに velum interpositum の病変にも到達可能である．その方法は左右の脳弓間から tela choroidea を開き到達する方法（transfornicial approach）と，Monro 孔のレベルで，脈絡叢を外側に展開し，これが付着する脳弓ヒモと脳弓の間を切離する transchoroidal approach がある[12]．侵入路の外側下方には視床が，正中側には脳弓が位置することとなる．深部に脈絡組織（tela choroidea）に覆われた内大脳静脈を確認する．側脳室外側壁から Monro 孔に至る視床線条体静脈が，透明中隔静脈と合流し，内大脳静脈に連続する部分を確実に把握する．ときに透明中隔静脈を切断する場合もある．内大脳静脈を正中の指標とし，内大脳静脈を圧排しながら choroidal fissure を後方に向かって開放し，velum interpositum を内大脳静脈に沿い切離し，第三脳室へ至る広い術野を確保する．

視床に沿い velum interpositum 内に入ると比較的柔らかい腫瘍を確認（動画）．腫瘍を内減圧していくと腫瘍下部の脈絡叢，tela choroidea が確認され，これを開けると第三脳室天井が解放されることになり，第三脳室内髄液を確認できる．腫瘍を全摘出すると，第三脳室内構造（中脳水道など）が確認できる．腫瘍全摘出後に脳室内ドレーンを挿入し，閉頭，閉創し手術を終了する．

おわりに

第三脳室病変へのアプローチ，特に transcallosal approach から velum interpositum に主にアプローチする transchoroidal fissure appraoch について

手術動画を使用し解説した．この部への手術アプローチを使用する頻度はまれな上，病巣が脳深部に位置し，周囲に記憶に関連する fornix などの重要構造物が存在するため解剖を熟知し，それぞれの症例で適切な手術アプローチを選択することがポイントである．

　本稿が読者の方々の明日からの手術に活かして頂けるよう，そして多くの患者さんの未来につながることを期待しつつ結びとさせて頂きたい．

● 文献

1) Ebeling U, Reulen HJ. Neurosurgical topography of the optic radiation in the temporal lobe. Acta Neurochir (Wien). 1988; 92: 29-36.

2) Eschelman DJ, Gibbens DT. Neuroradiology case of the day. AJR Am J Roentgenol. 1991; 156: 1307-8.

3) Fornari M, Savoiardo M, Morello G, et al. Meningioma of the lateral ventricles: Neuroradiological and surgical considerations in 18 cases. J Neurosurg. 1981; 54: 67-74.

4) Fujii K, Lenkey C, Rhoton AL Jr. Microsurgical anatomy of the choroidal arteries: Lateral and third ventricles. J Neurosurg. 1980; 52: 165-88.

5) 藤井清孝, 岡　秀宏, 清水　曉, 他. 側脳室三角部の微小解剖と手術アプローチ. 脳外誌. 2009; 18: 196-204.

6) Guidetti B, Delfini R, Gagliardi FM, et al. Meningiomas of the lateral ventricles: Clinical, neuroradiologic, and surgical considerations in 19 cases. Surg Neurol. 1985; 24: 364-70.

7) Heros RC. Arteriovenous malformation of the medial temporal lobe. J Neurosurg. 1982; 56: 44-52.

8) Jun CL, Nutik SL. Surgical approaches to intraventricular meningiomas of the trigone. Neurosurgery. 1985; 16: 416-20.

9) Kawashima M, Li X, Rhoton AL Jr, et al. Surgical approaches to the atrium of the lateral ventricle: microsurgical anatomy. Surg Neurol. 2006; 65: 436-45.

10) Kempe LG, Blaylock R. Lateral trigonal intraventricular tumors: A new operative approach. Acta Neurochir (Wien). 1976; 35: 233-42.

11) Levin HS, Rose JE. Alexia without agraphia in a musician after transcallosal removal of a left intraventricular meningioma. Neurosurgery. 1979; 4: 168-74.

12) Lozier AP, Bruce JN. Meningiomas of the velum interpositum: surgical considerations. Neurosurg Focus. 2003; 15: E11.

13) Nagata S, Rhoton AL Jr, Barry M. Microsurgical anatomy of the choroidal fissure. Surg Neurol. 1988; 30: 3-59.

14) Nayar W, DeMonte F, Yoshor D, et al. Surgical approaches to meningiomas of the lateral ventricles. Clin Neurol Neurosurg. 2010; 112: 400-5.

15) 岡　秀宏, 河島雅到, 清水　曉, 他. 側脳室三角部病変の手術に必要な微小解剖と手術アプローチ. In: 顕微鏡下手術のための脳神経外科解剖 XVIII. 東京: サイメッド・パブリケーションズ; 2006. p.52-7.

16) 岡　秀宏, 藤井清孝. 脳室への到達法. 東京: シュプリンガー・ジャパン; 2010. p.1689-99.

17) 岡　秀宏, 河島雅到, 清水　曉, 他. 側脳室病変に必要な微小解剖と手術アプローチ. 脳外誌 2011; 20: 418-23.

18) Rhoton AL Jr. Neurosurgery, RHOTON Cranial anatomy and surgical approaches. Illinois: Lippincott Williams & Wilkins; 2003. p.439-59.

〈岡　秀宏〉

Ⅰ. 脳室へのアプローチ　B. 第三脳室

2 Transchoroidal fissure approach
2）カダバー

はじめに

　脈絡裂（choroidal fissure）は Monro 孔後部から側脳室下角に至る C 字状の裂隙を指し，脳弓に沿って形成される．この脈絡裂は側脳室内側面に存在する脈絡叢の底面付着部に位置する．今回の主題は側脳室体部の脈絡裂から第三脳室内にアプローチすることであるので主に側脳室体部における脈絡裂の解剖について検討する．脈絡裂は側脳室体部では上方の脳弓体部と下方の視床で規定される．つまり脈絡裂を剝離することにより脳弓や視床などの重要な深部脳組織を傷害することなく第三脳室内病変に到達することができる．安全なルートと言えるが，新たな神経脱落症状を呈することなくこの部にアプローチするためには，周辺の微小解剖を熟知し，個々の病変に応じて適切なアプローチを選択することが重要となる[1-4]．本稿では，側脳室内脈絡裂，第三脳室の微小外科解剖と transchoroidal fissure approach（第三脳室病変）を適切に行うために必要な手技を，解剖写真や実際のカダバー解剖動画を用いて解説する．

■ 解剖

1．脈絡裂の解剖

　脈絡裂（choroidal fissure）は脳室内側壁における脈絡叢付着部を指し，脳弓と視床，間脳の間に形成される C 字形の裂隙である．発生学的には胎生 8 週の時期に vascular pia mater が終脳に陥入して形成される．

　脈絡裂は Monro 孔から C 字形の走行をとり，視床の上面，後面，下面を経て下脈絡点（inferior choroidal point）まで至る．左右の側脳室脈絡叢は Monro 孔内で反転し，第三脳室上壁を併走する 2 条の脈絡叢［中間帆脳槽（velum interpositum cistern）］につながる．脈絡叢は脈絡裂に沿って脳弓自由端と視床上にヒモ（tenia）とよばれる膜組織の線条を形成する．視床側の線条を視床ヒモ（tenia thalami）あるいは脈絡ヒモ（tenia choroidia）とよぶ．脳弓側の線条は脳弓ヒモ（tenia fornicis）とよぶ．側脳室体部で脈絡裂を開くと中間帆脳槽と第三脳室上壁を露出できる．中間帆脳槽には内大脳静脈（internal cerebral vein）が走行し，Galen 静脈へ続いている．

2. 第三脳室の解剖

　第三脳室は側脳室とはMonro孔を，第四脳室とは中脳水道を介して交通し，天井，床，前壁，後壁，側壁からなる中腔で，その大部分は間脳（diencephalon）から，床の後半分が中脳（mesencephalon），前壁の一部が終脳（telencephalon）から構成される．

①天井

　第三脳室の天井はMonro孔から松果体陥凹（suprapineal reccess）までの上方に凸な弓状構造を呈し，4層から構成されている．最上層は脳弓（fomix）からなるneural layerで，その前2/3は脳弓体（body），後1/3は脳弓脚（crura）と海馬交連（hippocampal commissure）よりなり，側脳室体部の床に相当する．脳弓の上衣に付着する軟膜の皺壁からなる脈絡組織（tela choroidea）が袋状となり中間帆脳槽を形成し，membranous layerとして天井の第2，第4層となる．この中間帆脳槽の中を内側後脈絡叢動脈（medial posterior choroidal artery）とその分枝，内大脳静脈，およびこの静脈へ流入するtributaryが貫通しvascular layerを形成する．

　第三脳室の脈絡叢（choroid plexus）は第4層の脈絡組織の中央部に付着し，第三脳室内腔へ突出した構造を呈している．

　天井の外側縁，すなわち脳弓体，および脳弓脚の外側縁と視床上内側表面との間隙を脈絡裂（choroidal fissure）と称し，ここに側脳室の脈絡叢が付着し，transchoroidal fissure approachでは，この間隙を利用して側脳室体部から第三脳室内へ到達することができる　**図1**．脳弓体は側脳室体部内側壁下面として視床の上内側縁に沿って前方に向かい，Monro孔の所で二分して左右の脳弓柱（column）となる．Monro孔は側脳室前角と体部の移行部でこの脳弓柱が前縁を，脳弓体が前内側縁を，外側および後縁は視床の前極により構成されている．

②床

　第三脳室内からみた床部は，前方から視交叉，視束陥凹，漏斗陥凹，灰白隆起と乳頭体による1対の隆起が存在し比較的起伏に富むが，それより後方は凹状のくぼみのまま中脳水道へ移行し，大脳脚内側部および中脳被蓋の上方に相当する　**図2**．

③前壁

　視交叉からMonro孔までが第三脳室前壁に相当し，外側からみると上1/3に脳梁吻部（rostrum）を，下2/3に終板（lamina terminalisの一部と視交叉をみることができる．第三脳室内からみると，下方から視交叉，視束陥凹，終板，前交連，脳弓柱の順に配列されてMonro孔へ移行する．前交連は脳弓柱の前で正中を横切る線維束である．

2. Transchoroidal fissure approach　2）カダバー

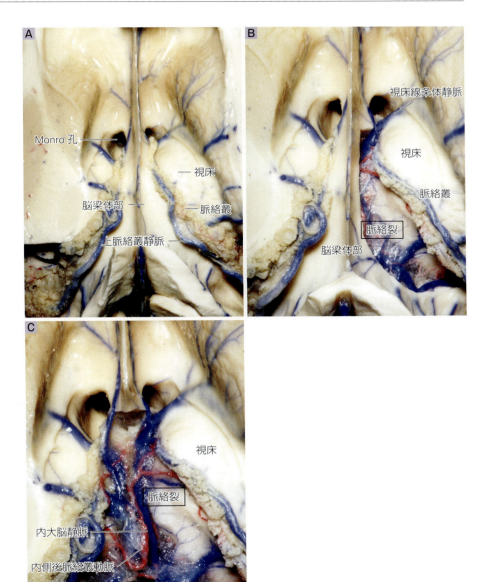

図1 Transchoroidal fissure approach
A： 側脳室体部底面の解剖．視床と脳梁体部の間に脈絡叢，上脈絡叢静脈が存在する．
B： Transchoroidal fissure approach は脳弓ヒモ（tenia fornicis）と脳弓の間の脈絡裂を分離して進入する．
C： 脈絡裂を深部に剥離すると tela choroidea で被われた内大脳静脈が確認される．

④後壁
　第三脳室内からみた後壁の上限は上松果体陥凹で，下限の中脳水道までの間に手網交連（habenula commissure），松果体（pineal gland），松果体陥凹（pineal recess），後交連（posterior commissure）が存在する．

I. 脳室へのアプローチ　B. 第三脳室

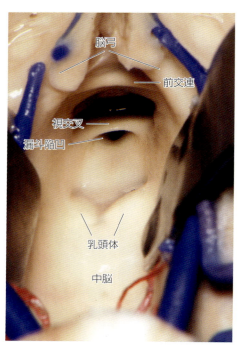

図2　第三脳室底面の解剖

⑤側壁

　側壁は主に上方の視床と下方の視床下部よりなる．

■ 手術

　Transchoroidal fissure approach は tenia fornicis と脳弓の間を分離して進入する方法である．すなわち脈絡叢が内側部で脳弓に付着する部位である tenia fornicis と脳弓を分離する．この操作は生理的に存在する choroidal fissure を剥離する操作であり，その進路に重要な動静脈も存在せず大多数例で比較的容易に施行しうる．脈絡裂を剥離しながら，側脳室外側壁から Monro 孔に至る視床線条体静脈が透明中隔静脈と合流し，内大脳静脈に連続する静脈系部分を確実に把握することが重要である．脈絡裂を剥離すると tela choroidea で被われた内大脳静脈が直視下に捉えられ，これを正中面の指標としつつ腫瘍の剥離，摘出を進めることができる　図1．

■ Transchoroidal fissure approach 動画　動画21

　I-A-1. Transcallosal approach 2）カダバーの動画3の続きである．右側脳室内 Monro 孔へ続く脈絡叢，視床線条体静脈が観察される．脈絡裂を，脈絡叢が内側部で脳弓に付着する部位である tenia fornicis と脳弓を剥離しながら深

部へ進むと第三脳室内部が観察される.

謝辞

本カダバーをご提供いただいた, 千葉大学大学院医学研究院脳神経外科 岩立康男先生, 堀口健太郎先生, 千葉大学大学院医学研究院環境生命医学 鈴木崇根先生に深謝申し上げます.

文献

1) 伊藤昌徳, 佐藤 潔. 第3脳室腫瘍に対する anterior transcallosal approach. Anterior transcallosal approach to the third ventricular tumors. Jpn J Neurosurg (Tokyo). 1992; 1: 226-37.

2) Kawashima M, Li X, Rhoton AL Jr, et al. Surgical approaches to the atrium of the lateral ventricle: microsurgical anatomy. Surg Neurol. 2006; 65: 436-45.

3) 詠田眞治, 山本勇夫. 側脳室と第三脳室 The lateral and third ventricle. In: 松島俊夫, 井上 亨, 監訳. RHOTON 頭蓋内脳神経解剖と手術アプローチ. 原書第一版. 東京: 南江堂; 2017. p.227-85.

4) 岡 秀宏, 河島雅到, 清水 暁, 他. 側脳室病変に必要な微小外科解剖と手術アプローチ Microsurgical Anatomy of the Lateral Ventricle and Surgical Approaches. Jpn J Neurosurg (Tokyo). 2011; 20: 418-23.

5) 岡 秀宏, 河島雅到, 清水 暁, 他. 脈絡裂 (choroidal fissure) 近傍の手術に必要な微小外科解剖 Surgical microanatomy for choroidal fissure. Jpn J Neurosurg (Tokyo). 2012; 21: 618-24.

6) Rhoton AL Jr. The lateral and third ventricles. Neurosurgery. 2002; 51(4 Suppl): S207-71.

7) 山本勇夫. 第3脳室近傍の外科解剖 Microsurgical anatomy of the third ventricular region. Jpn J Neurosurg (Tokyo). 1992; 1: 207-17.

〈河島雅到, 岡 秀宏〉

Ⅰ. 脳室へのアプローチ　C. 第四脳室

1 手術

はじめに

　第四脳室腫瘍の摘出には，経小脳延髄裂アプローチ〔trans cerebellomedullary fissure（CMF）approach〕が開発され，広く用いられている．第四脳室に発生する腫瘍の代表は髄芽腫と上衣腫である．髄芽腫は小脳虫部の，主に下髄帆から発生し，第四脳室内に充満してこれを押し広げるように増大している形態が多い．上衣腫は脳室底部から発生することが多く，脳室形状をある程度保ったまま腫瘍が増大し，Magendie 孔，Luschka 孔から脳室外への下方・側方へも伸展する．これらは経小脳延髄裂アプローチのよい適応となる．また，脈絡叢乳頭腫，血管芽腫，海綿状血管腫など，脳室内に限局する腫瘍や，脳室経由で実質内にアプローチする症例でも本法を行うことがある．本稿では髄芽腫症例の手術動画とともに本手術法を解説する．

■ 解剖

　正中後頭下開頭では，後頭骨に覆われた小脳円蓋部の後面である，小脳の occipital surface が露出される．大後頭孔部近傍には小脳扁桃が認められる．なお，小脳扁桃上極の高さは，歯状核の位置とちょうど一致している．小脳半球の間には後小脳切痕があり，下部虫部がその床に相当する．下部虫部は虫部隆起（tuber），虫部錐体（pyramis），虫部垂（uvula）から構成される．虫部垂（uvula）は扁桃に隠れており，扁桃を展開しなければ観察できない．

　小脳半球と延髄の間の間隙が，小脳延髄裂（CMF）である．CMF の深部は第四脳室を覆う屋根に相当する tela choroidea につながる．これを切開すれば，第四脳室内に脳実質組織を切開せずにアプローチできる．

　第四脳室底の正中部を縦に走る溝が正中溝（median sulcus）で，その両側には内側隆起（medial eminnence）がある．第四脳室髄条は脳室底の尾側よりに，表面を横走して正中溝に入る数条の白い線として観察される．これを外側へたどると外側陥凹（lateral recess）に至る．髄条の頭側は橋背面，尾側は延髄背面に相当する．髄条から頭側にある内側隆起の膨隆が，顔面神経丘（facial colliculus）である．髄条より尾側の延髄部分には，舌下神経三角と迷走神経三角がある．

　第四脳室腫瘍に関連する動脈は，後下小脳動脈（posterior inferior cerebellar artery: PICA）である．扁桃内側面と第四脳室天井の間を上向きのループを形成

して走行する cranial loop の部分が，CMF 内に存在する．後下小脳動脈から脳幹への穿通枝は，caudal loop から tonsillomedullary segment に数本あり，他の segment よりも多く存在する．また，やや左側の数が多い傾向がある．このことを念頭に置いて，後下小脳動脈周辺の操作を行い，穿通枝の損傷を回避する．

■ 手術 動画22

1. 体位と頭位

　顕微鏡導入後は，術者が患者の背面側方に位置し，背中越しの手術操作を行う方法を当施設では採用しており，本法について解説する．体位は腹臥位として，上半身は腰部で約 20°後屈させて挙上する．頭位は後頭下から項部がほぼ水平となるよう頚部を前屈させた semi-Concorde position をとる．術者が患者の背面側方に位置して，顕微鏡操作を行うため，患者をできるだけ手術台の術者側に可能な限り寄せ，頭部を術者と対側に少し側屈させておく．前述のように対象疾患は小児に好発する．小児の場合，当施設では頭部のピン固定は，固定力がより分散する 4 点ピンを使用している．非交通性水頭症の合併により頭蓋内圧が亢進している症例では，手術操作が進んで髄液が排出されると脳圧亢進は緩和される．このとき，高い頭蓋内圧で膨張していた頭囲が縮小し，ピン固定の力が緩むことがあり，頭皮の裂傷や，固定脱落の危険がある．これを防止するため，例えば DORO®の付属 PAD を使用し，万一の際に前頭部を支えられるようにしておく．ピン固定が困難な乳児の場合は，馬蹄型頭台に載せることになるが，頭部の重量をなるべく均等に分散させることと，眼球の圧迫を確実に回避することが基本的に大切である．

2. 皮膚切開・筋層展開

　触診によりまずは外後頭隆起と第 7 頚椎（隆椎）棘突起を確認し，正中および静脈洞交会の指標とする．上端は外後頭隆起より 3〜4 cm，下端を第 4 または第 5 頚椎の棘突起上とした正中切開をデザインする．

　皮膚切開後，項靭帯を切開して，後頭下筋群を展開し，後頭骨と環椎後弓を露出させる．筋層正中の結合織を確認して，これを切開していくようにすると，正中を保ちながら深部に進むことができる．第 2 頚椎の棘突起は大きく，先端が二股に分かれた形状をしているため，これを触知すれば，正中と深さのよい指標になる．術後の頚部の安定性を保つためには，付着した筋肉を切開・剥離してまで第 2 頚椎の棘突起を露出させる必要はない．後頭骨から骨膜を剥離する操作は，エレバトリウムや骨膜剥離子を用いて丁寧に行い，モノポーラによる骨膜・筋膜剥離は結合が強い部分のみの最小限に留める．

3. 大後頭孔周辺の露出

大後頭孔近傍においては，環椎後結節が直下にある部分には椎骨動脈や静脈叢がないため安全であり，硬膜損傷の危険も少ない．したがって，ここを手掛かりとして後弓に沿って周辺軟部組織の剝離・展開を進める．その後，大後頭孔と環椎の間の結合織，後環椎後頭膜の切開・剝離を行う．頭蓋頚椎移行部では硬膜外静脈叢が発達していることが多く，剝離操作を正中から外側に向けて行い，結合織の中に静脈叢を納めるようにすると出血が少ない．大後頭孔と環椎の間の硬膜を露出させ，環椎後弓下面の剝離ができれば，開頭の準備が完了したことになる．ここで，開創器が最適な位置にあるかどうか，また，筋肉に過度の圧迫が加わっていないか再確認する．

4. 開頭

開頭範囲は腫瘍の大きさと位置，小脳腫脹の程度によるが，第四脳室内腫瘍の場合，通常，上方は横静脈洞下縁が確認できれば十分であろう．側方も皮膚の展開範囲内で，横径 5～6 cm 程度の骨窓確保が目標となる．開頭時，可能であれば骨切除をせず，部分的でもよいので骨弁を残した骨形成的開頭を行う．通常，大後頭孔周辺は硬膜との癒着は強いため，まずは後頭骨の骨弁をいったん切離し，大後頭孔部の骨はその後で削除するのが基本である．大後頭孔部は後頭窩（condylar fossa）のすぐ内側まで骨削除を広げておくと，腫瘍摘出操作に入ったとき，小脳扁桃の外側への展開が楽にできる．環椎後弓の切除については，術前画像診断で小脳扁桃が大孔の高さ以下に陥入していなければ，特に必要ない．

5. 硬膜切開

大後頭孔部を下端とした Y 字状の硬膜切開を行う．後頭静脈洞の位置，発達の程度は術前検査で把握しておく．後頭静脈洞はそれほど発達していなければ，凝固しながら少しずつ切断することも可能である．発達した例では，結紮が必要なこともある．ほとんどの症例では後頭蓋窩の圧は高くなっており，小脳扁桃ヘルニアを伴っていることが多い．このため，硬膜切開後は大槽後面のくも膜を切開し，手早く大槽の髄液を吸引して減圧を図る．

6. 顕微鏡操作

アプローチの基本は，小脳扁桃を挙上し，第四脳室天井の下半分に相当する脈絡膜（tela choroidea）および下髄帆に至り，これらを切開することで，脳実質を切開することなく，第四脳室内への広い腫瘍摘出ルートを確保することにある．手術操作では，アプローチしたい方向へ手術器具が手前から入るように，視軸と手術操作の軸を合わせ，術者の位置・顕微鏡の向きを意識して変えていくことが大切である．

腫瘍が Magendie 孔から大槽に突出している症例では，腫瘍下端がくも膜越し

1. 手術

に認められる．まずは CMF 表層のくも膜を正中から外側へ向けて切開していく．最外側では延髄外側面にまで至り，副神経延髄根周辺のくも膜まで開放しておくと，小脳扁桃の可動性が増す．この最外側の処理においては，術者は患者の頭側に回り込み，顕微鏡もそれに合わせて入れ直すと，容易に操作ができる．

多くの場合，腫瘍の外側は Luschka 孔近傍に及び，腫瘍によって CMF 内で後下小脳動脈は外側に偏移し，そこから腫瘍への栄養血管も出ている．したがって，CMF を剝離して Luschka 孔を目指していけば，展開とともに腫瘍栄養血管も処理できる．CMF の剝離がある程度できれば，小脳扁桃内側縁と小脳虫部垂の間である uvulotonsillar space の剝離も進める．虫部垂（uvula）に面する小脳扁桃を外側上方へ牽引し，虫部垂（uvula）を反対側へ牽引することで，脈絡膜（tela choroidea）および下髄帆が露出される．大きな腫瘍では，これらがその表面に薄く引き伸ばされているのが観察される．多くはこの段階で後下小脳動脈からの細かい腫瘍血管が確認でき，これらを腫瘍側で凝固切断する．後下小脳動脈およびその穿通枝を損傷しないように注意を払う．下髄帆の切開をさらに上方へ，uvulotonsillar space の深さまで進める．下髄帆と上小脳脚の間のスペースは superolateral recess とよばれ，下髄帆の開放をここまで進めると第四脳室底の全体へアプローチ可能となる．切開をさらに小脳扁桃と延髄の間の脈絡膜（tela choroidea）に沿って進めると，lateral recess の下後壁を切開することになり，lateral recess 全体と Luschka 孔へのアプローチが可能となる．これらの処理によって，小脳扁桃と小脳虫部垂の可動性が増し，小脳扁桃は延髄後面から剝離されて外側上方へ牽引できるようになり，小脳虫部垂も上方へ持ち上げられるようになる．いわば，第四脳室後下方の出口である Magendie 孔が拡大された格好となり，これが腫瘍摘出の術野となる．

実際の手術では腫瘍が操作の妨げとなって，これらの剝離操作を一気に進めることは難しい．一部がある程度展開できれば，そこから腫瘍を一部摘出し，腫瘍の減圧によって得られたスペースを使ってさらに剝離を進める，という操作の繰り返しとなる．吸引管や超音波破砕吸引装置（CUSA®，SONOPET®など）を用いて腫瘍の内減圧を進める．摘出ルート確保のための脳ベラは，小脳を軽く保持するように使用する．脳ベラは手術の進行に併せてこまめに位置を調節し，1 カ所のみに長時間圧迫が加わらないよう留意する．

内減圧操作が進んでくると，腫瘍と第四脳室底下端の間を確保できるようになる．腫瘍と第四脳室底との境界を十分に見極め，剝離は慎重に行う．万一，正常第四脳室底部を損傷すると，脳神経麻痺などの重篤な合併症を起こし得るため，癒着が強い場合は意図的に薄く腫瘍を残存させる判断も必要となる．この場面では，鏡筒を倒してできるだけ脳室底と平行な顕微鏡視軸として，腫瘍と脳室底との境界を十分に観察する．残存腫瘍の前下端面に沿わせるようにして綿片を挿入し，第四脳室底を保護する．

さらに腫瘍が減量されると，第四脳室底から腫瘍を起こすことができ，前下方に圧迫された脳室底の大部分が観察できるようになる．髄条が観察できる頃には，

髄液がある程度排出され，小脳全体が沈下してきている．先述のように脳ベラは，沈みこもうとする小脳をそっと支える気持ちで使用する．腫瘍摘出の終盤では，内減圧によって確保されたスペースを利用して，上方や側方への伸展部分を摘出していく．第四脳室の上面や外側面などの脳室上衣に到達すれば，その滑らかな面が観察できる．外側に向かって処置を行う場合は，手術台を対側に少し回転させて，術者の視軸がLuschka孔に向かうよう調整する．術者が患者の左肩越しに位置している場合は，同側となる左最外側は観察が難しい．術者は苦しい姿勢を強いられるようなら，一時的に立位になって顕微鏡を最適な方向に向けるようにする．摘出の最終段階では，手術台全体で頭部を少し下げ，頭側を見上げられるようにし，鏡筒が中脳水道に向かうようにする．腫瘍が摘出されて，拡大した中脳水道が観察できれば，最終像となる．

腫瘍摘出後は止血操作を丹念に行う．癒着が強かった部分の脳実質は挫滅してoozingが続いていることがある．こうした出血はバイポーラを使用して凝固してもうまく止血できないことも多い．その際は，フィブリン糊や止血素材（サージセル®，ゼルフォーム®）による圧迫止血を用いる．当施設では10倍に薄めたトロンビン液にゼルフォーム小片を浸しておき，使用直前にフィブリン液の1～2滴を小片に垂らし，それを出血点にそっと接着する方法で止血を行っている．止血の完成を確認後，閉頭に移る．閉頭に関しては他の成書を参照されたい．

おわりに

第四脳室の手術アプローチについて概説した．読者所属施設の工夫も加えていただきながら，よりよい第四脳室内腫瘍摘出術の一助となれば幸いである．

文献

1) 栗栖　薫．髄芽腫．In: 河本圭司，本郷一博，栗栖　薫，編．イラストレイテッド脳腫瘍外科学．1版．東京: 医学書院; 2011. p.202-5.
2) 高安武志，栗栖　薫．第四脳室腫瘍の手術．In: 片山容一，冨永悌二，斉藤延人，編．ビジュアル脳神経外科 頭蓋底②後頭蓋窩・錐体斜台部．1版．東京: メジカルビュー社; 2012. p.204-10.
3) Kayaci S, Caqlar YS, Bas O, et al. Importance of the perforating arteries in the proximal part of the PICA for surgical approaches to the brain stem and fourth ventricle—an anatomical study. Clin Neurol Neurosurg. 2013; 115: 2153-8
4) Mussi AC, Matushita H, Andrade FG, et al. Surgical approaches to IV ventricle—anatomical study. Childs Nerv Syst. 2015; 31: 1807-14.
5) Tomasello F, Conti A, Cardali S, et al. Telovelar Approach to Fourth Ventricle Tumors: Highlights and Limitations. World Neurosurg. 2015; 83: 1141-7.

〈高安武志，栗栖　薫〉

I. 脳室へのアプローチ　C. 第四脳室

2 カダバー

はじめに

　第四脳室への到達法はいくつかのバリエーションがあるが，詳細は成書に委ねる．ここでは正中後頭下開頭による第四脳室の基本解剖をカダバーを用いて概説する．

　頸椎下部で断頭し，灌流固定したカダバーを用いた．色素の血管内注入を行ったが，対象領域に注入されていない箇所を認めた．後頭下開頭を行い後方正中からの術野を展開した．

■ 小脳表面と小脳延髄裂　動画23

　Y字型に硬膜を切開する．両側後頭静脈洞を交差するように，正中切開は環椎まで十分下方へ伸ばした．

　硬膜切開後に小脳表面を後方より観察すると，左右の小脳半球と正中には下小脳虫部（inferior vermis）を確認できる 図1．下小脳虫部は菱形を呈し，上から tuber, pyramid, uvula である．上半分の三角が pyramid で下半分の三角が uvula である．Uvula の下部と nodulus は表面からは見えない．Uvula の下方には左右の小脳扁桃（tonsil）が近接して存在し，その下にくも膜下腔への開口部である Magendie 孔が見える[1]．

　第四脳室は橋・延髄と小脳半球に囲まれている空間である．屋根である第四脳室蓋と底面の第四脳室底とに大きく分けられ，それぞれ中脳水道，脊髄中心管に

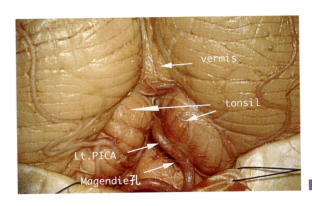

図1　小脳表面

連なる．上・下小脳脚および第四脳室ひも（taniae）が外側縁を形成している．第四脳室蓋の上部は，上髄帆（superior medullary velum）と上小脳脚で形成され，下部は下髄帆（inferior medullary velum）および第四脳室脈絡組織で形成される[2]．上髄帆は左右の上小脳脚間にある薄い白質組織である．下髄帆は虫部小節の前にある薄い半透明膜状の神経組織で，小脳片葉（flocculus）および第四脳室脈絡組織に連なる．第四脳室蓋の最も高い部分を室頂といい，小脳小舌と虫部の間に相当する．外側は中小脳脚基部に第四脳室外側陥凹をつくる．この開口部がLuschka孔である．

Trans-cerebellomedullary fissure approachに準じて第四脳室を開放していく．Trans-cerebellomedullary fissure approachとは小脳虫部を切開する代わりに小脳延髄裂（cerebellomedullary fissure）を剝離開放し，下方から第四脳室内へ進入するアプローチである[3]．

Cerebellomedullary fissureは後壁をuvula, tonsil, およびbiventral lobuleが，前壁を第四脳室尾側屋根ならびに延髄背側がつくる溝である．Tonsilとbiventral lobuleを外側上方へ持ち上げて後方より進入すると，fissureの床でありまた第四脳室の屋根でもあるtela choroideaが現れる．Tela choroideaの前面には脈絡叢がある．Tela choroideaの側方での脳室接合部がtaeniaで延髄に接合する．Taeniaを切離しながらMagendie孔より外側上方へたどると，外側陥凹（lateral recess）の脳室入り口部に到達する．Teaniaや外側陥凹後縁を切開しても神経学的には何も生じない．第四脳室の屋根であるtela choroidea，外側付着部のteaniaや外側陥凹の切開により脳室底が露出できる 図2．

第四脳室のcerebellomedullary fissureを走行する動脈は，主に後下小脳動脈（posterior inferior cerebellar artery: PICA）のtonsillomedullary segmentとtelovelotonsillar segmentである[4]．第10～11脳神経の間をlateral medullary segmentとして後方へ走行してきたPICAは，延髄背側部で下に凸のループ（caudal loop）を描いて上方へ方向転換した後，Magendie孔の横からcerebellomedullary fissure内へと進入する．PICAはtonsilと第四脳室屋根の間をさらにfissure内へと上行する．そしてtonsilの前上面をsupratonsillar

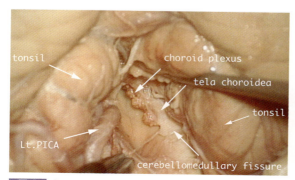

図2 Cerebellomedullary fissure（小脳延髄裂）

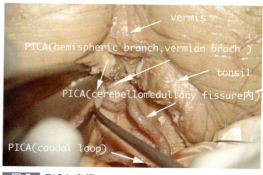

図3 PICA走行

2. カダバー

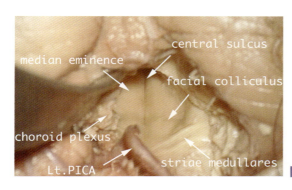

図4 第四脳室底

segment として loop を描きながら走行する．その際に vermian branch と hemispheric branch に分かれ，pyramid と tonsil の表面に再び現れる．PICA はこのように第四脳室の屋根と tonsil との間を走る．Fissure を剝離して tonsil を持ち上げると，この走行がよく観察できる 図3．

今回のカダバーでは，視野展開のため右の小脳扁桃を切除した．

■ 小脳延髄裂と第四脳室底 動画24

第四脳室底は菱形の窩を呈しており，その表面にはいくつかの解剖学的指標が見られる[5]．まず目立つのは横走する数条の線，髄条（striae medullares）である．髄条は両側の外側陥凹を連絡するように横走する．髄条を堺に上方 2/3 が橋の背側部で，下方 1/3 が延髄の背側部である．正中には縦に走る大きな溝である正中溝（median sulcus）がある．正中溝の両側には，縦長の膨隆が内側隆起（median eminence）としてある．髄条のすぐ上方で内側隆起が特に膨大している箇所を顔面神経丘（facial colliculus）とよぶが，これは顔面神経の線維と外転神経核の高まりである．顔面神経核自体は，外転神経核の腹外側下方にある．髄条の下方には舌下神経三角（hypoglossal triangle），さらにその外側下方には迷走神経三角（vagal triangle）などがある．内側隆起の外側には縦に走る境界溝（sulcus limitans）が確認できる．その他髄条の頭側と尾側に，2 対のくぼみである上窩（superior fovea）と下窩（inferior fovea）がある．第四脳室底から脳幹部への進入に関しては Kyoshima らが suprafacial triangle, infrafacial triangle の 2 つのルートが比較的安全であると提唱した[6] 図4．

▪ 文献

1) 松島俊夫，福井仁士，Rhoton AJ．第四脳室の微小解剖—特に suboccipital midline approach について—．In: 顕微鏡下手術のための脳神経外科解剖．東京: サイメッド・パブリケーションズ；1989．p.198-211．
2) 宜保浩彦，外間政信，大沢道彦，他．In: 臨床のための脳局所解剖学．東京: 中外医学社；2000．p.162-73．
3) 松島俊夫, 松角宏一郎, 稲村孝紀．第四脳室への到達法．In: 顕微鏡下手術のための脳神

経外科解剖XII. 東京: サイメッド・パブリケーションズ; 2000. p.99-110.

4）Matsushima T, Rhoton AL Jr, Lenkey C. Microsurgery of the fourth ventricle: Part 1. Microsurgical anatomy. Neurosurgery. 1982; 11: 631-67.

5）本郷一博, 新田純平, 小林茂昭. 第四脳室病変の手術. In: 顕微鏡下手術のための脳神経外科解剖XIV. 東京: サイメッド・パブリケーションズ; 2002. p.189-94.

6）Kyoshima K, Kobayashi S, Gibo H, et al. A study of safe entry zones via the floor of the fourth ventricle for brain-stem lesions. Report of three cases. J Neurosurg. 1993; 78: 987-93.

〈原田洋一〉

II

松果体部へのアプローチ

Ⅱ．松果体部へのアプローチ

1 Occipital transtentorial approach
1）手術

はじめに

　松果体部腫瘍に対するアプローチは，①小脳天幕に沿った後方からのアプローチ，②第三脳室を経由する前方からのアプローチ，③頭頂側から脳梁膨大を経由するアプローチ，④後外側からのアプローチ（天幕上あるいは天幕下）に大別される[1]．現在，比較的多用されているのは，①に含まれる後頭経天幕アプローチ（occipital transtentorial approach: OTA）[2]と天幕下小脳上アプローチ法（infratentorial supracerebellar approach: ITSCA）である[3]．ITSCA の利点としては，Galen 静脈複合体（Galenic complex）が術野の妨げになりにくい，腫瘍の前上方部分が見やすいなどがある．OTA の利点としては，中脳被蓋から脳梁膨大まで小脳テントの上下にわたって広い視野が得られること，小脳の架橋静脈を切断する必要がないことが挙げられる．また，このアプローチは松果体部のみならず脳幹部，小脳上面，視床などの病変にも広く応用が可能である．一方，欠点としては，第三脳室上方部の視野が得られにくい，後頭葉の圧排によって半盲が生じ得るという問題点が挙げられる[4]．なお Poppen による OTA の原法は後頭葉下面を挙上し，天幕を切開する方法であるが，腫瘍が側方に進展している場合に応用可能である[2,5]．

　OTA にせよ ITSCA にせよ，後方から腫瘍にアプローチするためには上丘 -Galen 静脈間距離（colliculus-Galenic window）が拡大していなければならない．大きな松果体部腫瘍にもかかわらず上丘 -Galen 静脈間距離が拡大していない場合は前方や頭頂側からのアプローチも考慮すべきであろう．

　また腫瘍の大部分が静脈洞交会 -Galen 静脈洞ライン（confluence-Galenic line）より下方にあれば OTA のよい適応である 図1A ．この線より上方部分は顕微鏡下 OTA での直視は困難となるので，内視鏡下での摘出や脳梁膨大部の切開が必要になる．腫瘍の大部分が静脈洞交会 -Galen 静脈ラインより上方に存在する場合は，ITSC あるいは前方からのアプローチを選択する必要がある 図1B ．

■ 手術までの手順

1．術前の画像読影のポイント

　安全な手術のための画像診断のポイントは，①腫瘍と周囲の脳構造との位置関

1. Occipital transtentorial approach　1）手術

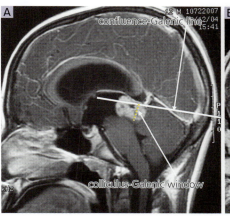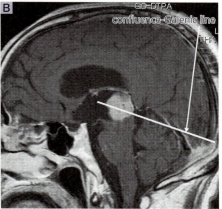

図1　松果体腫瘍の伸展とアプローチ
A：OTA のよい適応．Colliculus-Galenic window が開いており，また腫瘍の大部分が confluence-Galenic line より下方にあり，顕微鏡による直視下手術が可能．
B：OTA には適さない症例．Colliculus-Galenic window が閉じており，腫瘍の大部分が confluence-Galenic line より上方にある．小脳上アプローチや，前方からのアプローチを考慮すべきである．

係，②石灰化，骨化，嚢胞などの腫瘍の内部構造，③架橋静脈ならびに深部脳静脈系の走行，④静脈洞の位置，⑤後頭極の発達の左右差である．後頭極の発達の左右差はアプローチ側の選択基準の1つである．深部脳静脈系の走行で重要なのは，内大脳静脈，脳底静脈と腫瘍との位置関係である．特に内大脳静脈は OTA では死角に存在するので，左右の内大脳静脈間の開き，脳底静脈と内大脳静脈の合流のポイントなどを術前に正確に把握する必要がある．

2. 手術側の決定

　どちらの後頭葉側から手術を行うかは，①腫瘍の成長方向，②後頭極の左右差，③優位半球，④頭頂部の橋静脈の位置，⑤術者の利き手の5つの要素を総合的に考慮して決める．腫瘍が一側に強く突出していれば，突出している側からアプローチした方が腫瘍を直視しやすい．腫瘍がほぼ左右均等に発育していれば後頭極の発達の悪い側からアプローチした方が後頭葉の圧排が少ない．強勢な頭頂部橋静脈が後頭葉近くに存在する場合は，後頭葉の移動が制限されるので同側からのアプローチは避けた方がよい．腫瘍の成長方向，後頭極，後頭橋静脈の発達に左右差がなければ非優位側からアプローチすることになる．しかし，腫瘍が第三脳室上方（内大脳静脈方向）に強く突出している場合は，術者の利き手と反対側（右利きの術者であれば，左側）からのアプローチの方が，上方に伸びた腫瘍を摘出しやすい．

3. 体位

　体位はこの手術で最も重要なポイントの1つである．図2 は右後頭葉側からのアプローチを行う場合の体位を示している．アプローチ側（右）を下にした側

Ⅱ．松果体部へのアプローチ

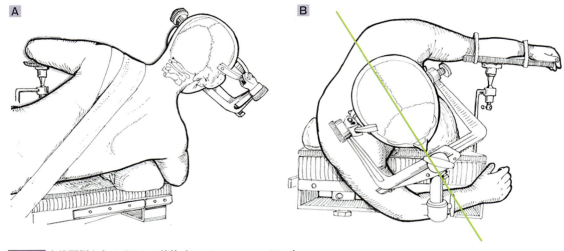

図2　右後頭側からのOTAの体位（semi-prone position）
A：第三脳室の上方での摘出操作の際に邪魔にならないように，上側の肩は前下方に十分に牽引しておく．
B：頭部矢状面が床と60°の角度になるよう，頭部を回旋して固定する．

臥位とする．頭頂をやや挙上し，顔面は左側に十分回旋して頭部矢状面と床面が約60°となるように固定する．患者の術者の利き手の邪魔にならないよう，左肩はテープで前下方に牽引する．

■ 手術のコツ

1．開頭

開頭のポイントは術野の下方に静脈洞交会を露出することである．皮膚切開を行う前にニューロナビゲーターを用いて頭皮上に静脈洞の位置をマーキングする．

①皮膚切開
アプローチ側の後頭部を中心にした逆U字状の皮膚切開を置く 図3A ．このとき皮切は矢状縫合を約3cm越えることが大切である．皮切の下端は横静脈洞の下縁を越える必要がある．

②骨切開
右後頭部を中心に矢状縫合を越える開頭を行う．開頭は4個か5個のバーホールで可能であるが，この部分での静脈洞損傷は致命的であるため，著者は静脈洞交会近傍に1個か2個のバーホール（safety burr hole）を穿って，硬膜を頭蓋骨内板から確実に剝離してから骨切開をしている 図3B ．開頭部の尾側では静脈洞交会や横静脈洞を露出させる必要がある．このため術野の尾側の骨切開線は分厚い外後頭隆起を横断することになる．一気にクラニオトミーするよりは，ドリルで丁寧に溝掘り（grooving）をした方が静脈洞損傷の可能性が少なく安全である．

1. Occipital transtentorial approach　1）手術

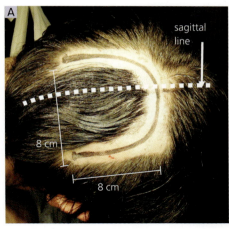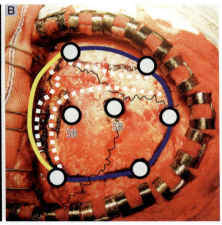

図3　皮膚切開と骨窓作成
A：アプローチ側の後頭部を中心とした逆U字状の皮膚切開を後頭部に置く．
B：○はバーホール．青線はクラニオトームのライン．黄色のラインはドリルで削る．静脈洞上の硬膜を骨から安全に剝離するために，1〜2個のsafety burr hole（SB）を開けるとよい．

③**髄液ドレナージ**

　髄液ドレナージは必須である．OTA に先だって，内視鏡下第三脳室底開窓術が施行されていることも多いが，その場合でも，ナビゲーション下，脳室ドレナージチューブを留置し，手術中の髄液排除に備える．脳室ドレナージがなくても，経験を積むと四丘体槽に素早く到達し，髄液を排除できるが，手間取ると後頭葉の圧挫が強くなる．

④**硬膜切開**　図4A

　右側からのアプローチであれば，λ字状の硬膜切開を行う．静脈洞交会ぎりぎりまで硬膜切開線を延長する必要がある．硬膜断端は開窓縁で挙上し，術中に圧排された後頭葉が硬膜下スペースに収納できるようにする．

2．後頭葉の損傷を最低限に抑えるための工夫　図5

　後頭葉の損傷を最小限に抑えるための工夫をまとめると，①アプローチ側の正しい選択，②至適な頭部の回旋，③十分な髄液排除，④静脈洞交会ぎりぎりまでの硬膜切開，⑤硬膜の吊り上げである．これらの手順を踏めば，後頭葉の損傷はまれであるので，心おきなく深部での操作に打ち込める．

3．架橋静脈の処理

　後頭葉から上矢状静脈洞や横静脈洞へ流入する架橋静脈はほとんどないが，もしあれば，脳表からできるだけ剝離して温存に心がける．以上の処置が終了したら，長い手術に備えて，後頭葉をサージセルシートとコットノイドで隙間なくカバーしておく．

Ⅱ. 松果体部へのアプローチ

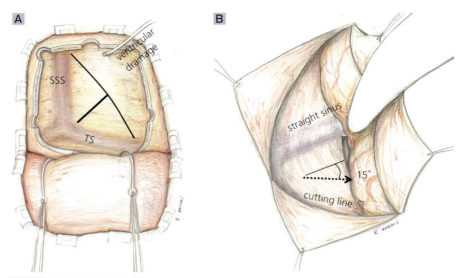

図4 硬膜切開と天幕切開
A：開頭．静脈洞交会が完全に露出するように開頭する．脳室ドレナージを挿入して，髄液を 10～20 mL 排除した後に，静脈洞交会ぎりぎりまでの硬膜切開を行う．SSS：上矢状静脈洞，TS：横静脈洞
B：小脳天幕切開．小脳天幕は静脈洞交会から約 1.5 cm 離れた部分から開始して，直静脈洞に 15°の角度で斜めに切開すると，安全に広い術野が得られる．

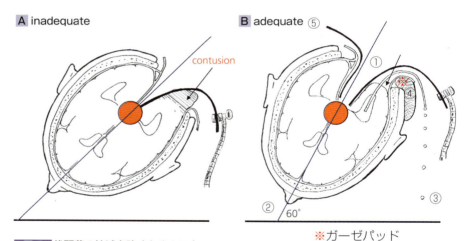

図5 後頭葉の挫滅を防ぐための工夫
①後頭極の突出の少ない側をアプローチ側に選択．
②矢状面は床面と 60°．
③側脳室から髄液排除．
④硬膜縁は上方に挙上し後頭極がスライドインするスペースを作る（↓）．
⑤アプローチ側のリトラクターは先端を利かせ，反対側のリトラクターは大脳鎌にかけ，術野を広く展開する．

4．顕微鏡の導入

　顕微鏡を導入し，脳室ドレーンから髄液を少しずつ排除しながら後頭葉を脳ベラで軽く牽引して，後頭葉内側面をよく観察しながら少しずつ深部に進み，まず

直静脈洞の走行と小脳天幕縁を確認する．小脳天幕縁の確認までに通常 30 mL 前後の髄液を排除する．なお，一次視覚野は鳥距溝ならびにその上下に存在するので，脳ベラは，できるだけ，その下の舌状回にかけるよう意識する[6]．

5. 小脳天幕の切開 図4B

　小脳天幕は直静脈洞 - 横静脈洞移行部の約 15 mm 外側，15 mm 前方から，直静脈洞と 15°の角度を保ちながら前方に向けて切開する（"Rule of Fifteen"）．内側に寄り過ぎると，Galen 静脈に近づきすぎて，危険である．小脳天幕髄膜腫の場合，天幕には静脈洞（tentorial sinus）がよく発達している．天幕の浅層のみを切開すると天幕静脈洞からの出血にみまわれることになる．必ず小脳上面のくも膜を観察しながら，天幕の表層・深層を同時に切開しなければならない．切開途中で天幕静脈洞からの出血にみまわれた場合，電気凝固しても，止血は容易ではない．素早く天幕縁まで切開を終え，大脳鎌側の天幕断端を 5-0 ナイロン糸で吊り上げると天幕静脈洞からの出血は容易に止まる．

6. くも膜の開放

　この後の手順は松果体細胞腫の 31 歳女性症例の手術に沿って示す 図6A ．

　四丘体槽のくも膜は全脳槽系で最も厚く，このため，白色に混濁しているように見える．最初は血管を透見できないが，手順を追ってくも膜を開放していけば静脈を損傷することはない．まず顕微鏡の向きを前後に動かし，脳梁膨大，内後頭静脈，小脳山頂のオリエンテーションを得る．くも膜の開放は，最初から Galen 静脈の方向に向かうのではなく，まずは下外側に向かい，小脳山頂の外側で迂回槽のくも膜を開放するのがよい 図6CD ．ここで髄液を排出しながら内後頭静脈，同側の脳底静脈，中心前小脳静脈の順で露出する 図6E ．この 3 つの静脈の位置関係からまだくも膜に包まれている Galen 静脈の位置を想像できる．続いて小脳山頂周囲の厚いくも膜層を切開して Galen 静脈を露出する 図6F ．腫瘍の内減圧前に反対側の脳底静脈を確認しようとすると後頭葉への圧排が強くなるので，避けた方がよい．

7. 腫瘍の露出

　まず同側の脳底静脈と中心前小脳静脈の間のスペースから腫瘍が観察できる．脳底静脈と脳梁の間からも腫瘍被膜が見えることもある 図6G 図7A ．中心前小脳静脈は一般に Galen 静脈に流入するが，一側の内大脳静脈に流入する症例もある．この静脈は切断すると小脳上面の梗塞を引き起こすことがあるので，できるだけ温存すべきである．中心前小脳静脈の後方には上虫部静脈が存在し，共通幹を形成して Galen 静脈に環流するが，独立して存在することも多く，虫部上面の肥厚したくも膜を切開するときに，この静脈を切断することがあり，注意が必要である．中心前小脳静脈は腫瘍を内減圧しながら腫瘍後面の被膜から剝離すると，温存できることが多い．

II. 松果体部へのアプローチ

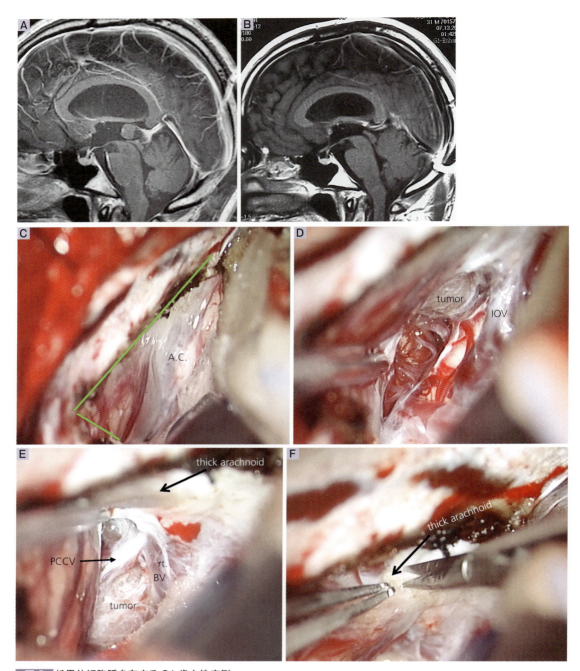

図6 松果体細胞腫を有する31歳女性症例
A：術前 MRI 矢状断
B：術後 MRI 矢状断
C：くも膜切開は迂回槽の外側下方から開始する．緑のライン：小脳天幕の切開線，A.C.：ambient cistern
D：迂回槽外側のくも膜を開放する．IOV: internal occipital vein
E：迂回槽外側から上内側に向い中心前小脳静脈と右脳底静脈を露出する．PCCV：中心前小脳静脈，rt. BV：右脳底静脈
F：小脳中部の上面の厚いくも膜を開放する．

1. Occipital transtentorial approach　1) 手術

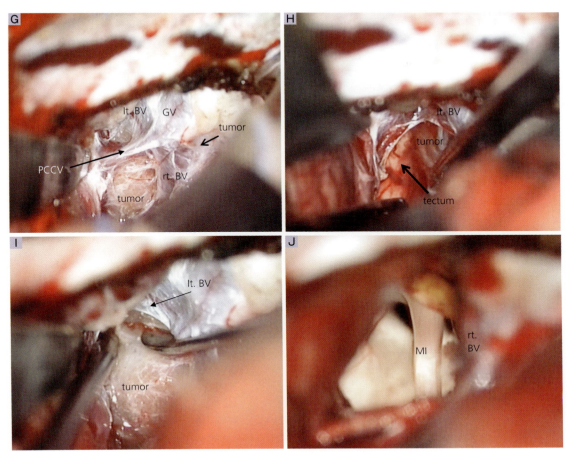

図6　つづき
G: Galen 静脈周囲のくも膜を剥離し，腫瘍を脳底静脈と中心前小脳静脈の間のスペースから視認する．
　lt.BV: 左脳底静脈，GV: Galen 静脈
H: 視蓋と腫瘍の下面を剥離する．
I: 左脳底静脈と腫瘍の後上面の間を剥離する．
J: 腫瘍摘出後，第三脳室内の構造が観察できる．MI: 視床間橋

症例によっては，比較的太い松果体静脈が認められることがある．

8. 周囲組織からの剥離

　まず腫瘍の下方に向かい，腫瘍と視蓋との間を剥離する 図6H ．この際，腫瘍表面の血管はできるだけ剥離して，周囲のくも膜と一緒に，脳幹側・視床側に温存する[7]．視蓋と腫瘍の癒着が強い場合には，腫瘍被膜と腫瘍実質の間を分けて，腫瘍被膜は視蓋に残すことも考慮すべきである．続いて迂回槽内でアプローチ側の脳底静脈と腫瘍被膜の間を剥離する．松果体腫瘍の栄養動脈は主として後頭動脈およびその分枝の内側後脈絡叢動脈と上小脳動脈であるが，主要な栄養動脈は迂回槽内で分岐する．内側後脈絡叢動脈はその主幹部が腫瘍外側の被膜上を走行しているので丁寧に剥離し，腫瘍に入っている分枝のみを凝固切断し，本幹は温

Ⅱ．松果体部へのアプローチ

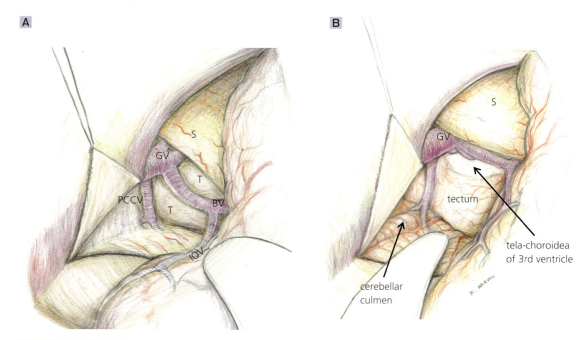

図7 小脳天幕切開後
A：腫瘍摘出前で，右脳底静脈と中心前小脳静脈の間と右脳底静脈の上方に腫瘍の背面が認められる．
　　T：腫瘍，S：脳梁膨大，GV：Galen 静脈，BV：脳底静脈，IOV：内後頭静脈，PCCV：中心前小脳静脈
B：腫瘍摘出後で，視蓋とその上方に第三脳室脈絡組織が認められる．

存して視床梗塞を避ける[8]．続いて反対側の脳底静脈と腫瘍の間の剝離を行う（図6I）．この部位が死角になる場合は，無理をせずに腫瘍の内減圧の後に再度剝離を試みる．さらに Galen 静脈・内大脳静脈と腫瘍被膜の間で剝離を進める．これらの静脈が傷ついたときには，あわてずに吸引しながら出血点を確認し，フィブリン液を染みこませたゼルフォームを当てておくと容易に止血する．

なお，松果体は脳の深部であるので，ストレスなく安全に手術操作を進めるためには，吸引管，はさみ，バイポーラなどの手術器械はすべて通常のマイクロの器械よりも長めのものを用いる．

9．腫瘍の摘出

脳幹や静脈系との剝離がある程度まで進んだ段階で腫瘍組織のバイオプシーを行う．Two cell pattern を呈する典型的な胚腫では肉芽様の硬い組織と流動性の柔らかい部分が混在している．迅速病理診断で胚腫の診断が得られれば，それ以上摘出操作を進める必要はない．それ以外の腫瘍では腫瘍の可及的摘出を目指すことになるが，まず，腫瘍の下半分から内減圧（debulking）を開始する．この段階でのポイントは視蓋の位置である．術前の MRI 所見をもとに視蓋の位置を予想しながら摘出操作を行い，1カ所で深部に入り込んで視蓋を傷つけないことが肝要である．腫瘍は内減圧を行いながら小塊に分割しながら摘出する．徐々に前方に向かって周囲静脈との剝離を進める．

1．Occipital transtentorial approach　1）手術

10．腫瘍上面の摘出

OTA の最終局面は腫瘍の上面での内大脳静脈との剝離である．顕微鏡の向きをできるだけ上方に向けて，静脈洞交会の縁から，内大脳静脈下面の腫瘍を観察する．腫瘍から内大脳静脈に流入する小静脈は確実に凝固し切断する．

腫瘍摘出が終了すれば，視蓋，内大脳静脈，第三脳室脈絡組織が見えてくる 図7A ．第三脳室脈絡組織が開放されれば，視床間橋，Monro 孔，前交連，終板など第三脳室内の構造が見える 図6J ．

11．閉創

止血を確認して閉創を行う．腫瘍摘出により第三脳室後端が開放され，硬膜切

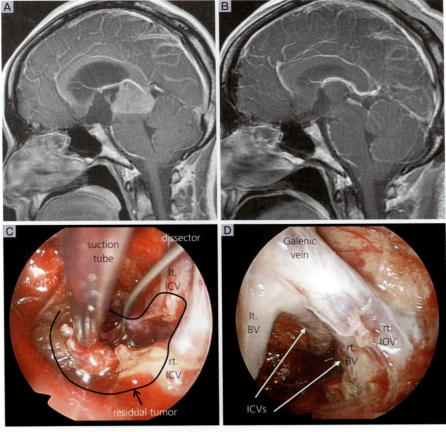

図8　松果体細胞腫（PPTID）を有する 38 歳女性症例
A：術前 MRI 矢状断像
B：術後 MRI 矢状断像
C：顕微鏡下で腫瘍を摘出した後，内視鏡を導入して，内大脳静脈に付着した残存腫瘍を摘出する．lt. ICV：左内大脳静脈，rt. ICV：右内大脳静脈
D：内視鏡下，残存腫瘍がないことを確認する．lt. BV：左脳底静脈，rt. BV：右脳底静脈，rt. IOV：右内後頭静脈

開部に対して直接に髄液の拍動が及ぶため，術後，皮下髄液貯留が起こりやすい．手術後の放射線化学療法を遅滞なく開始するためにも，閉創にあたっては確実な硬膜縫合が必須で，帽状腱膜片を用いて water tight に硬膜形成を行うことが肝要である．後角への脳室ドレーンは抜去するが，ドレーン挿入に用いた硬膜孔も確実に閉鎖する．術後 MRI で腫瘍の全摘出が確認できる 図6B ．

■ 内視鏡下併用 OTA での腫瘍摘出

37歳女性．第三脳室後部を占拠する松果体細胞腫〔中間型松果体実質腫（PPTID）〕の症例 図8A ．右側からの OTA で，顕微鏡下で可視範囲の腫瘍を摘出した．さらに内視鏡を導入して，顕微鏡下手術では死角となる内大脳静脈の下面に残存腫瘍を発見し，これを摘出した 図8CD ．術後の MRI で腫瘍がほぼ全摘出されたことが確認できる 図8B ．

■ 動画症例 動画25

20歳男性．松果体から第三脳室後半部を占拠する最大径 3 cm の腫瘍 図9A ．血清 HCG 425 mIU/mL，AFP 809 mg/mL と高値であった．経第三脳室的な内視鏡下生検で卵黄嚢腫成分や絨毛癌成分を含む悪性混合性胚細胞性腫瘍と診断された．3 コースの ICE（イホスファミド，カルボプラチン，エトポシド）治療＋全脳・全脊髄照射で腫瘍は縮小したが，直径 15 mm の腫瘍成分が残ったので（図9B 矢印），右からの OTA で摘出を試みた．

内視鏡でオリエンテーションを得ながら，腫瘍を亜全摘出した．

摘出腫瘍は成熟奇形腫であった．

手術後 MRI では，内大脳静脈に不着した腫瘍部分を除いて腫瘍は亜全摘出されていることが確認できる（図9C 矢頭）．

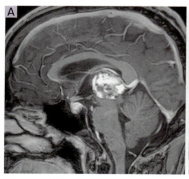 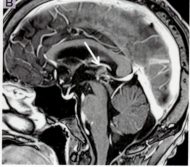 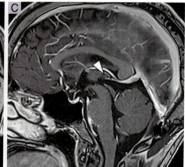

図9 悪性混合性胚細胞性腫瘍を有する 20 歳男性症例
A：治療開始時 MRI．約 3 cm の松果体部腫瘍が認められる．
B：化学療法＋放射線治療施行後．腫瘍は著明に縮小したが，約 15 mm 径の残存腫瘍が認められる（矢印）．
C：OTA による腫瘍摘出後．内大脳静脈に付着した小さな部分（矢頭）を除いて腫瘍が亜全摘出されていることがわかる．

おわりに

OTAは，本稿で示したアプローチ選択の基準，顕微鏡導入までの手順，腫瘍摘出時の注意事項に従えば，松果体および近傍の腫瘍に対する比較的安全なアプローチ法として利用可能である．しかし，解剖学的位置関係を考慮すれば，松果体部腫瘍に対する手術は，つねにmortalityや重大なmorbidityの危険性をはらんでいることは間違いなく，やみくもに腫瘍摘出に向かうべきではない．まず，経過観察が可能な病変ではないか，バイオプシーのみでとどめた方がよい腫瘍ではないかなど術前診断の精度を高める必要がある[1, 4]．補助療法の領域でも，neoadjuvant therapyの導入[9]など進歩が認められつつあるので，これらを積極的に取り入れて，手術が自己満足に陥らないよう自制することも必要である．

文献

1) Sonabend AM, Bowden S, Bruce JN. Microsurgical resection of pineal region tumors. J Neurooncol. 2016; 130: 351-66.

2) Poppen JL, Marino R Jr. Pinealomas and tumors of the posterior portion of third ventricle. J Neurosurg. 1966; 28: 357-64.

3) Stein BM. The infratentorial supracerebellar approach to pineal lesions. J Neurosurg. 1971; 35: 197-202.

4) Awa R, Campos F, Arita K, et al. Neuroimaging diagnosis of pineal region tumors-quest for pathognomonic finding of germinoma. Neuroradiology. 2014; 56: 525-34.

5) Mottolese C, Szathmari A, Ricci-Franchi AC, et al. The sub-occipital transtentorial approach revisited base on our own experience. Neurochirurgie. 2015; 61: 168-75.

6) Matsuo S, Baydin S, Güngör A, et al. Prevention of postoperative visual field defect after the occipital transtentorial approach: anatomical study. J Neurosurg. 2017 Oct 20:1-10. doi: 10.3171/2017.4.JNS162805. [Epub ahead of print]

7) Qi S, Fan J, Zhang XA, et al. Radical resection of nongerminomatous pineal region tumors via the occipital transtentorial approach based on arachnoidal consideration: experience on a series of 143 patients. Acta Neurochir(Wien). 2014; 156: 2253-62.

8) Saito R, Kumabe T, Kanamori M, et al. Medial posterior choroidal artery territory infarction associated with tumor removal in the pineal/tectum/thalamus region through the occipital transtentorial approach. Clin Neurol Neurosurg. 2013; 115: 1257-63.

9) Ushio Y, Kochi M, Kuratsu J, et al. Preliminary observations for a new treatment in children with primary intracranial yolk sac tumor or embryonal carcinoma. Report of five cases. J Neurosurg. 1999; 90: 133-7.

〈有田和徳，米澤　大，細山浩史／馬見塚勝郎（イラスト）〉

Ⅱ. 松果体部へのアプローチ

1 Occipital transtentorial approach
2) カダバー

はじめに

　本アプローチは松果体部，第三脳室後半部，中脳背側，対側視床枕部および小脳上面に発生した腫瘍や血管障害などに用いられることが多い．脳の正中部，深部であり高難度なアプローチと予想されるが，後頭葉には上矢状洞へ流入する皮質静脈が少なく，後頭葉の牽引が比較的容易であるため，テントの的確な切開法と松果体周辺の深部静脈の複雑な解剖を理解していれば，それほど困難なアプローチとはならない．特に日本人はテントの立ち上がりが欧米人よりも急峻なため，松果体部へのもう1つのアプローチである infratentorial supracerebellar approach よりも頻用される傾向にある．

■ アプローチ側の決定

　病変が正中にある場合は，後頭葉が比較的小さく，上矢状静脈洞（superior sagittal sinus: SSS）に流入する皮質橋静脈が後頭極に認められない側を選択する．いずれもが左右同等である場合には右側を選択することが多い．病変が左右どちらかに偏在している場合には，顕微鏡の視軸が病変の長軸と合う，反対側からのアプローチが勧められる．

■ 体位と頭部の回旋

　従来より体位はアプローチ側を下にした側臥位で，頭部を45°床方向へ回旋して固定する lateral semiprone position を用いることが多いが，上肢を屈曲させたり，肩下に枕を入れるなどの必要があることから，最近では単なる腹臥位とし，頭部はややアプローチ側が低くなる程度に回旋して固定している．静脈圧を下げるために頭部を挙上するが，万が一の静脈洞損傷時には空気塞栓のリスクがあることに十分留意する．今回の cadaver dissection においては，体幹の固定性の問題から完全な腹臥位にて三点固定し，右側からのアプローチを選択している．

■ 皮膚切開と開頭

　術前の 3D-CT venography から SSS の走行，confluence から transverse

1. Occipital transtentorial approach 2）カダバー

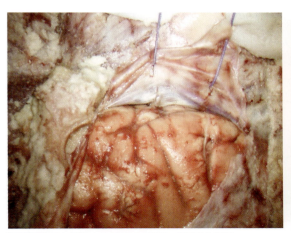
図1 正中側は上矢状洞を露出して吊り上げる

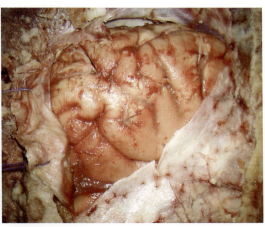
図2 下方に後頭葉下極が出るまでの開頭・硬膜切開

sinus の走行を確認，特に外後頭隆起と confluence との関係を術前に確認しておく．さらにアプローチ側の後頭葉皮質橋静脈の位置をチェックし，同静脈が開頭野に入るまで上方への開頭を意識する．外側に関しては後頭葉を外側に牽引できるようにやや広めの開頭が無難である．皮膚切開は SSS を越える馬蹄形の皮膚切開とし，皮弁を後頭蓋窩側に翻転するが，OTA に慣れれば傍正中の直線切開を行い，開創器を用いて後頭骨を露出する方法でも可能である．バーホールは上矢状洞の直上に 2 カ所，後頭葉外側に 1 カ所，そして横静脈洞のやや頭側に 1 カ所おく．骨弁を除去した後に，硬膜剥離子を用いて SSS，横静脈洞を視認し，それぞれの後頭葉側の半分の幅が露出する程度に後頭骨を ronguer off する．この部での十分な骨削除がその後の後頭葉の牽引を最小限に抑えるためのキーである．著者は通常，腰椎ドレナージを留置し後頭葉が slack となるまで髄液を排除してから硬膜を切開している．硬膜切開は上矢状洞，横静脈洞に底辺をもつ三角形となるように切開する．SSS 側の硬膜は半球間裂に平行にアプローチできるように十分吊り上げておく 図1 図2 ．

■ 後頭葉の圧排 動画26

著者は実際の臨床例では腰椎ドレナージを挿入して後頭葉を slack とし，重力で下垂するように手術台を手前に rotation している．さらに OTA で最も頻度が高い術後の障害である視野障害を避けるために，後頭葉に針電極を刺して VEP（visual evoked potential）を monitoring し，後頭葉の過度な牽引のアラームとしている．まず確認することは，後頭葉から SSS へ流入する bridging veins の状態である．本開頭野では通常は 1～2 本の bridging vein を認める程度であるが，今後の後頭葉の可動性を得るために，これらを脳表から可及的に遊離しておくべきである．カダバーでは後頭葉が硬いため，どうしても脳ベラを用いて後頭葉を牽引しなければテントにアプローチできないので脳ベラを用意するが，肝

II．松果体部へのアプローチ

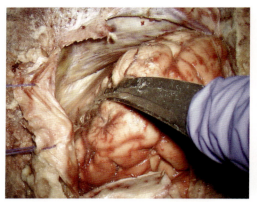

図3　後頭極を引き上げるように牽引する

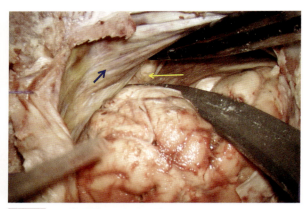

図4　やや後頭側から半球間裂に入り，falco-tentorial junctionへアプローチ
黄矢印：galenic vein，青矢印：直静脈洞

心なことはな半球間裂から後頭葉を外側へ牽引するのではなく，後頭極を手前上方へ牽引してconfluenceから大脳鎌，テントの三角形を露出できるように牽引することである 図3 ．この牽引により早期にテントと大脳鎌を視認することが，その後の操作の上での最適な後頭葉牽引の角度をイメージすることができる．

■ テント切開　動画26

　　テントと大脳鎌の移行部までを視認した後に次に確認するのは，直静脈洞の位置である．大脳鎌内を走行する静脈洞は認識しづらいことがあり，著者は臨床例においては超音波ドップラーやICGによる蛍光血管造影などによって認識することをトライすることもある．しかしカダバーではこれらの方法を用いることができないため，テントをその大脳鎌との移行部（falco-tentorial junction）まで追い，後頭葉を外側へ牽引することによってgalenic cisternへapproachし，この部のくも膜を剝離してgalenic vein（ 図4 黄矢印）を確認し，同静脈が流入する部の大脳鎌の色調をみて直静脈洞のわずかに赤い走行を認識することが多い（ 図4 青矢印）．テント切開はこのgalenic cisternを確認し，直静脈洞の外側1～2 cmのテントに切開をおき 図5 ，そこからconfluenceに向かって斜めに切り上げる形となる． 図6 に実際にテントを切り上げ，吊り上げた像を示したが，本カダバーではテント切開部が予想した部分より吻側となってしまっており，通常より上方の視野が展開されてしまっていることをお詫びする． 図6 の青矢印は脳梁膨大部であり，その尾側（＊）に松果体が確認されている．よって本アプローチは厳密な意味では，galenic veinの尾側から松果体に至るOTAではなく，galenic veinの吻側から松果体に至ってしまっており，正式にはparieto-occipital transitorial approachとなっていることをお詫びしたい．

1. Occipital transtentorial approach　2）カダバー

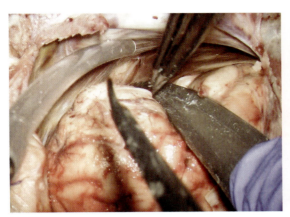

図5　テントの切開

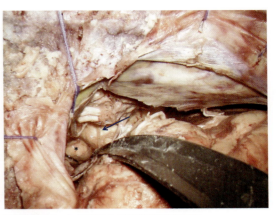

図6　テントを吊り上げて後頭極を牽引
矢印：脳梁膨大部，＊：松果体

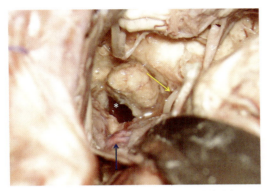

図7　松果体とvein of Rosenthal（青矢印），後大脳動脈の分枝（黄矢印）

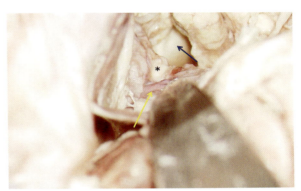

図8　第三脳室後半部（青矢印）が対側視床
＊：中脳被蓋部，黄矢印：vein of Rosenthal

■ 松果体および第三脳室後半部の展開　動画26

　　　　　松果体が視認できた時点で周囲のくも膜を剝離し，posterior cerebral artery の分枝（図7 黄矢印）を確認し，その尾側に basal vein of Rosenthal（図7 青矢印）を確認する．繰り返すが，本カダバーによるアプローチでは通常のOTAより吻側から入っているため，本静脈はより尾側に見えてきてしまっている．そして松果体のやや尾側に，開口した第三脳室背側部が確認されている（図7 ＊）．第三脳室内から対側の視床（図8 青矢印），中脳被蓋部（図8 ＊），basal vein of Rosenthal（図8 黄矢印）の位置関係を認識可能である．

〈秋元治朗〉

Ⅱ．松果体部へのアプローチ

2 Supracerebellar infratentorial approach
1）手術

はじめに

第三脳室後半部腫瘍，特に松果体部腫瘍に対するアプローチとして，第三脳室経由では posterior transcallosal approach と anterior transcallosal approach（transchoroidal, subchoroidal, transforaminal, transforniceal），四丘体槽経由では occipital transtentorial approach, supracellebelar infratentorial approach などが挙げられる．アプローチの選択は，腫瘍の進展方向や周囲正常構造物の解剖学的構築から十分吟味した上で行われることになるが，松果体部腫瘍摘出を目的としたアプローチでは四丘体槽アプローチを選択するのが一般的と考えられるが，特に transtentorial approach を選択する施設が多い．

Supracerebellar infratentorial approach は，小脳テント下面と小脳正面のスペースを用いてアプローチするため，横方向の大きな視野が確保され，腫瘍の左右方向への進展，上方方向への進展には比較的対処しうることが最大のメリットとなる．その反面，下方進展を示すような腫瘍では，小脳上面ならびにテント手前が視野に影をつくり摘出が困難となる．また，直静脈洞の仰角が大きい場合，アプローチ方向が著しく上方へ向いてしまい手術操作がやりにくい面もある[1]．

体位の選択も坐位，腹臥位 2 通りの方法がある．坐位では，術中，小脳が重力により下垂し，大きな視野が脳ベラでの小脳への圧排なく得られること，静脈圧が下がるため，great vein of Galen や脳底静脈の怒張・拡張が生じにくく，さらに術野上方にこれら静脈系が存在するため，視野の展開がしやすくなるメリットがある．術者は手台に両肘を乗せ終始両腕を伸ばした姿勢で手術を行うことになる．本法では他の体位アプローチと比べ術中空気塞栓の危険性が高いことが欠点であり，坐位手術での発生率は，前胸部エコーにて 25〜50％，経食道エコーでは 76％と報告されている[2]．これに備えて麻酔科との綿密な協力体制が不可欠であり，経食道エコーによる空気塞栓の検出や，心房内カテーテル留置による空気吸引のための準備を行い，手術中に常に監視しておく必要がある．また，術後は，静脈性出血を防止するために患者を坐位のまま帰室させ，半日程度をかけ徐々に頭部挙上の程度を下げていくなどの配慮が必要である．腹臥位の場合，空気塞栓のリスクは軽減できるが，術者は患者の肩越しに手を伸ばしてアプローチすることになる．Great vein of Galen や脳底静脈の怒張・拡張が頚部の屈曲により強くなる場合があり，術野の展開に支障をきたすこともありうるため，配慮が必要である．

2. Supracerebellar infratentorial approach 1) 手術

■ 適応

- 第三脳室後半部腫瘍，特に松果体部腫瘍
- テント正中より下方に進展した髄膜腫
- 中脳被蓋から小脳上面に位置する脳実質内病変

ただし，いずれも直静脈洞の仰角，病変の進展方向により適応を吟味する必要がある．また，小脳上面の病変に対しては接線方向の視野となることに留意する．

■ 術前検査

坐位を行う場合，頚部屈曲の体位をとる必要があるため，頚椎病変の術前評価は必要である．また，術中の空気塞栓のリスクがあり，右左シャントが存在しないことを心エコーなどで確認しておく必要がある[3]．

術前の MRI/MRA，3D-CTA や脳血管撮影は病変周囲の血管構築，直静脈洞の仰角の程度，小脳上面の静脈の発達，正常静脈流出経路などを確認し，手術時の頚部屈曲の程度を検討するために必須である．また，腫瘍の進展方向が本アプローチ選択にかなうものであるかもこれら画像検査を行い十分に術前評価しておく必要がある．

■ 体位（坐位） 図1 図2 図3

頭部固定においては特殊器機が必要となる．頭位は正中固定で患者頚部を十分に前屈させ，テント面が地面と水平となるようにする．坐位においては，臀部が低くなり下肢がやや上方に向き，背部はベッドに寄りかかった状態となるため，特に臀部に褥瘡の発生する可能性があり，注意が必要である．また，患者背部にテーブルを設けることにより，術者が長時間腕を上げたまま手術を行う上での上肢の安定を確保でき，有用である．

術中の空気塞栓のモニタリングのための経食道エコーの留置，不可能であれば前胸部エコーの選択，end tidal CO_2 のモニターリング，ならびに心房からの空気吸引のためのカテーテル挿入が必要であり，体位取りのどのタイミングで行うか，麻酔医と術前に申し合わせておく必要がある．

■ 手術手技

1. 皮膚切開 図4

外後頭隆起上方 3〜4 cm，下方は C3〜5 レベル（後頚筋群の発達具合，頚部屈曲の程度により異なる）に至る正中切開を行う．

II．松果体部へのアプローチ

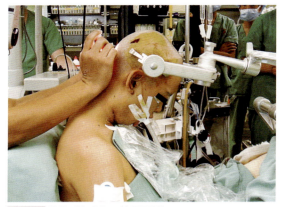

図1　体位（術者との位置関係）

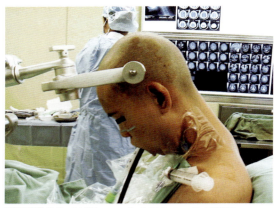

図2　体位（食道エコーと心房カテーテル設置）

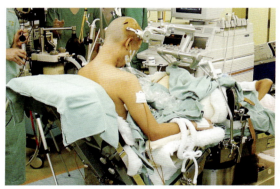

図3　体位（全体像）

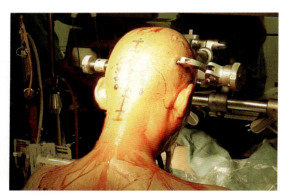

図4　皮膚切開と静脈洞・開頭範囲の位置関係

2. 開頭　図5

　上方は少なくとも静脈洞交会および左右横静脈洞が露出されるまで，下方は大槽から硬膜切開時に髄液の排出が可能なレベルまでの開頭が必要である．必ずしも大後頭孔の開放は必要ない．さらに開頭作業中の空気塞栓防止のため，つねに術野に水をかけておく必要があり，板間層からの空気吸込を防止するため，骨ろうによる丹念な閉鎖，開頭後は硬膜静脈や静脈洞からの空気吸込に備え，水かけや，止血綿，フィブリン糊による丹念な被覆処置が必要である．各手技を確実に行い，その都度，麻酔科より空気塞栓発生の有無を確認しておく．

3. 硬膜切開

　後頭蓋窩硬膜をV字に開放．その際，後頭静脈洞の発達に注意が必要である．十分な結紮の上，切離を行わなければ，ここから空気の吸い込みを生じる可能性もあり得る．硬膜の上方への吊り上げ，特に静脈洞交会を中心とした正中部をしっかりと吊り上げることにより，テントの形状に対応した十分な視野を確保することができる．大槽から髄液を排出することにより，小脳はsluckとなり，小脳

2. Supracerebellar infratentorial approach 1）手術

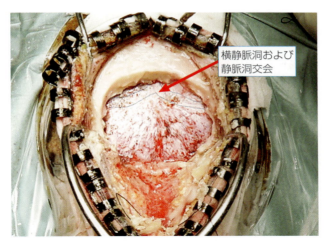

図5 開頭と静脈洞との位置関係

の自然な下垂による視野の展開に有利となる．

4. 小脳上面における術野確保（suprascerebellar infratentorial approach）

小脳上面より直静脈洞ならびに小脳テントにつながる架橋静脈を順次焼灼切離する．これによりさらに小脳重力による下垂が起こり，術野の展開につながる．小脳正面にある架橋静脈の切断は通常問題ないとされている[4,5]が，一方で静脈性合併症の報告も散見され[6-8]，小脳上面の静脈切断は正中部の superior vermian vein 数本にとどめ，正中から離れた静脈の切断は行わない方が望ましい[6,8]．

5. 四丘体槽に存在する肥厚したくも膜の開放

四丘体槽のくも膜は非常に厚く，その奥に存在する basal vein of Rosenthal, great vein of Galen, precentral cerebellar vein の確認が困難なことが多い．この部位のくも膜を丹念に切開することによりさらに小脳の下垂を得ることができる．上下後方の視野だけでなく，左右方向の視野も確保するため，前記の静脈の走行を確認しつつ上下左右に可能な限りくも膜を切開し，四丘体槽を大きく露出・開放することが重要である．この際，正中に位置する precentral cerebellar vein は焼灼切離する．上方で great vein of Galen を確認する．くも膜の十分な開放により，松果体に存在する腫瘍を確認することができる．さらに両外側へと剝離を進め，左右の basal vein of Rosenthal および腫瘍への栄養動脈となっていることが多い medial posterior choroidal artery および腫瘍への栄養動脈を確認する．両側の basal vein of Rosenthal の間で腫瘍摘出のスペースを設けることができる．また，第三脳室上面を走行する internal cerebral vein を確認する．

6. 腫瘍摘出

腫瘍摘出の際に注意すべきことは手前から, basal vein of Rosenthal, great vein of Galen への癒着, 四丘体への癒着, internal cerebral vein への癒着, 第三脳室壁への癒着である. 腫瘍内減圧も併用しながら周囲構造物との癒着を鋭的に剥離し, また, 無理に一塊として摘出を試みるのではなく piece by piece に摘出しながら周囲組織との関係を確認しつつ剥離操作を行うことが大切である. 深部静脈系の損傷は, 重度な合併症／後遺症を引き起こすことになり, 静脈への強い癒着など剥離困難な場合は腫瘍の一部残存も視野に入れた摘出を行うべきである.

7. 閉頭

止血は通常の開頭術時以上に慎重に行う必要がある. 特に坐位手術では静脈圧の低下により静脈性出血の評価が困難であり, この点に留意する必要がある. 十分な止血後に硬膜縫合に移るが, 硬膜欠損が生じた場合には, 筋膜や人工硬膜を用いて water tight に縫合後, 吸収性組織補強材ならびにフィブリン糊にて縫合部を補強する. 骨弁を戻し, 固定を行うが, 特に静脈洞交会部ならびに横静脈洞の露出部分は骨弁を用いてカバーできるように骨弁形成を行う必要がある. 筋肉, 筋層はできうる限り死腔が残らないよう, 多層性にかつ密に縫合を行う. 筋層下にはドレーンを置き, 術後硬膜外血腫の発生に備える必要がある.

8. 術後管理

空気塞栓は創閉鎖終了によりその後の新規発生のリスクは低減することができる. しかし, 閉頭も坐位にて行うため, 静脈圧は低下しており, 術中の止血を十分に行っていたとしても静脈性の術後出血のリスクは依然残っている. そのため, 術終了後は挿管管理のまま ICU 管理とし, 坐位のまま ICU 入室し, 徐々に仰臥位へ戻しながら頭蓋内静脈圧の正常化に伴う出血の有無を確認する必要がある.

■ 症例提示

15 歳男性, 松果体部奇形腫.
術前 MRI 画像を 図6 図7 に示す.
開頭は 図5 に示した.
術中動画を供覧する 動画 27 .

2. Supracerebellar infratentorial approach　1）手術

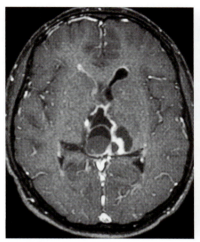
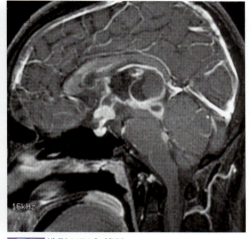

図6　造影 MRI 水平断　　　図7　造影 MRI 矢状断

- 空気塞栓防止と早期発見のために麻酔医と十分な打ち合わせをしておく．
- 術者の負担軽減のために患者体位を考慮する．
- 術前にテント仰角，右左シャント，小脳静脈還流の確認を行う．
- 術中の静脈性出血の止血処置は丹念かつ確実に行う．
- 術後覚醒までの体位を含めた管理に留意する．

文献

1) Hasegawa M, Yamashita J, Yamashita T. Anatomical variations of the straight sinus on magnetic resonance imaging in the infratentorial supracerebellar approach to pineal region tumors. Surg Neurol. 1991; 36: 354-9.
2) Lindroos AC, Niiya T, Randell T, et al. Sitting position for removal of pineal region lesions: the Helsinki experience. World Neurosurg. 2010; 74: 505-13.
3) Nozaki K. Selection of semi-sitting position in neurosurgery: Essential or preference? World Neurosurg. 2014; 1: 62-3.
4) Hernesniemi J, Romani R, Albayrak BS, et al. Microsurgical management of pineal region lesions: personal experience with 119 patients. Surg Neurol. 2008; 70: 576-83.
5) Stein BM. The infratentorial supracerebellar approach to pineal lesions. J Neurosurg. 1971; 35: 197-202.
6) Kodera T, Bozinov O, Surucu O, et al. Neurosurgical venous considerations for tumors of the pineal region resected using the infratentorial supracerebellar approach. J Clin Neurosci. 2011; 18: 1481-5.
7) Page LK. The infratentorial-supracerebellar exposure of tumors in the pineal area. Neurosurgery. 1977; 1: 36-40.
8) Ueyama T, Al-Mefty O, Tamaki N. Bridging veins on the tentorial surface of the cerebellum: a microsurgical anatomic study and operative considerations. Neurosurgery. 1998; 43: 1137-45.

〈深見忠輝，野崎和彦〉

Ⅱ. 松果体部へのアプローチ

2 Supracerebellar infratentorial approach
2) カダバー

はじめに

　Supracerebellar infratentorial approach は，テントの下面で小脳の上面を進み，正中部を経由しながら松果体部に接近する方法[1] で，第三脳室の後半部から後頭蓋窩に進展している腫瘍の摘出に適している[2]．最大の利点は，松果体部が深部静脈系や脳梁膨大部の下方に位置するため，重要な神経および血管組織を損傷することなく病変に到達できることが挙げられる[3]．一方，第三脳室底部および外側の視野が得にくいことが欠点とされる．

　本法を安全に施行するためには，特に両側の internal cerebral vein および basal vein of Rosenthal が合流して Galen 静脈に注ぐ，深部静脈系を温存することが重要で，松果体近傍の解剖を熟知する必要がある．本稿では，ホルマリン固定後に断頭し，頚静脈から青い色素を注入した cadaver head を使用して，prone position で supracerebellar infratentorial approach を行い，step ごとに手術に必要な解剖学的指標を示し，それらの位置関係を解説した． 動画 28

■ Step 1　皮膚切開から開頭まで　図1

　開頭範囲は，横静脈洞を十分に露出することが重要である．上方は静脈洞交会までが見えれば十分で，下方は大孔まで開放する必要はない．これに見合う皮膚切開は，外後頭隆起の二横指上から第四頚椎棘突起にいたる正中切開となる．横静脈洞は正中に向かって下方凸のカーブを描くことに留意する．

■ Step 2　硬膜切開　図2

　硬膜切開は，小脳の上面が十分に露出されることを念頭に行う．横静脈洞を基部とした緩い V shape の硬膜切開をおいて上方へ翻転し糸をかけて吊り上げる．ときに occipital sinus が発達している例があるので注意を要するが，今回用いた head では未発達であった．

■ Step 3　小脳テント下に小脳上面を剝離　図3

　小脳半球上面を軽く下方に牽引しながら，小脳テントの下面を視認する．図に

2. Supracerebellar infratentorial approach 2）カダバー

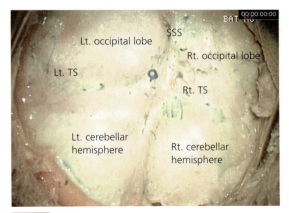

図1
横静脈洞の上下で広めに開頭．下方は大孔が触れるが，開放されてはいない．

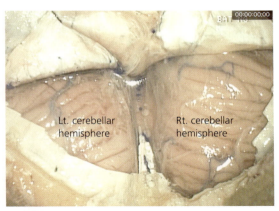

図2
後頭蓋窩の硬膜を，横静脈洞を基部にV字に切開し上方へ翻転．

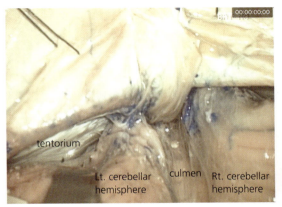

図3
テント下面と小脳上部が，架橋静脈とくも膜でつながっている状態．

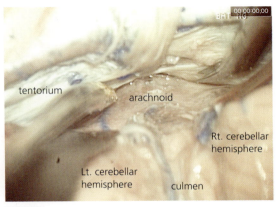

図4
小脳上面の架橋静脈を切断し，くも膜を切開するとテントに沿って，小脳正面から虫部に脳ベラがかけられる．小脳を下方へ圧排すると肥厚混濁したくも膜を認める．

示したように，くも膜が疎な部分と密な部分があり，密な箇所には superior vermian vein を含む数本の bridging vein が視認される．これらの静脈は基本的に凝固切断しても問題はないとされる[1, 3]．さらに小脳上面の剝離を進める．

■ Step 4　小脳テント下面を正中に向かい肥厚したくも膜を視認　図4

　左右の小脳上面を均等に剝離し，上に凸の V shape を描く小脳テントを意識しながら正中に向かう．今回の head はホルマリン固定であり，両側小脳半球に脳ベラをかけているが，正中の小脳虫部に脳ベラをかけて，先端を前に向けて挿入すると，奥まで到達しやすい．テント縁に肥厚したくも膜が視認できる．この奥に Galen 静脈系と松果体および四丘体がある．

Ⅱ．松果体部へのアプローチ

■ Step 5　肥厚したくも膜を切開し Galen 静脈系を露出　図5

　くも膜越しに青く透見される静脈に注意しながら，肥厚したくも膜を鋭的に切開していく．まず，中央に precentral cerebellar vein が視認できる．脳ベラを小脳テント中央部にかけて上方に圧排すると，後上方へ走行した precentral cerebellar vein が Galen 静脈に流入する箇所も視認できる．Cadaver では腫瘍がなく，この段階ではまだ松果体が観察できていないが，実際に腫瘍が存在していれば，precentral cerebellar vein の奥に視認できる．摘出に際しては，precentral cerebellar vein を凝固切断し，術野を広げるが，今回の解剖の目的は正常解剖の学習なので温存したままさらに剝離を進める．なお，precentral cerebellar vein を犠牲にしても症状は出ないとされる[1-3]．

　Galen 静脈に向かって，左右の basal vein of Rosenthal が流入するのが観察され，その外側に透見される青色の静脈に平行な剝離を行うとテント上から注ぎ込む internal occipital vein が視認できる．

　さらに basal vein of Rosenthal の内側も同様に剝離を進めると，左右の internal cerebral vein が観察可能となる．Internal cerebral vein は，脳梁膨大と松果体の間から前方に向かって，第三脳室の天井を構成する 2 層の軟膜由来の半透明な tela choroidea の間隙（Velum interpositum）を medial posterior choroidal artery と共に走行する[2]．Velum interpositum は，通常は閉鎖腔である[3]が，本例では脳梁膨大の下方で大きく開口して cistern of velum interpositum を形成していた．

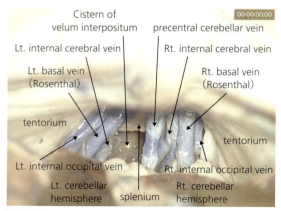

図5
肥厚混濁したくも膜を切開すると precentral cerebellar vein が確認でき，さらに，その両脇に basal vein of Rosenthal が，また前方に internal cerebral vein が視認できる．Velum interpositim が開放され，第三脳室の後方が見える．

2. Supracerebellar infratentorial approach　2）カダバー

■ Step 6　四丘体槽のくも膜を切開し松果体を露出　図6　図7

この段階で視野を下方へ向ける．Cistern of velum interpositum のくも膜は，四丘体槽のくも膜に連続する．このくも膜を切開すると丸く丘状に膨らんだ松果体を視認できる．松果体からは precentral cerebellar vein に注ぐ pineal vein が数本観察された．松果体を全周性に露出するまでくも膜を切開して剥離すると，テント上を走行している posterior cerebral artery（PCA）および PCA から分枝して前方に向かい，velum interpositum を走行する medial posterior choroidal artery が観察される．

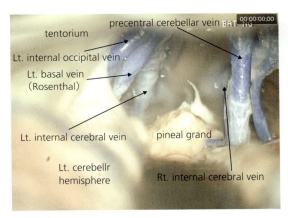

図6
視野を下方へ向けて，さらに小脳を下方へ圧排する．Velum interpositum が連続する quadrigeminal cistern のくも膜を開放すると丸い松果体が観察される．

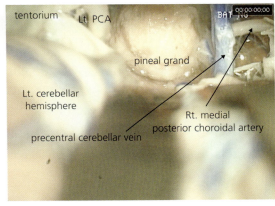

図7
松果体を覆うくも膜を除去し，松果体の下方から観察したところ．

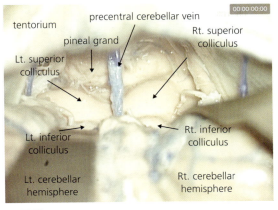

図8
Quadrigeminal cistern を開放し，視野をさらに下方へ向けると左右の superior and inferior colliculus が観察できる．上方の動脈は SCA．

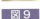

図9
松果体と great vein of Galen に注ぐ深部静脈群の全貌．

Ⅱ. 松果体部へのアプローチ

■ Step 7　上丘および下丘を露出　図8

　Precentral cerebellar vein に注意しながら（実際は切断可能ではあるが）小脳虫部をさらに下方へ牽引し，視野をさらに下方へ転ずると左右に丸く膨隆した上丘が視認され，さらにその下方を観察するとわずかに下丘も観察することができる．

■ Step 8　再び松果体と深部静脈系を観察　図9

　再び視野を上方へ移し，当初の目標である松果体と深部静脈系の解剖学的位置関係を確認する．

■ Step 9　四丘体部および滑車神経を視認　図10

　最後にもう一度術野を四丘体槽の方向へ移す．ここで precentral cerebellar vein を切断し，小脳をさらに下方へ牽引すると四丘体部の全貌を観察することができる．正中からの観察では，この視野が限界であるが，やや側方から両側小脳半球を下方へ牽引する術野を展開すると，下丘のさらに下方から側方へ走行する滑車神経を観察することができる．

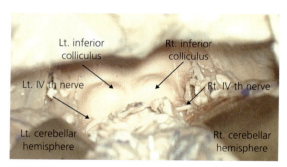

図10
四丘体部全貌と滑車神経の確認．

おわりに

　実際の手術で松果体にアプローチする際には，腫瘍が存在するために，深部静脈系を包むくも膜の肥厚はさらに強くなり，また重要構造物が圧排偏位することから血管系の損傷が生じやすくなる．合併症を回避するためには，十分な正常解剖の理解に基づいた手術が求められる．本稿がその学習の一助となれば幸いである．

　本稿作成時に用いた屍体標本は，慶應義塾大学医学部解剖学教室によって包括

的同意を得ている．また，解剖は，慶應義塾大学医学部クリニカルアナトミーラボにて，『臨床医学の教育及び研究における死体解剖ガイドライン』に沿って実施された．

▪文献

1) 伊達　勲, 大本堯史. 松果体部および四丘体部への手術到達法と解剖学的指標. In: 石井鐐二, 編. 顕微鏡下手術のための脳神経外科解剖IX─中頭蓋窩の外科解剖・手術到達法と解剖学的指標（第10回微小脳神経外科解剖セミナー講演集）. 福岡: サイメッド・パブリケーションズ; 1997. p.79-92.

2) 宜保浩彦, 外間政信, 大沢道彦, 他. 第三脳室. In: 宜保浩彦, 外間政信, 大沢道彦, 他編著. 臨床のための脳局所解剖学. 東京: 中外医学社; 2000. p.154-61.

3) 山本勇夫, Rhoton AL Jr, 佐藤　修. 第三脳室への手術到達法. In: 小林茂昭. 顕微鏡下手術のための脳神経外科解剖（第二回微小脳神経外科解剖セミナー講演集）. 長野: サイメッド・パブリケーションズ; 1989. p.181-97.

〈堀口　崇, 戸田正博〉

III

側頭葉・脳幹部へのアプローチ

III. 側頭葉・脳幹部へのアプローチ

1 Subtemporal transtentorial approach
1）手術

はじめに

　Subtemporal transtentorial approach は側頭葉を挙上し中脳から橋上部に側面から到達する手術アプローチ法である．その適応は，テント切痕から後床突起に付着部をもつ髄膜腫や三叉神経鞘腫などの中頭蓋窩底に首座をもつ腫瘍性病変，脳底動脈先端部動脈瘤や脳底動脈上小脳動脈瘤，中脳大脳脚近傍の海綿状血管腫，さらに後大脳動脈，上小脳動脈へのバイパス術などが挙げられる．Subtemporal transtentorial approach の術野の特徴は，テントをその自由縁より切開することにより，中脳から橋上部を面として比較的広く展開できるところであり，このアプローチの大きな利点の１つでもある．

　Subtemporal approach は病変の種類やその局在・広がりに応じて，側頭下を硬膜外中心に術野展開する subtemporal interdural approach や 錐体骨を削除して中頭蓋窩底から後頭蓋窩を１つの術野としてとらえる（anterior～combined) transpetrosal approach などのバリエーションがあり，応用範囲の広い術式といえる．本稿では subtemporal approach の基本とそのバリエーションの１つである subtemporal interdural approach について解説する．各種 transpetrosal approach については紙面の都合により割愛する．他書を参照されたい [1-4]．

■ 手術手技

1. Subtemporal transtentorial approach

　まず subtemporal transtentorial approach の基本について，①体位，②皮膚切開・開頭，③硬膜内操作，④硬膜閉鎖・閉頭に分類してその工夫や注意点を述べる．

①体位

　体位は仰臥位で上体を約 20°挙上し頭蓋内静脈圧を下げる．頭部は反対側に回旋させ，Mayfield に固定する，いわゆる supine lateral position とする．したがって，同側に十分量の肩枕スポンジを挿入して上半身を頭部の回旋にできるだけ追随させるようにして，頚部の負担を軽減させる　図1．さらに，側頭葉の重力による下垂を利用して術中の側頭葉圧排による機械的負担を避けるために頭部

1. Subtemporal transtentorial approach　1）手術

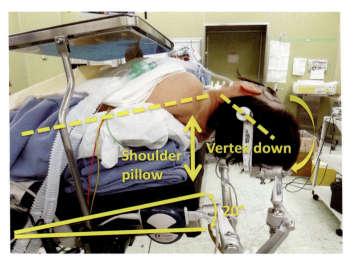

図1　体位
体位は上体を約20°挙上した supine lateral position とし，同側に肩枕を挿入して上半身を頭部の回旋にできるだけ追随させる．頭部は可能な限り vertex down とする．

は可能な限り vertex down とする 図1 ．頭部の vertex down は，頸部を手術ベッドから頭側方向に十分に出した上体で行うことが重要である．ただし，全身麻酔下で筋弛緩状態であるため，頸部の過屈曲には注意する．短頸の患者では無理をせず，反対側上肢を手術ベッドから出して側臥位に近い状態とする．

②**皮膚切開・開頭**

皮膚切開は耳介を中心とした逆U字型 図2A またはクエスチョンマーク型 図2B とする．前後に大きめの前頭側頭開頭を行う際にはクエスチョンマーク

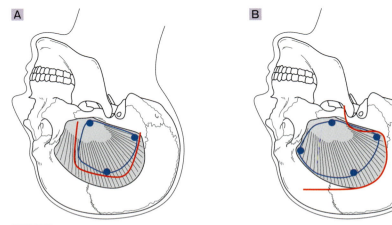

図2　皮膚切開と開頭
A：逆U字型，B：クエスチョンマーク型
開頭は root of zygoma と suprameatal crest を頭蓋底側の指標とし，前頭側と頭頂側への広がりは症例に応じて適宜決定する．

型の皮膚切開を行う．通常，本アプローチでは側頭筋膜は2層に分けて切開する必要はなく，subperiostealに骨から剥離した側頭筋を皮膚筋肉弁として一塊に翻転する．一方，腫瘍性病変などで上方伸展部分の処理に際して顕微鏡光軸のlook-upの度合いが強くなることが予想されzygomatic approachを選択するような場合は，クエスチョンマーク型の皮膚切開を行い，側頭筋膜をinterfascial layerの脂肪層（interfascial fat pad）で切開・剥離して頬骨弓の上縁を露出する必要がある．この場合，皮膚弁は側頭筋膜浅層とinterfascial fat padの一部をつけた状態で翻転することになる．頬骨弓切離の手技の詳細については他の論文・手術書に譲る[5]．

開頭はroot of zygomaとsuprameatal crestを頭蓋底側の指標として，対象となる病変に応じて前頭側と頭頂側への広がりを適宜決定する 図2 ．開頭後に中頭蓋底側の側頭骨が残れば，これをロンジュールやドリルで削除して中頭蓋窩ができるだけ平坦になるようにする．

③**硬膜内操作**

硬膜切開後，側頭葉底面に沿って顕微鏡の光軸が入るように頭蓋底側の硬膜は緊張をもたせて糸で吊り上げる．顕微鏡の光軸は，最初は中頭蓋窩底方向すなわちlook-downに向け，次第にテント面からテント切痕へとlook-up方向に傾けていく 図3A ．中頭蓋窩底は錐体骨上面により側頭葉が持ち上げられた格好になっているため後方が浅く，前方にいくに従い次第に深くなっていく．したがって，最初は後方から徐々に側頭葉を挙上していく 図3B ．この際，脳ベラは使わず，吸引管とマイクロ鑷子などを用いて，ベンシーツで脳を保護しながら少しずつ奥へと進む．少しずつ髄液が流出してくればこれを吸引しながらテント切痕まで到達する．テント切痕で迂回槽のくも膜を切開して髄液を流出させて，脳の緊

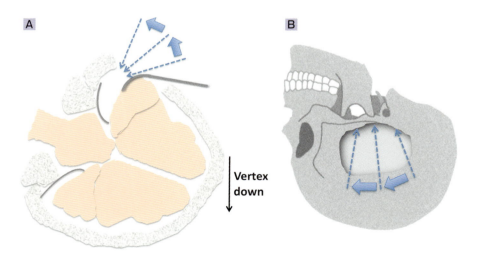

図3 硬膜内操作の初期段階
A：顕微鏡の光軸は，最初はlook-downに向け，次第にlook-up方向へと傾ける．
B：最初は後方から徐々に側頭葉を挙上していき，前方へと視野を移動する．

1. Subtemporal transtentorial approach　1）手術

張をとる．これらの一連の操作で留意すべきは，架橋静脈の取扱いである．Labbé静脈は横静脈洞のS状静脈洞移行部近傍に流入することが多いため，通常の開頭範囲ではLabbé静脈が問題となることは少ないが，Labbé静脈の架橋部にできるだけtensionがかからないように側頭葉を挙上する際はやや後方に牽引する．一方，側頭葉底面から中頭蓋窩底硬膜やテントに付着しながら，あるいは途中で静脈洞となり最終的に横静脈洞・S状静脈洞移行部へと流入する静脈が存在することもあり，側頭葉挙上の障害となる．このような場合は静脈を硬膜のinner layerの層で切離してできるだけ長くfreeにしてから側頭葉を牽引する．静脈が途中で硬膜に静脈洞を形成して流入しているような場合，静脈洞から少し距離を置いて硬膜を切離して静脈洞と共に静脈に可動性をもたせたり 図4 ，あるいは静脈洞周囲の硬膜を広く切離した後，硬膜と一緒に脳を牽引する[7]．

　迂回槽からの髄液を排除して脳の緊張を十分にとった後，テント切痕を目印に少しずつ前方へと視野を移動させる．吸引管などで軽く牽引した側頭葉を脳ベラで支える感覚で術野をつくるようにする．決して脳ベラを用いて脳を牽引してはいけない．迂回槽に滑車神経を認め 図5 ，さらにくも膜を前方に切り進めると動眼神経とその上下に後大脳動脈と上小脳動脈を確認できる．必要に応じてテントを切開して下方へと術野を展開する．テントは滑車神経のテント貫通部のすぐ後方の切痕縁から切り始める．テント切開時にテントの静脈洞からの出血をきたすことがある．このような場合はフィブリン糊を浸したサージセルコットンやジェルフォームを用いて止血する．これらでも止血が難しい場合はリガクリップなどで出血部位を挟み込む．切開したテントの断端は5-0プロリンなどで吊り上げると，より広い術野が展開できる．

　オリエンテーションがつきやすい術野を得るためには顕微鏡の光軸を真横からよりもむしろやや前方寄りから入れるのがコツである．そうすることにより，脳

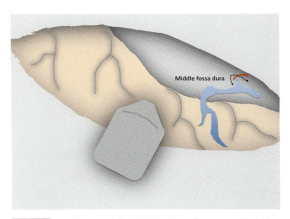

図4 側頭葉底面から中頭蓋窩底硬膜静脈洞に流入する架橋静脈
側頭葉底面から静脈が途中で中頭蓋窩底硬膜に静脈洞を形成して流入している場合，静脈洞から少し距離を置いて硬膜を切離して静脈に可動性をもたせる．

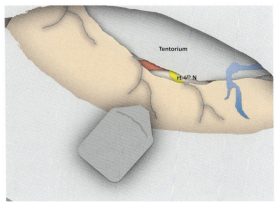

図5 テント切痕と迂回槽を走行する滑車神経
テント切痕まで到達して滑車神経（4th N）を確認し，迂回槽のくも膜を切開して髄液を流出させて脳の緊張をとる．

III．側頭葉・脳幹部へのアプローチ

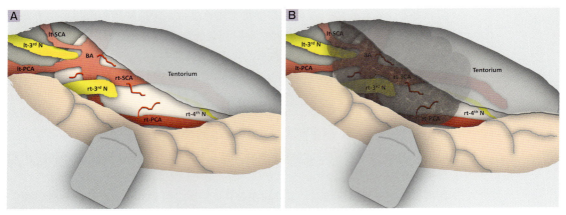

図6 Subtemporal approach における術野展開
A：顕微鏡の光軸を前方寄りから入れることにより脳底動脈（BA）とそこから分岐する両側の上小脳動脈（SCA）と後大脳動脈（PCA），これらの間を走行する両側の動眼神経（3rd N）が認められる．
B：腫瘍性病変と重要構造物との位置関係．

底動脈とそこから分岐する両側の上小脳動脈と後大脳動脈，これらの間を走行する両側の動眼神経が認められる 図6A ．顕微鏡光軸を look-up 方向に傾けると大脳脚や乳頭体が確認できる．腫瘍性病変の場合では，まさにこの術野に腫瘍が存在し，上小脳動脈，後大脳動脈，脳底動脈さらにこれらから分岐する穿通枝，動眼神経や大脳脚，脳幹との剝離操作を行うことになる 図6B ．後述するが，これらの重要構造物との剝離は腫瘍の十分な内減圧を行った後に行う．一方，脳底動脈先端部動脈瘤や脳底動脈上小脳動脈瘤へのアプローチの場合はこの時点で確保すべき母血管がすべて露出できたことになる．動脈瘤ネックの剝離やネッククリッピングの詳細については他に優れた手術書があり，これらを参照されたい．

④硬膜閉鎖・閉頭

硬膜は water-tight に閉鎖する．開頭時に root of zygoma から suprameatal crest にかけて乳突蜂巣が開放される場合がある．この場合は側頭筋の筋膜もしくは筋肉片を採取し，フィブリン糊を浸した後に開放された乳突蜂巣を完全に被う．

骨弁は開頭の頭頂側で合わせてチタンプレートなどで固定する．

▶症例1：57歳，女性，左片麻痺，右動眼神経麻痺

徐々に進行する左片麻痺と右動眼神経麻痺を呈し，MRI では後床突起から斜台上方に付着部をもつ髄膜腫を認め，中脳と強く圧排していた 図7AB ．右 subtemporal approach にて 動画29 腫瘍をほぼ全摘した 図7CD ．左片麻痺と右動眼神経麻痺は改善した．

▶症例2：33歳，男性，左片麻痺，右動眼神経麻痺

左片麻痺による歩行障害を認めた．MRI では後床突起から上後方に伸展する髄

1. Subtemporal transtentorial approach　1）手術

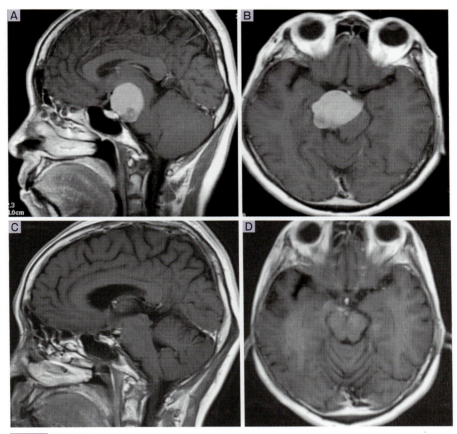

図7　造影 MRI
A, B: 術前, C, D: 術後

膜腫を認めた 図8AB ．右 subtemporal approach にて 動画30 右動眼神経周囲の腫瘍を一部残しその他はほぼ全摘した 図8CD ．術後，右動眼神経麻痺は一過性に増悪したが，その後片麻痺とともに完全消失した．

2. Subtemporal interdural approach

　全身麻酔導入後に腰椎スパイナルドレナージを挿入して，術中の髄液排除に備える．体位や皮膚切開・開頭は通常の subtemporal approach に準じる．脊椎ドレナージから 30〜50 mL の髄液を排除した後，中頭蓋窩底硬膜を剥離，挙上する．中硬膜動脈を棘孔のレベルで凝固切断した後，大浅錐体神経を硬膜から剥離しながら硬膜を骨面から剥離，挙上していく．正円孔および卵円孔を確認した後，骨膜硬膜から固有硬膜を剥離し，三叉神経第2枝（上顎神経，V2）および第3枝（下顎神経，V3）を露出する 図9A ．多くの場合で正円孔や卵円孔などの神経孔には導出静脈が発達しており，神経と固有硬膜の剥離に際して強い静脈性の出血をきたす．このような場合，フィブリン糊を付けたサージセルコットン®を充填して止血する．本アプローチの適応となる Meckel 腔を中心として発育す

Ⅲ．側頭葉・脳幹部へのアプローチ

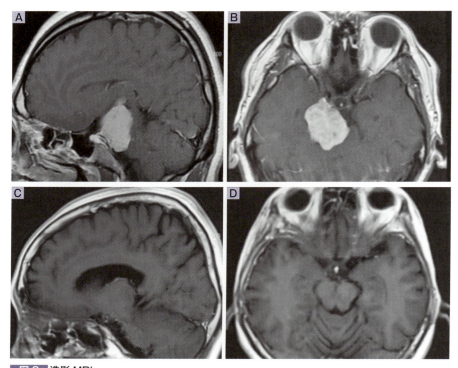

図8 造影 MRI
A，B：術前，C，D：術後

る腫瘍性病変では，通常三叉神経第2枝や第3枝は腫瘍により手前の方向に持ち上げられたかたちで認められる 図9B．後頭蓋窩まで術野を展開させる場合，大浅錐体神経を目印にその内側のいわゆる Kawase's triangle の骨削除（anterior petrosectomy）を行う．この anterior transpetrosal approach については多

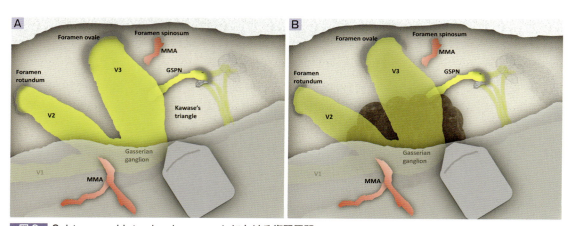

図9 Subtemporal interdural approach における術野展開
A：大浅錐体神経（GSPN）を硬膜から剝離しながら硬膜を骨面から挙上する．正円孔および卵円孔を確認後，骨膜硬膜から固有硬膜を剝離して三叉神経第2枝（V2）および第3枝（V3）を露出する．
B：腫瘍性病変と重要構造物との位置関係．

1. Subtemporal transtentorial approach　1）手術

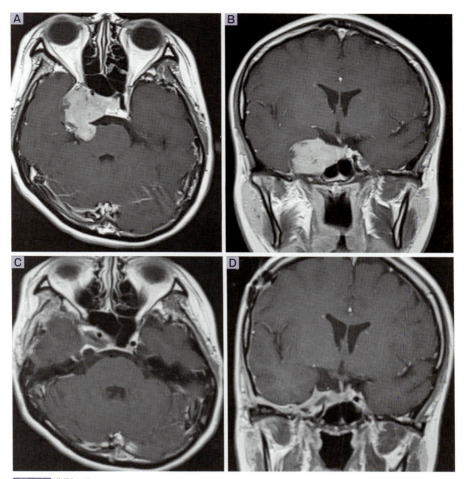

図10 造影MRI
A, B: 術前, C, D: 術後

くの手術書で解説されているので参照されたい[4]．

▶症例3：30歳，女性，右顔面のしびれ

　右三叉神経第1枝，2枝，3枝領域の知覚鈍麻および右咬筋の麻痺を認めた．MRIでは海綿静脈洞からMeckel腔を占拠する中頭蓋窩底腫瘍を認めた．腫瘍は一部Meckel腔を超えて後頭蓋窩にも及んでいた 図10AB ．三叉神経鞘腫の診断にて，subtemporal interdural approachにて 動画31 腫瘍をほぼ全摘した 図10CD ．病理診断は clear cell meningioma であった．

・文献
1) 中尾直之. Transpetrosal approach の基本手技. 手術のコツとピットホール　一流術者のココが知りたい. 脳神経外科速報. 2014; 24: 506-12.
2) 中尾直之. Transpetrosal approach の基本と応用. 脳神経外科ジャーナル. 2014; 23:

Ⅲ. 側頭葉・脳幹部へのアプローチ

794-801.

3) 中尾直之. 錐体斜台部腫瘍に対する posterior transpetrosal approach の基本手技とその応用. 第 29 回日本微小脳神経外科解剖研究会講演集. 2015. p.22-4.

4) 吉田一成, 河瀬　斌. 斜台部上部髄膜腫: Anterior petrosal approach. In: 脳神経外科 Advanced Practice 7 髄膜腫. 東京: メジカルビュー社; 2002. p.142-9.

5) 中尾直之. Infratemporal fossa approach. In: 低侵襲時代の頭蓋底手術. 東京: メジカルビュー社; 2009. p.71-81.

6) Kyoshima K, Oikawa S, Kobayashi S. Preservation of large bridging veins of the cranial base: Technical note. Neurosurgery. 2001; 48: 447-9.

〈中尾直之〉

Ⅲ. 側頭葉・脳幹部へのアプローチ

1 Subtemporal transtentorial approach
2）カダバー

はじめに

　Subtemporal transtentorial approachは側頭葉下面から病変に接近し，一般的に脳幹部病変，特に中脳レベルの前側方から進入するアプローチで海綿状血管奇形や中頭蓋窩三叉神経 Meckel 腔に発生する髄膜腫や神経鞘腫，また脳底動脈 - 上小脳動脈（BA-SCA）や後大脳動脈の末梢部（P2）動脈瘤がその適応となる．一方このアプローチ単独で行うことは前述の動脈瘤や中脳前方大脳脚近傍の海綿状血管奇形など除いてまれで，多くは骨削開部によってはバリエーションが多いためこれを base にして他のアプローチに広げることが多い．特に Kawase の三角を削除することによって後頭蓋窩橋レベルに視野を広げる subtemporal anterior transpetrosal approach はよく知られている．そのほか頭頚部領域の悪性腫瘍進展例にも応用できるが，実際には側頭骨，特に中頭蓋窩の骨を頭蓋底に向かって十分に削開することが必須で，より側頭葉の retraction が必要な場合は，頬骨を切離しさらに骨削開を追加する．Subtemporal transtentorial approach にかかる詳細な解剖はすでに前著『カダバーと動画で学ぶ頭蓋底アプローチ』で語り尽くされているが，本稿は動画を見比べるなどしてそれらの復習のために活用してもらいたい．

　なお，本カダバーはすべて右側からのアプローチである．また解剖の習熟度を深めるために意図的に脳の一部を摘出し硬膜に切開を加えている．最後に実際の手術例を添付しているのでよく見比べてもらいたい．

■ 長所と短所

　本アプローチは，前述したように単独での手技は限られている．他方小脳橋角部に存在する錐体骨髄膜腫，特に顔面神経および聴神経から上方に位置するものに対しては Kawase の三角を削除することによって摘出可能になる．このように橋上半分から中脳にかかる腫瘍は subtemporal anterior transpetrosal approach によって摘出可能だが，subtemporal transtentorial approach を基準にそのバリエーションが考慮される場合は，三叉神経を基準に考えるとわかりやすい．すなわち三叉神経鞘腫や脳底動脈 - 上小脳動脈（BA-SCA），後大脳動脈の末梢部（P2）動脈瘤などは本アプローチのよい適応ではあるが，これより下方になると錐体骨先端部を削除し後頭蓋窩硬膜を切開する anterior transpetrosal

Ⅲ. 側頭葉・脳幹部へのアプローチ

approachになる．一方，このanterior transpetrosal approachは三叉神経を跨ぐ形になり橋下半分に進入しづらくまた静脈性の出血も多い．また外転神経がすぐ下方に存在し，さらに唯一で最大の解決し難い短所は術野が狭いところにある．

■ 静脈還流

本アプローチは慣れてくると骨のランドマークが比較的わかりやすく，骨削開時もイメージしやすい．ただ側頭葉下部には重要な静脈路が知られており，これらを熟知しておかないと術後重大な静脈合併症に遭遇する．山上らは浅中大脳静脈を以下の4つのタイプに分類し注意を促している．

①Sphenoparietal type：sphenoparietal sinusを経て海綿静脈洞に流入する

②Sphenobasal type：蝶形骨大翼を横断しpterygoid plexusに流入する

③Sphenopetrosal type：sphenoparietal sinusを経て中頭蓋窩底を後方に走り横静脈洞に流入する

④Undevelop type：未発達

これらはtranstentorial approachではあまり問題にならないが，このうちsphenopetrosal typeはanterior transpetrosal approachにおいてsphenopetrosal sinusを硬膜切開時に切断することによって損傷され，側頭葉だけではなく前頭葉にも広範な静脈還流障害を残すといわれている．

■ Cadaver dissection 手技

1. 皮切

頭部は水平位とする．皮切はh字型またはn字型にするが，ここで注意すべきは前側すなわち側頭葉シルビウス裂方向の開頭範囲も十分に行うことである．同部の開頭範囲を確保しておかないと前頭側，特に錐体骨を削開する際視野の妨げになる．h字型またはn字型から前方はzygomatic archの基部を基点にpterional アプローチに準じた緩やかなカーブを描くようにする　図1．側頭筋と側頭筋膜は筋膜下の脂肪層で分けて切開し，筋膜は血流に富んだ有茎の組織として閉頭時の髄液漏予防として，腹部の脂肪とともに使用する．一方側頭筋は線維に沿って骨膜から剥離し，これをできる限り前方に固定しておく．なお屍体標本では脂肪と筋肉が分かれやすくなっているのでよく観察するとよい　図2．

2. 開頭

Burr hole は特に開頭範囲下方にあたるzygomatic archの基部やsupramastoid crest, squamous sutureなどを同定した後全部で4つ穿ち開頭を行う　図3．実際の手術では周囲にperipheral tentingを施した後，次に側頭骨を

1. Subtemporal transtentorial approach　2）カダバー

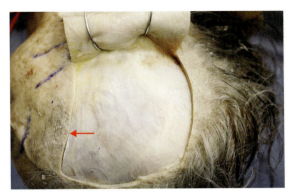

図1　皮切
前頭部を意識した側頭開頭を行うため前方に伸ばした皮切を行う．

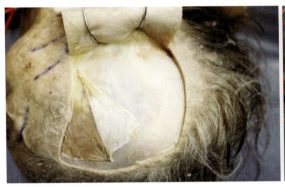 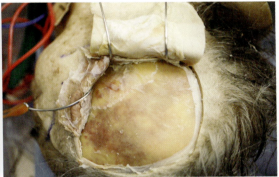

図2　側頭筋と側頭筋膜
筋膜下の脂肪層で分けて切開，側頭筋は前方に固定する．

　できる限り中頭蓋底に向かって削開する．これは他書にはあまり詳しく述べられていないが，この後側頭葉中頭蓋底硬膜を中頭蓋窩から剥離し，棘孔や大錐体神経の同定，中硬膜動脈の処理のために必須の作業である．動画では開頭後理解を深めるためにいったんsubtemporalに脳ベラを進めているが，まずテント縁で滑車神経を確認している．その後視軸を変えて脳神経は視神経・動眼神経・滑車神経を確認している．動脈は内頚動脈・後交通動脈とその穿通枝，脳底動脈・後大脳動脈・上小脳動脈を確認して，次に側頭葉中頭蓋底硬膜の剥離に移っている．

3. 側頭葉中頭蓋底硬膜から大錐体神経，卵円孔，三叉神経第二・三枝の同定

　Subtemporal transtentorial approachでは開頭後側頭葉中頭蓋底硬膜を中頭蓋窩から前方は棘孔，後方は錐体骨縁まで鈍的に剥離するが，この間特に大錐体神経（GSPN: greater superficial petrosal nerve）に注意を払う必要がある．大錐体神経は顔面神経の膝神経節から分岐する副交感神経であり，頭蓋外に出て翼突管神経となり，翼口蓋神経節を経由して涙腺神経と合流するので損傷すると

Ⅲ．側頭葉・脳幹部へのアプローチ

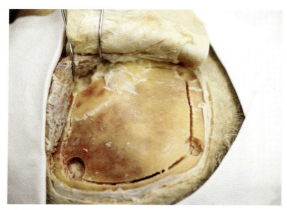

図3 開頭

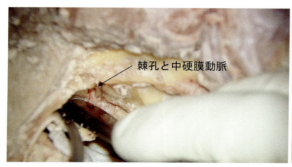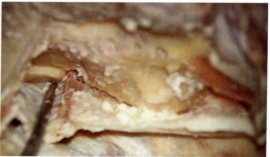

図4 中頭蓋窩棘孔と中硬膜動脈の見え方を比較すると開頭範囲が理解できる

　涙腺分泌障害が起こる．特に中頭蓋底硬膜は大錐体神経が走行している部分で強く癒着していることがあり，手術では剝離困難であれば骨膜硬膜と固有硬膜（dura propria）間を鋭的な操作を行い，これを温存するよう努める．万が一硬膜側に残すと切断され膝神経節で顔面神経損傷を生じる可能性があるため，顔面神経刺激装置などを用いてこれを同定するとよい．動画では棘孔を確認後，中硬膜動脈を切離し，ここを起点に硬膜を鈍的剝離 peel off していき大錐体神経を確認している．ここで開頭範囲を広げるためドリリングしているが，前述したように前側の開頭範囲が狭いと中頭蓋窩操作に支障をきたすことが理解できると思う 図4 ．さらに中硬膜動脈の棘孔入口部の下方に三叉神経第三枝がみえてくるが，前方は三叉神経第二枝まで硬膜の剝離を進めて，後方は錐体骨縁まで広げる．同部は実際の手術では神経と固有硬膜の剝離に際して静脈性の出血が多く止血に時間を要すが，重要なことは骨膜硬膜と固有硬膜（dura propria）を意識して硬膜を peel off をすることである．特に屍体標本は薬品固定されているため剝離は容易で，骨膜硬膜と固有硬膜（dura propria）間の peel off に関するこれら一連の作業は非常にわかりやすいので，解剖学的特徴をよく観察しながら行うとよい．動画では卵円孔からその前方正円孔に至る三叉神経第二・第三枝が確認可能で，

1. Subtemporal transtentorial approach 2）カダバー

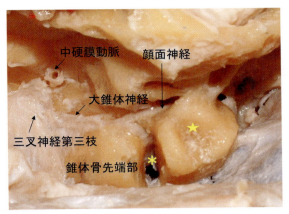

図5 Combined petrosal approach で mastoidectomy を行い三半規管を露出させ，視軸を中頭蓋窩へ移したところ
錐体骨先端部の削除はこれをイメージして行う．＊：内耳道，
☆：三半規管

その右側に隆起している骨が arcuate eminence である．さらに硬膜内外からテント縁近傍の解剖を確認しているが，中脳や動眼神経・滑車神経の硬膜入口部，棘孔や中硬膜動脈，大錐体神経，三叉神経の位置関係がよくわかる．

4. Transtentorial approach 動画32a

Transtentorial approach はここで滑車神経の硬膜入口部後方でテントに切開を入れ，切開した硬膜の両端に糸をかけて持ち上げる．このテント切開を上錐体静脈洞（superior petrosal sinus）まで伸ばし，脳神経は前述の滑車神経や動眼神経，そして可能であれば橋を origin とする三叉神経を確認し，脳血管に関しては後大脳動脈（PCA），上小脳動脈（SCA）を確認し各病変に到達する．カダバー編ではあるが実際の手術動画 動画32b を添付したので解剖と比較してもらうとわかりやすい．

■ 応用編

Subtemporal transtentorial approach に関する解剖は前著『カダバーと動画で学ぶ頭蓋底アプローチ』で詳細に述べられているので，これらを参考にして頂ければよい．ただ日常遭遇することがそれほど多くないこの approach で経験少ない術者にとって最もつまずきやすいのは，三叉神経 Meckel 腔部の硬膜切開といっても過言ではない．実際の手術では時に止血困難な静脈性の出血がみられるため，より屍体標本で正常解剖を熟知しておく必要がある．動画ではわかりやすいように前項に続いて錐体骨前半部の削除を行っている．錐体骨先端部の骨削開は大錐体神経と後方は内耳道をイメージしたラインで行うが 図5 ，ある程度進むと後頭蓋窩硬膜が露出されるのでなるべくこの硬膜を損傷しないよう注意す

III. 側頭葉・脳幹部へのアプローチ

る．また，まれにではあるがこの部の骨が非常に脆くなっている症例があり，不注意にドリルを進めると内頚動脈を損傷することがあるので，骨の硬さを随時確認しながら行うとよい．動画では step by step で錐体骨削除を進めているが，前述したように詳細な解剖を他著と比較しながらみてもらえるとよいと思う．

▪ 文献

1) 山上岩男, 小林英一, 平井伸治, 他. 顕微鏡下手術のための脳神経外科解剖XII. 東京: サイメッド・パブリケーションズ; 2000. p.151-8.

2) 吉田一成, 河瀬　斌. 顕微鏡下手術のための脳神経外科解剖XI. 東京: サイメッド・パブリケーションズ; 1999. p.178-86.

3) Ogiwara T, Goto T, Kusano Y, et al. Subtemporal transtentorial approach for recurrent trigeminal neuralgia after microvascular decompression via the lateral suboccipital approach: case report. J Neurosurg. 2015; 122: 1429-32.

〈野口明男, 塩川芳昭〉

Ⅲ. 側頭葉・脳幹部へのアプローチ

2 Transsylvian selective amygdalohippocampectomy
1）手術

はじめに

　薬剤抵抗性の難治性てんかんの中で，海馬硬化症が原因となる内側側頭葉てんかんは外科治療による発作抑制率が高いので，よい手術適応になる．その手術法には最も標準的に行われている前側頭葉切除による海馬扁桃体摘出術（ATL）と海馬扁桃体を中心とする側頭葉内側構造のみを摘出する選択的海馬扁桃体摘出術（SA）がある．ATL の場合は手術合併症として言語優位側の術後は言語性記銘力の低下をきたす危険性があることや側頭葉内の視放線が一部損傷されるので対側の上 1/4 盲が出現する．これらを回避するために SA が開発されたが，海馬扁桃体を中心とする側頭葉内側部への到達経路により，種々の手術法が考案された．1958 年の Niemeyer[1] による中側頭回経由の経皮質到達法が最初の報告でその後，Wieser and Yaşargil[2] が経シルビウス裂到達法による選択的海馬扁桃体摘出術（TSA）を発表した．SA で側頭葉内側構造物への到達経路の点から，①側頭葉外側皮質からの経皮質到達法（中側頭回[1] 経由，上側頭溝[3] あるいは下側頭溝[4] 経由の経皮質到達法），②側頭葉底部からの到達法（側頭葉下窩到達法）[5]，③シルビウス裂を開放して側頭幹を経由する到達法[2, 6, 7] の 3 法に大きく分けられる．いずれの手術法も ATL に比べると狭い術野で側頭葉内側構造物を切除するため，術者に高度の手術技術と経験が要求される．本稿では著者が 300 例を超える経験を持つ経シルビウス裂到達法による選択的海馬扁桃体摘出術の手術法[6, 7] について述べる．

■ 手術手技　動画33

　代表症例の術前後の MRI 図1 および術中写真 図2 を示しながら経シルビウス裂到達法による選択的海馬扁桃体摘出術（transsylvian selective amygdalohippocampectomy: TSA）の手術法について述べる．手術のポイントは狭い術野で安全かつ正確にてんかん焦点の海馬および海馬傍回を摘出することにある．以下の手術手技の記載は左側 TSA について述べる．

1. 体位，皮膚切開および開頭範囲

　体位は通常の pterional approach と同様の仰臥位で右側へ頭頸部を 30°回旋し，頸部を右側へ 15°側屈し，15°伸展させ，3 点固定器を用いて固定する．背板

Ⅲ．側頭葉・脳幹部へのアプローチ

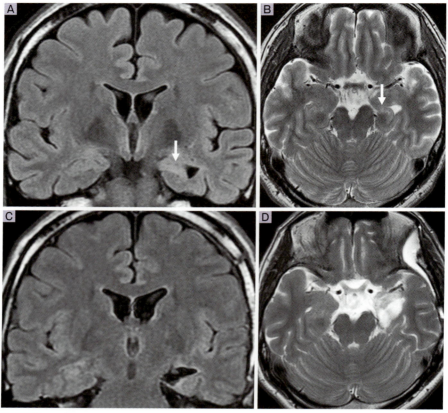

図1 24歳，男性
10歳時より抗てんかん薬の服用下にても，月1回の頻度で抑制困難な複雑部分発作を認めていた．MRI，EEG，発作症候で左海馬硬化症による左側頭葉てんかんと診断し，selective amygdalohippo-campectomy（transsylvian approach）を施行した．
A，B：MRI FLAIR像冠状断（A）およびT2強調像軸位断（B）で左海馬の萎縮と高吸収域を認め，海馬硬化症と診断した（矢印）．
C，D：術後のMRI（C：FLAIR像冠状断およびD：T2強調像軸位断）で左側頭葉内側構造が選択的に切除され，側頭葉外側皮質には損傷を認めない．

（上半身）および腰板（下半身）をそれぞれ10°，挙上する．基本的には無剃毛手術で行っている．

皮膚切開線はanterior circulationの脳動脈瘤クリッピング術のものと同様で，hair lineの後方で，耳介前方，頬骨弓の直上に始まり，正中を右側へ約3 cm超える半冠状切開を行う．

開頭は通常の前頭側頭開頭を行っている．術中皮質脳波測定を行うので，側頭葉側はやや大きく開頭する必要があり，側頭下窩方向への骨削除および蝶形骨小翼の骨削除も十分に行う．硬膜切開後の脳表を 図2A に示す．

2．シルビウス裂の開放と側脳室下角への到達

シルビウス裂をできるだけ末梢まで開放することが後の手術操作を円滑に行うために非常に重要である 図2B ．シルビウス静脈は症例によってバリエーショ

2. Transsylvian selective amygdalohippocampectomy　1）手術

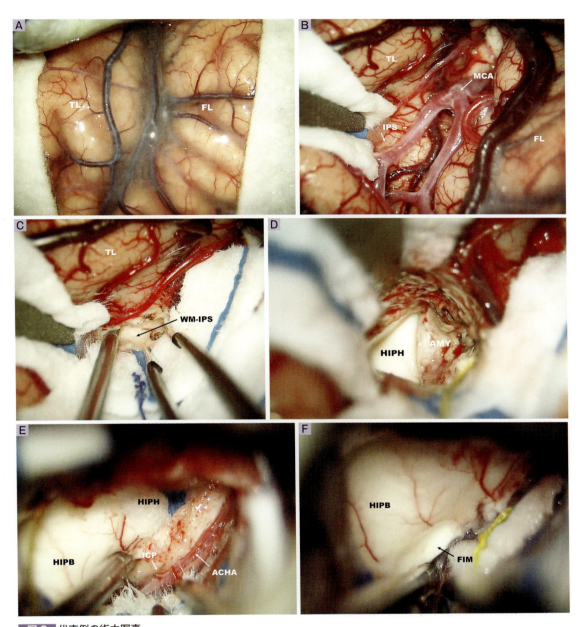

図2　代表例の術中写真
TL: temporal lobe, FL: frontal lobe, MCA: middle cerebral artery, IPS: inferior periinsular sulcus, WM-IPS: white matter under inferior periinsular sulcus, HIPH: hippocampal head, AMY: amygdala, HIPB: hippocampal body, ICP: inferior choroidal point, ACHA: anterior choroidal artery, FIM: fimbria, IVV: inferior ventricular vein, PHG: parahippocampal gyrus, INS: innominate sulcus, CLE: collateral eminence, MHA: middle hippocampal artery, HIPT: hippocampal tail

ンがあり，静脈本幹の側頭葉側からの還流がない場合は側頭葉側で剥離する方がその後の手術操作が行いやすい．シルビウス静脈の本幹が数本存在する場合はそれらをすべて，その全長にわたって剥離することが必要な症例もある．どの例も側頭葉弁蓋部を島回から剥離し，術中に側頭葉に余分な牽引をかけなくても術野

125

III. 側頭葉・脳幹部へのアプローチ

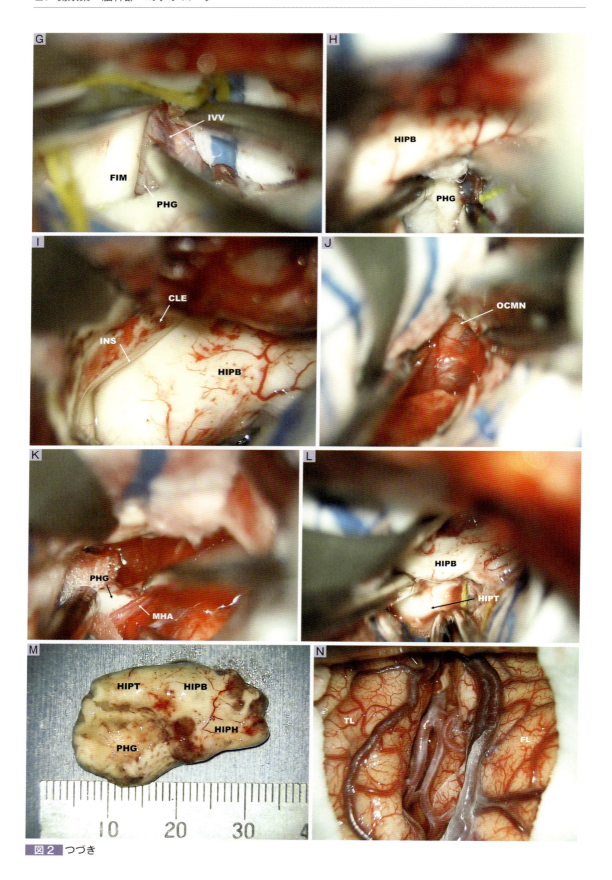

図2 つづき

を確保できるようにする．次に島回の入り口であり，かつ前有孔質の最外側に位置する島限を確認する．中大脳動脈のM2 portionにその後の手術操作が及ぶことで血管攣縮が生じないよう塩酸パパベリンを塗布した綿花でこれを覆っておく．島限より10 mm遠位側で島回の最後下方部に位置するinferior periinsular sulcusに皮質切開を約15 mm設け，白質を吸引除去しながら深部へ進む 図2C ．側脳室下角の脳室壁に近づくとその色調の変化と髄液腔に特有の緊張を感じることができ，それを開放して側脳室下角へ到達する．側脳室下角に進入できなければ，後のステップに進めないので，本法の手術操作の中で最も重要なポイントである．シルビウス裂の開放で髄液が流出しているためbrain shiftにより，navigation systemを用いても側脳室下角の確認は困難である．進入するコツは側頭葉と島回の境界部であるinferior periinsulr sulcusを確認して皮質切開を設けること，そして15 mmの皮質切開線を設けたら，丁寧にゆっくりとその幅で同様の深さを保ちながら白質を吸引し，脳室壁を確認することである．海馬萎縮が強くない例は側脳室下角の髄液腔がほとんどなく，非常に注意を要する．このような例で不用意に白質吸引を行うと側脳室下角にすでに進入しているのにもかかわらず，海馬を脳白質と間違えて吸引除去してしまうので注意が必要である．

3. 扁桃体の部分摘出と海馬の前方離断

　脳室内部を観察すると海馬が側脳室下角の床を形成し，扁桃体は海馬と向かい合うように側脳室下角上壁の一部を形成していることがわかる 図2D ．海馬頭は内側前方で扁桃体と鉤回を介して連続している．扁桃体を鉤回の方向に向かって吸引除去していくと，自然と扁桃体の下3/4の部分摘出がなされる．扁桃体は5つの核から成り立っており，扁桃体上1/4の存在するmedial nucleusとcentral nucleusが基底核と連絡しているために，下3/4の切除を行っている．さらに鉤回を脳室側より吸引除去すると前脈絡叢動脈が軟膜を通して観察される．この軟膜を破損しないように前脈絡叢動脈をその遠位部へたどりながら海馬頭を切断していくと前脈絡動脈の脳室内への入口部であるinferior choroidal pointまで海馬頭を切離できる 図2E ．前脈絡動脈は内頚動脈から分岐したのち，このinferior choroidal pointまでのcisternal segmentで内包後脚および視索を栄養している．このため前述の操作を丁寧に行い，軟膜を破らないようにすれば前脈絡叢動脈に直接の手術操作は及ばず，さらに迂回槽に血液が流入することもないため，前脈絡叢動脈の血管攣縮は回避できる．前脈絡叢動脈に血管攣縮をきたすと手術側と反対側の片麻痺および同名半盲が生じる．この合併症を予防するために塩酸パパベリンを塗布した綿花で前脈絡叢動脈を覆うことが大切であるが，閉頭前に塩酸パパベリンを浸したコラーゲンスポンジ（10 mm大）を前脈絡叢動脈上に留置している．

　軟膜の損傷を認めた場合，前述の塩酸パパベリンを塗布した綿花で前脈絡叢動脈を覆っておく．

4. 海馬の腹側離断

Inferior choroidal point から海馬尾側で腹側には海馬采 図2F が存在し，これは脳幹部周囲を取り囲むように後方では脳弓へと連続する記銘力の伝導路である．海馬采をすぐ直下のくも膜と鈍的に剝離する．海馬采を剝離すると海馬からの導出静脈で脳底静脈へ流入している inferior ventricular vein 図2G が確認できる．Inferior ventricular vein はまれに脳底静脈までの距離が短い例があるため，その損傷を回避するためにできるだけ海馬采をしっかりと剝離し，海馬裂内の海馬に近い部位で inferior ventricular vein の凝固切断を行うように心がけることが大切である．この操作で海馬傍回上の軟膜が切離されるので海馬傍回を軟膜下にできるだけ，その全周にわたって剝離しておく 図2H ．これは海馬尾および海馬傍回を最終段階で切断するときに脳幹部と海馬傍回を見誤ることを防ぐために重要である．

5. 海馬の背側離断

つぎに術野を海馬体背側へ移し，側副隆起と海馬体の間に存在する無名溝で海馬体背側を切断する 図2I ．この無名裂に沿って切開線を設け，深部に向かいながらやや側副隆起側へ向けて海馬背側部の切断面を作っていくと海馬傍回と紡錘状回の間にある側副溝の軟膜下に海馬傍回を剝離することができる．海馬体から海馬頭に向かって，この切断面を作成していくと扁桃体の切除時に行った鉤回の除去部つまり海馬の前方離断部と合流し，軟膜下に動眼神経が確認される 図2J ．

6. 海馬の導入動脈の凝固切断

海馬体の導入動脈を凝固切断するためには海馬と海馬傍回を起こすように牽引することが必要となる．この操作により，軟膜下を走行する後大脳動脈が確認でき，本動脈から分岐して海馬裂へ進入している海馬体後方部への導入動脈である middle hippocampal artery を凝固切断する 図2K ．

7. 海馬の後方離断

最後に海馬および海馬傍回を一塊として摘出するためにできるだけ海馬尾の後方部で切断する 図2L ．さらに CUSA を用いて四丘体の外側部が軟膜越しに確認できるまで残存した海馬尾および海馬傍回を吸引除去する．海馬尾は側脳室三角部の脳室壁へと連続してやや外側へ位置し，海馬傍回はそのまま脳幹部を囲むように後方へとつらなる．本法の術野では海馬尾を CUSA で吸引除去後，海馬傍回をその内側のくも膜越しに脳幹部を見ながら，奥に向かって吸引除去することになる．摘出した海馬と海馬傍回 図2M および海馬摘出後の脳表を示す 図2N ．明らかな前頭および側頭葉外側皮質の損傷を認めない．

文献

1) Niemeyer P. The transventricular amygdala-hippocampectomy in the temporal lobe epilepsy. In: Baldwin M, et al, editors. Temporal Lobe Epilepsy. Springfield: Charles C Thomas; 1958. p.461-82.

2) Wieser HG, Yaşargil MG. Selective amygdalohippocampectomy as a surgical treatment of mesiobasal limbic epilepsy. Surg Neurol. 1982; 17: 445-57.

3) Olivier A. Transcortical selective amygdalohippocampectomy in temporal lobe epilepsy. Can J Neurol Sci. 2000; 27(1 Suppl): S68-76, S92-6.

4) Miyagi Y, Shima F, Ishido K, et al. Inferior temporal sulcus approach for amygdalohippocampectomy guided by a laser beam of stereotactic navigator. Neurosurgery. 2003; 52: 1117-24.

5) Hori T, Tabuchi S, Kurosaki M, et al. Subtemporal amygdalohippocampectomy for treating medically intractable temporal lobe epilepsy. Neurosurgery. 1993; 33: 50-6.

6) Morino M, Ichinose T, Uda T, et al. Memory outcome following transsylvian selective amygdalohippocampectomy in 62 patients with hippocampal sclerosis. J Neurosurg. 2009; 110: 1164-9.

7) 森野道晴. 選択的海馬扁桃体摘出術―経シルビウス裂到達法―. In: 森野道晴. 写真と動画で学ぶてんかんの手術―難治性てんかんに対する手術の極意を伝授―. 1版. 東京: メジカルビュー社; 2013. p.16-26.

〈森野道晴〉

Ⅲ．側頭葉・脳幹部へのアプローチ

2 Transsylvian selective amygdalohippocampectomy
2) カダバー

はじめに

　Transsylvian selective amygdalohippocampectomy（TS-SelAH）は海馬硬化症を主とする内側側頭葉てんかん（mesial temporal lobe epilepsy: MTLE）に対して外側側頭葉皮質を温存する手術法として 1973 年に Yaşargil によって開発された古典的な手術法である．側頭葉外側皮質を温存することで，術後の高次脳機能障害を避けられるという利点を強調する報告が多いが，側頭葉前半部切除術と差はないとの報告も散見される．TS-SelAH の問題点としては，側脳室下角を開放する際に視放線（Meyer's loop）を一部損傷し，対側の上四分盲を合併する危険性がある．しかし，視野欠損が日常生活の支障となることはまれである．

　本稿ではカダバー 動画34 を用いて TS-SelAH の基本的手技を紹介する．

■ 体位および皮膚切開，開頭範囲

　中大脳動脈瘤のクリッピング術のものとほぼ同様であり，仰臥位にて右肩下に枕を入れて軽度挙上，頭部は対側に 20～30°ほど回旋して固定する．過度の回旋は側頭葉牽引展開の妨げとなるので避ける．頭皮上にシルビウス裂の走行を記し，同裂の後縁が露出できるように後方へ伸ばした右前頭側頭部の弓状切開を行い，側頭筋は two layer dissection を行って蝶形骨を十分露出する．通常の前頭側頭開頭を行うが，側頭極を露出する必要性や術中脳波測定を行う可能性を鑑み，側頭骨を中頭蓋底に到達するまで十分削除する．

■ シルビウス裂の開放と側脳室下角への到達

　TS-SelAH はてんかんの手術であることから，可能な限り脳に損傷を与えないような手技が求められる．それ故，島限にアプローチするための側頭葉の牽引を最小限とすべく，シルビウス裂をなるべく広く開放することが望ましい．図1 は右側の TS-SelAH を行う術野であるが，シルビウス裂から中側頭動脈が M4 として脳表に露出するポイントをまず探し当てる．この部のくも膜下腔は比較的広いことが知られており，まず中側頭動脈の吻側のくも膜をゼロピンで掴み上げ，くも膜を切開し，シルビウス静脈の側頭葉側で一気に島回まで掘り下げる．中大

2. Transsylvian selective amygdalohippocampectomy　2）カダバー

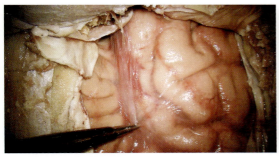

図1　シルビウス裂の切開

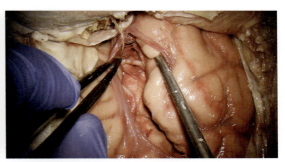

図2　側頭葉を牽引して島回へアプローチ

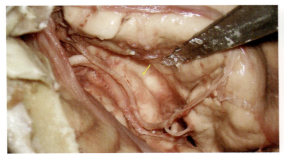

図3　島限に至り periinsular sulcus（矢印）を確認

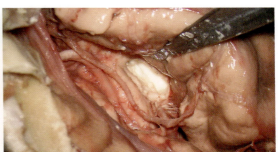

図4　Periinsular sulcus を 1.5 cm の幅で切開

　脳動脈 M2 を確認し，シルビウス裂をよりその近位まで側頭葉側で切り上げ，静脈を前頭葉側に貼り付け，島回をその近位端の中大脳動脈分岐部まで露出する 図2 ．その後に側頭葉を軽度牽引し，中大脳動脈と島限の位置を確認する．その外側に中大脳動脈走行と並行する脳溝が periinsular sulcus である（ 図3 黄矢印）．鉤状束（uncinate fascicle）の損傷を最小限にするべく，periinsular sulcus のより尾側部に 15mm 程度の中大脳動脈走行に平行に皮質切開を起き，吸引管で側頭葉上面に平行に皮質白質を吸引してゆく．この際に navigation を用いて白質吸引の方向を確認しながら進めると，より正確に側脳室下角に到達することができる 図4 ．白質切開を進めると 1〜1.5 cm 程度の深度で白質色調の変化があり，細静脈が出現してくると，すぐに側脳室下角が開放される 図5 ．

■ 海馬，脈絡裂，扁桃体の視認

　側脳室が開放されるとまず周囲白質よりもより純白に近い海馬構造が露出される．本例では海馬頭部後端が視認されており，より海馬吻側の海馬頭の全貌を露出すべく，脳室の開放をより吻側まで広げてゆくと，海馬頭の内側への屈曲が確認される 図6 ．この時点で次に探すものは脈絡叢である． 図6 においてはハサミの先端に脈絡叢が認められているが，海馬体部と脈絡叢（ 図7 黄矢印）の間を深く掘り下げれば，脈絡裂に入ることができる（ 図7 黒矢印）その底部

III. 側頭葉・脳幹部へのアプローチ

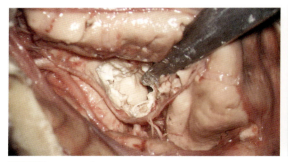

図5 側脳室下角の開放

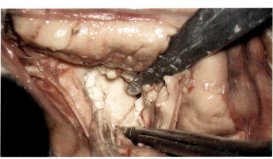

図6 脈絡叢の確認

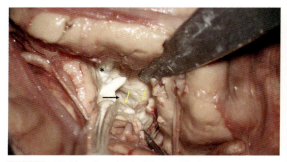

図7 脈絡裂の確認（黒矢印）と扁桃体（*）

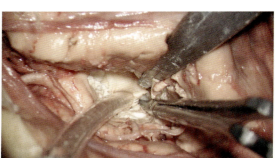

図8 海馬体を切り進み海馬傍回に至る

に海馬から内側に伸びる白色の構造が海馬采である．脈絡裂が SelAH の摘出内側のメルクマールとなるので，より吻側まで剝離し海馬頭を外側へ牽引する準備を行う．ただし脈絡裂を乱暴に吻側に剝離してゆくと，前脈絡叢動脈の choroidal branch を損傷するリスクもあるので，慎重に行うべきである．海馬頭の内側屈曲が終わり，脈絡裂の最吻側まで到達すると，その直上の側脳室上壁に扁桃体を確認できる（図7 *）．

■ 海馬頭部〜体部の摘出，海馬傍回の摘出

海馬摘出にあたっては3つの剝離面を作る必要がある．まず内側面は脈絡裂がメルクマールとなるが，その深部には海馬采がある．この海馬采を剝離することにより海馬頭から体部の内側面は遊離される．次に外側面は側副隆起（collateral eminence）とよばれる下角内の隆起部と海馬背側の間にある，無名裂が剝離面となる．最後に後縁であるが，これは術野の最後方の海馬体部となるが，てんかん病態の場合には，海馬表面からの脳波測定によって切除後縁を決定する場合が多い．

本例においては，海馬摘出のしやすさから，まず後縁の海馬体にハサミで切り込み海馬傍回まで切り落とした 図8 ．ハサミで切り込む際に，その深度は中頭蓋底に当たることで確認されるが，海馬傍回を切り落とす際に後大脳動脈分枝が

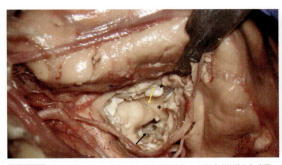

図9 無名裂（黄矢印）とくも膜越しに後大脳動脈（黒矢印）を確認
＊：側副隆起

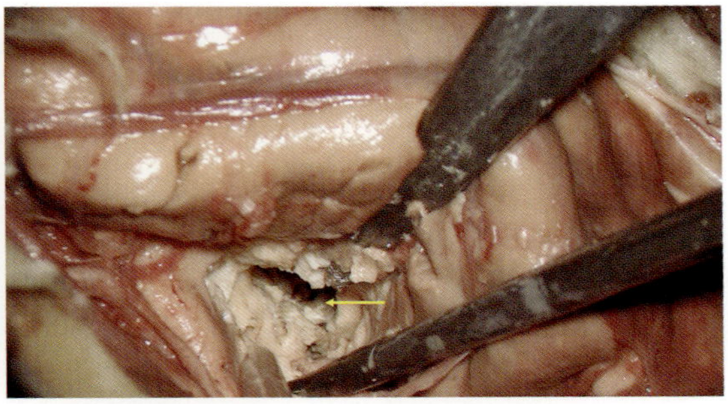

図10 無名裂を切り進み，海馬傍回を切開しくも膜下腔へ至る（矢印）

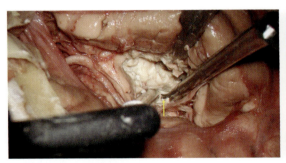

図11 海馬采を切断（矢印）

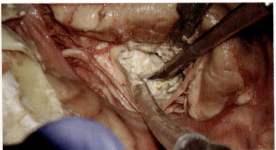

図12 後大脳動脈から分枝する海馬動脈（矢印）

存在する可能性があるため，動脈損傷を生じないように軟膜まで慎重に切り込む．後大脳動脈分枝を軟膜越しに確認できるような慎重さが求められる（図9 黒矢印）．次に外側剥離面を作成するが，この時に無名裂（図9 黄矢印）に沿って側副隆起（図9 ＊）に切り込み，海馬背側の剥離面を中頭蓋窩硬膜に当てるように掘り下げてゆく．この際も最深部で後大脳動脈の分枝や，まれにシルビウス静脈から分岐した sphenobasal vein とか sphenopetrosal vein と呼ばれる subpial の vein が走行していることもあり，これらの動静脈を損傷しないように，最深部の軟膜を温存することを心がける（図10 黄矢印）．この操作により海馬背側の剥離面を collateral sulcus（外側裂）と繋げることができ，海馬傍回を内側に含んだ形で外側面の剥離を終了する．最後に内側面の剥離であるが，脈絡裂の最深部の海馬采を確認する．海馬采は脳との直接的な連続性はないが，脳幹部周囲を取り囲むように脳弓に連続している．海馬采はその直下の，海馬裂（海馬と海馬傍回の間の脳溝）に折れ込んでいるくも膜を破らないように剥離する．本例では海馬采をハサミで切断し，直下の軟膜を温存しながら吻側へアプローチしている（図11 黄矢印）．軟膜を温存することにより，直下にある後大脳動脈本幹や，同部から分岐する海馬動脈を損傷することなく視認し，確実に切断することができるのである．本例では先に海馬体部で切断後縁を作成しており，海馬頭部を前方へ牽引することにより，海馬動脈を確認することができている（図12

Ⅲ．側頭葉・脳幹部へのアプローチ

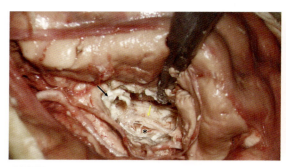

図13 後大脳動脈（黄矢印）と奥の大脳脚（＊），扁桃体（黒矢印）

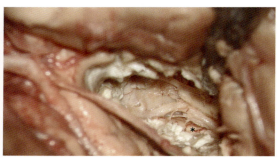

図14 扁桃体切除後の視野（＊：大脳脚）

黄矢印）この動脈を確実に凝固切断することにより，海馬頭から体部までが遊離され，海馬，海馬傍回を一塊として摘出することが可能であった．

■ 大脳脚，後大脳動脈の視認と扁桃体摘出

　海馬頭から海馬傍回の摘出により，その深部に存在する後大脳動脈本幹，分枝が確認され，さらにその奥には大脳脚構造が確認される（図13 黄矢印と＊）．最後に摘出した海馬頭の直上，側脳室下角の前縁の折り返しの天井部に存在する扁桃体（図13 黒矢印）を吸引する．扁桃体はやや砂粒状の感触をもった比較的血行が豊富な組織であり，同部を深追いすると鉤回（uncus）に至る．扁桃体の吸引をより前方に進め，鉤回越しに軟膜を確認すると，前脈絡叢動脈の cisternal branch が視認され，その奥に内頸動脈が視認されたら十分な扁桃体切除がなされたこととなる 図14 （＊は大脳脚）．

おわりに

　内側側頭葉てんかん症例に対する TS-SelAH の基本的手技をカダバーを用いて概説したが，これらの手技の理解のためには，この部位の詳細な解剖を学ぶ必要がある．海馬周囲の構造，特に脈絡裂，海馬采，海馬溝の位置関係，前脈絡叢動脈の走行，扁桃体の位置，側副隆起，無名裂の位置関係を十分理解する必要があろう．海馬扁桃体摘出の実際においては，とにかく側頭葉皮質の牽引を最小限にできるよう，到達の前段階で十分シルビウス裂を開放すること，海馬周囲においては常に subpial dissection を行い，周囲の動静脈を1本たりとも損傷しない心構えが必要である．十分な剝離により，重要な海馬動脈の焼灼離断を確実に行うことが，安全確実な海馬扁桃体切除につながる．海馬摘出の後縁に関しては病態ごとに考えるべきであるが，手術中に海馬脳波を検出して，異常波が消失するまでの切除を行うことが実践的かと考えている．

〈秋元治朗〉

Ⅲ. 側頭葉・脳幹部へのアプローチ

3 脳幹部手術
1）手術

はじめに

　脳幹は各種神経核，神経線維が密に存在し 図1 ，かつて"no-man's land"といわれ手術対象とはされなかったが，神経解剖に基づいた適切な手術アプローチ，精細な摘出手技，術中神経機能モニタリングの発展などにより，海綿状血管腫，局所性の神経膠腫，転移性腫瘍などは近年では手術の対象となっている．橋脳に発生するびまん性神経膠腫（diffuse intrinsic pontine glioma）は，組織診断確定のために生検が行われることがある．一方，脳幹部内の動静脈奇形に対しては直達手術の適応はないと考えてよいと思われる．

　本稿では，脳幹部病変の中でも手術対象となることの比較的多い海綿状血管腫について，手術適応，術前の評価，手術アプローチの選択，摘出手技，術中モニタリングなどの観点から，実例を提示しながら述べる．

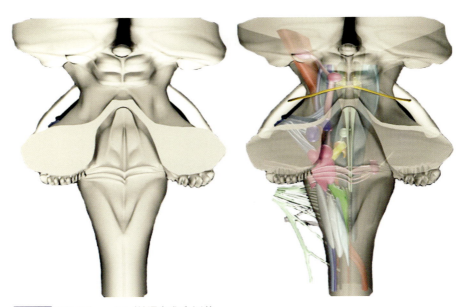

図1 脳幹のシェーマ（柿澤幸成氏より）
左：脳幹を後方から見たもの，右：神経核，線維を透過させたもの

Ⅲ．側頭葉・脳幹部へのアプローチ

■ 適応

　脳幹部海綿状血管腫の中でも，出血をきたし症候性となったもの，また症状が進行性のものは手術適応があると判断される．偶然に見つかった無症候性のものについては手術適応はなく，定期的な外来での経過観察が適切と考えている．手術時期については，急性期，亜急性期，慢性期などさまざまなタイミングがあるが，筆者らは，劇症発症の場合以外は，発症から数週間後の亜急性期から慢性期に行っているが，血腫も柔らかく病変の境界も明瞭となる時期で周囲脳幹への侵襲も少なく，比較的摘出術のよいタイミングと考えている．筆者らの40症例ほどの中で，急性期に手術を行ったのは1例のみであった．

■ 術前検査

　CT，MRI は必須であるが，異常な血管構造の有無，特に静脈性血管腫の合併などの有無を評価するために，MRA，MRV，あるいは脳血管撮影などは必要である．また，脳幹部へのさまざまなアプローチの際にも，特に静脈系の評価は必要である．また，皮質脊髄路のトラクトグラフィーは，脳幹への進入方向を決める上での参考になる．

■ 手術アプローチの選択

　手術アプローチ選択のポイントは，脳幹のどの部位から進入するかである．病変の主座，病変の進展方向などに応じて，機能温存の観点から神経症状の悪化の最も少ない手術アプローチを選択する．選択の基準としては，①病変が最も脳幹表面に近い部分から進入する，②予想される術後神経症状が最も軽微で日常生活上の障害が最小となるルートを選択する，③病変摘出の際，脳幹に最小限損傷を与えずに全摘出できるよう，病変の長軸方向に進入可能なルートを選択する，が挙げられる．起こりうる神経症状については，脳幹の正常解剖の理解が必須である．

　脳幹部背側には，脳神経核・核間線維が多く存在しているため，病変が橋脳にある場合，第四脳室底および前側方いずれからも同程度の深さにあれば，前側方からの摘出が勧められる．病変が第四脳室底に近接あるいは病変により第四脳室底が膨隆している場合には，後述のように，マッピングにより適切な進入部位の選択を行い，顔面神経ほか，脳幹機能などのモニタリング下で摘出を行うことが望ましい．

　脳幹部へのアプローチには，interhemispheric approach, subtemporal approach, occipital transtentorial approach, supracerebellar infratentorial approach, trans-4th ventricular floor approach, anterior petrosal approach, あるいは transcortical trans-3rd ventricular approach などさまざま

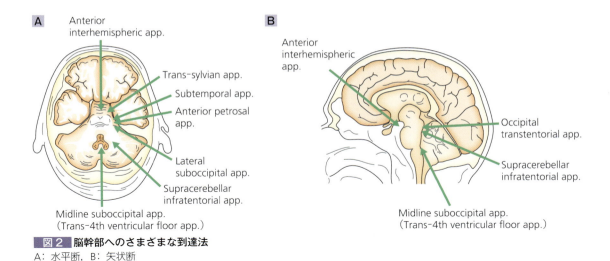

図2 脳幹部へのさまざまな到達法
A：水平断，B：矢状断

なものがあり 図2 ，前述の条件を満たすような適切なアプローチ法を選択する．脳幹部への到達距離は長くなっても，脳幹表面に到達するまでは正常脳を切開しない，あるいは脳圧排ができるだけ少ないアプローチを選択することが望ましい[3]．

■ 体位，手術手技

自験例の中で比較的多用している有用な到達法と思われる，第四脳室底到達法（trans-4th ventricular floor approach），前錐体到達法（anterior petrosal approach），および小脳上テント下到達法（supracerebellar infratentorial approach）について述べる．

1. Trans-4th ventricular floor approach

病変が橋背側にあり第四脳室底にきわめて近い場合，あるいは病変により第四脳室が膨隆している場合に適応としている．体位は，Concorde position[4]で行う．患者を伏臥位とし，上体を10～20°挙上し頭部を前屈させる．術野を浅く，また十分展開するために，後頭部が沈み込まないようにすることが重要である．術者は通常，患者の左側後方に位置する．正中後頭下開頭を行い大孔まで十分開放する．Cerebellomedullary fissure approach[6]により，小脳虫部を分割せず第四脳室底を十分露出する．第四脳室底が露出された段階で，病変が見えている場合にはそこから摘出を行う．脳室底ぎりぎりに病変が存在している場合には，脳室底が黄色く変色していることはあるが，視認できないことが多い．Kyoshimaら[5]がsuprafacial triangle, infrafacial triangleのsafe entry zoneの提唱をしているが，facial colliculusの上方（suprafacial triangle）あるいは下方（infrafacial triangle）から進入することで，術後の顔面神経麻痺を回避する．Facial colliculusは視認できないため，後述のように脳幹マッピングを行うことが勧められる．

Ⅲ. 側頭葉・脳幹部へのアプローチ

脳幹の進入部位および進入方向は，ナビゲーションを用いて確認するとよい.

　本アプローチを行う際には，脳幹マッピングを適切に行い，facial colliculus の位置を確認し，顔面神経，外転神経などの機能をモニタリングすることが重要である.

2. Anterior petrosal approach

　橋前側方に位置する病変にはよい適応となる. また，やや背側に偏移していても，第四脳室底との間に距離があり正常組織が介在している場合には，神経機能温存のために本アプローチがよい適応となる. 体位は，仰臥位とし患側肩下に枕を入れ頭部を約 90°反対側に回旋させる. 側頭開頭を行った後，硬膜外から Kawase's trigangle を削開（anterior petrosectomy）し，上錐体静脈洞（superior petrosal sinus）を切離して硬膜内に入り，三叉神経を確認する. 病変の部位に応じて，三叉神経 root entry zone の内側あるいは外側の橋脳に小切開をおき，進入する.

3. Supracerebellar infratentorial approach

　中脳から上部橋脳背側部の病変に対してよい適応となる. 体位は，Concorde position とし，横静脈洞を一部露出する開頭，あるいは横静脈洞を超えて開頭を行ってもよい. 髄液を排出すれば自重で小脳がある程度下がるが，小脳を圧排せず小脳テントに脳ヘラを当て上方に強く圧排することで術野を得る. ときに，テント下面に小脳上面から架橋静脈が導出することがあり，視野を妨げる場合がある. 術前血管情報で確認する.

■ 摘出方法

　いずれの到達法でも，脳幹表面を露出した後は，5 mm 前後の切開をおき病変に到達する. 病変が表面に露出している場合であっても，あるいは脳幹部に切開を加える場合でも，いったん病変部に到達すればマイクロサージェリーの手技を駆使して摘出を行う. 病変の大きさにもよるが，あまり小さな進入口から摘出を行うと，摘出操作に伴い徐々に進入口が広がり結果的に大きくなり脳幹に損傷を与えることになるため，最低 4〜5 mm ほどの進入口は必要と思われる. 病変部に到達したらまず血腫を徐々に吸引する. 液性の血液であれば吸引しやすいが，少し硬く吸引が困難であれば人工髄液のイリゲーションを適宜加えると吸引しやすくなる. この操作の際には，手術顕微鏡を高倍率にし，吸引管で適宜切開口を確保しながらその方向の血液を吸引する. 血腫を吸引していくと，海綿状血管腫特有の紫色を呈したブルーベリー様の異常血管の塊が確認できる. これを小綿片で包み込むようにしながら，吸引管・バイポーラ摂子で血管腫本体を周囲脳から全周性に剥離する. 静脈性血管腫を合併している場合には，太い静脈成分を術野に認めることがあるが，これは焼灼しないようにする. 動静脈奇形と異なり海綿

状血管腫では病巣本体の圧が高くなく凝固も可能であり，凝固により病巣は退縮するので徐々に摘出スペースが得られてくる．正常脳に圧迫が加わらないように最大限に注意しながら摘出を行う．摘出の途中，ABR，SEP，顔面神経モニターなどが低下した場合には，いったん操作を中断して回復を待つ．あるいは，これらモニターに影響を与えない部位での剥離操作を行う．

　本病変は，全摘出することが必要であり，病変の一部を残存させないために，脳幹の白っぽいグリオーシスの面を全周にわたり露出し確認する．特に，進入部すぐ脇の浅い部分は視認しにくいので，手術顕微鏡をできるだけ傾け，小綿片で擦りながらグリオーシスの面を確認することが大切である．

■ 術中電気生理学的モニタリング

　脳幹部病変の手術においては，術中の解剖学的指標でおよその機能解剖を類推することが可能であるが，手術対象となるような占拠性病変がある場合，正常構造が偏位している可能性がある．術中の神経核，神経路の同定のためのマッピングおよびそれぞれの機能が温存されているかを測定するモニタリング[2]の両者が行われる．現在われわれは，III，V，VII，VIII，IX，X，XI，XII の各脳神経に対するモニタリング，マッピングおよび auditory brainstem response（ABR），somatosensory evoked potential（SEP）を手術アプローチに応じて適宜施行している．特に，第四脳室底から進入する場合には，facial colliculus の位置を同定するために顔面神経マッピングは必須である．

■ 症例提示

症例 1

　19 歳女性．頭痛および右指の動きが不自由となりピアノが弾けなくなった．1週間後に歩行が不安定となり，近医にて橋脳に出血性病変を指摘され経過をみていたが，さらに 1 カ月後右片麻痺，右顔面麻痺も出現し紹介入院となった 図3 ．病変は第四脳室底ぎりぎりまで及んでおり，trans-4th ventricular floor approach にて摘出を行った．第四脳室底を露出後，単極刺激で facial colliculus の位置を同定（マッピング）し，ピオクタニンでマークした 図4AB 動画35 ．その上方（suprafacial triangle）を切開し摘出を行った．摘出操作は，経頭蓋顔面神経モニター（facial MEP）下にて行った 図4C 動画35 ．Facial colliculus 近傍を操作時，facial MEP の低下がみられたため，この部分の操作をいったん休止し，回復を待って摘出操作を再開した．病変は全摘出し手術を終了した 図4D ．術後，病変は摘出されており 図5 ，右片麻痺，右顔面麻痺も消失し，半年後，ピアノも発症前と同様に弾けるようになり，術前 70％の KPS が術後 100％に改善した．

Ⅲ. 側頭葉・脳幹部へのアプローチ

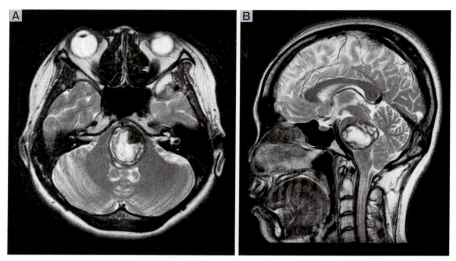

図3 症例1の術前 MRI, T2 強調画像
A：水平断, B：矢状断

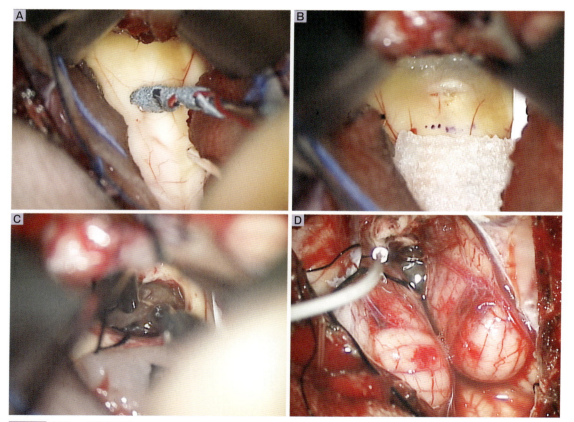

図4 症例1の術中写真
A：第四脳室底を露出し, facial colliculus のマッピングを行っている.
B：Facial colliculus を綿片で保護し, suprafacial triangle に切開を置いたところ.
C：病変を摘出しているところ.
D：摘出終了後.

3. 脳幹部手術　1）手術

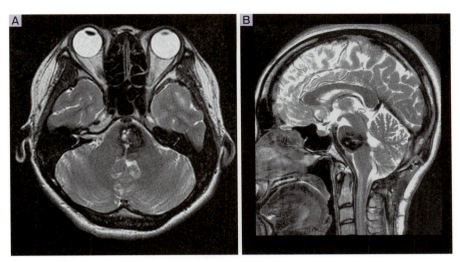

図5 症例1の術後MRI，T2強調画像
A：水平断，B：矢状断

本アプローチの利点欠点

　前述したが，本アプローチは，外転神経，顔面神経など核，線維が近くを走行しており，機能温存の点からは適応は必ずしも多くないが，脳幹マッピング，モニタリング下で精細な手技で摘出を行えば，よい結果を得ることができると考えている．

症例2

　21歳男性．構音障害，複視および左片麻痺で発症し，その後1カ月間に段階的に症状が進行し，紹介入院となった．MRI　図6　にて橋脳海綿状血管腫と診

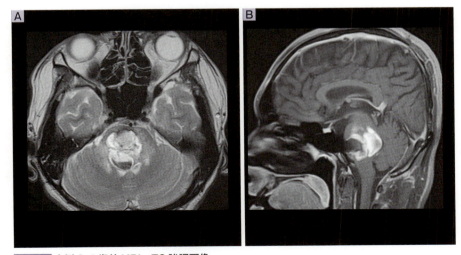

図6 症例2の術前MRI，T2強調画像
A：水平断，B：矢状断

141

Ⅲ．側頭葉・脳幹部へのアプローチ

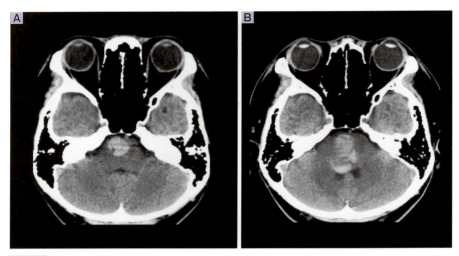

図7 症例2のCT
A：発症時，B：入院時

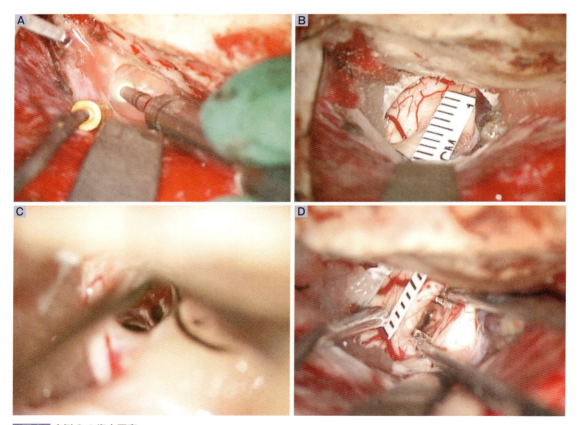

図8 症例2の術中写真
A：右Kawase's triangleのドリリング．
B：三叉神経root entry zone内側を露出．
C：病変摘出中．
D：摘出終了．

3. 脳幹部手術　1）手術

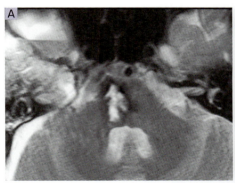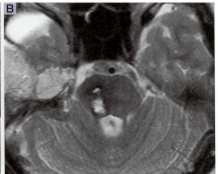

図9 症例2の術後MRI, T2強調画像
A, B: 水平断

断し，発症後からの経時的CT所見 図7 で病変が橋脳前方にあることからanterior petrosal approachで摘出を行った 図8A 動画36 . Kawase's triangle をドリリングし 図8A ，三叉神経root entry zone 内側を露出し 図8B ，4 mmほどの切開を加え病変に到達後，手術顕微鏡の拡大を上げ，小綿片を用いながら境界を確認しながら，病変の摘出を行った 図8C . 術後，病変は摘出されており 図9 ，片麻痺，複視は改善した．術前40%のKPSが術後70%に改善した．

本アプローチの利点欠点

三叉神経のentry zone 近傍からの進入は，この到達法に慣れていれば，神経機能面から比較的安全に行えるルートである．

症例3

14歳男児．入院8年前（6歳時）家族性海綿状血管腫のスクリーニングのためMRI検査を受け，左中脳外側部に海綿状血管腫の小病変を指摘され，経過観察されていた．入院7カ月前，軽度の右片麻痺が出現し精査にて同病変の拡大を指摘されるも症状の改善が得られたため引き続き経過観察されていた．入院2カ月前に再度右片麻痺（MMT 2/5）が出現，病変の増大が認められたため紹介入院となり，手術の適応と判断し摘出術を行った．

病変は，中脳腹外側から視床に伸びており 図10 ，正常脳組織を最大限温存するために，supracerebellar intratentorial (transtentorial) approachを選択した 図11 動画37 . Concorde positionで，左後頭下開頭にて左小脳上面よりテント自由縁に到達し，1.5 cm×1.5 cmほどテントを切離し 図12A ，mesial temporal lobeを露出後，mesial temporal lobeを軽度外側に牽引し 図12B ，内側膝状体に6 mmほどの切開を加え 図12C 病変に到達後，摘出した 図12D . 術後，病変は摘出されており 図13 ，片麻痺の改善が得られ，術前70%のKPSが，術後90%に改善した．

Ⅲ．側頭葉・脳幹部へのアプローチ

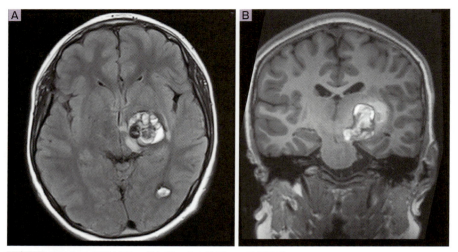

図10 症例3の術前 MRI，ガドリニウム造影 T1 強調画像
A：水平断，B：冠状断

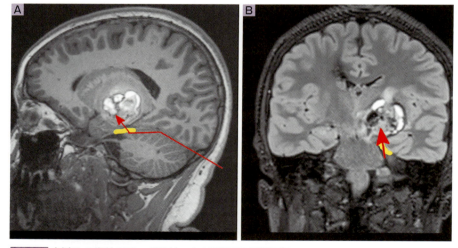

図11 症例3の術前 MRI，ガドリニウム造影 T1 強調画像
A：矢状断，B：冠状断．病変への到達ルート（赤矢印）および切開する小脳テント（黄色）を示す．

本アプローチの利点欠点
　病変への距離はあるが，正常脳組織をほとんど損傷することなく病変に到達できる方法で有益な方法と考える．本例では，視野の悪化，聴力障害は認めなかった．

おわりに
　脳幹部海綿状血管腫の摘出術について，その適応，手術アプローチの選択，手術方法，術中のモニタリングなど，基本的な事項について概説し，代表的なアプローチによる症例の提示を行った．脳幹部は決して"no-man's land"ではなく，

3. 脳幹部手術　1）手術

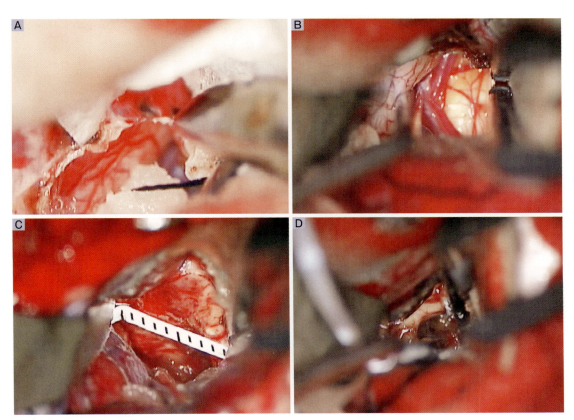

図12 症例3の術中写真
A：小脳テントを一部切離している．
B：Mesial temporal lobe を軽度外側に牽引．
C：6 mm ほどの切開を加える．
D：病変を摘出．

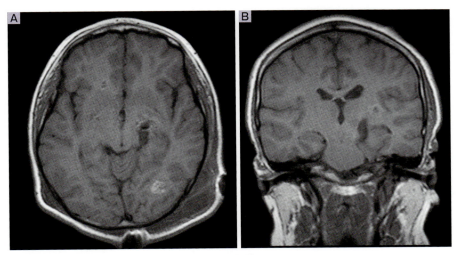

図13 症例3の術後ガドリニウム造影T1強調画像
A：水平断，B：冠状断

Ⅲ．側頭葉・脳幹部へのアプローチ

正しい手術適応，正しい手術アプローチの選択の下に，脳幹機能モニタリング・マッピング行いながら精密なマイクロサージェリーの技術を駆使することにより，比較的安全にかつ術後の神経症状を最小限にして手術治療を行うことが可能である．

文献

1) Duan H, Hara Y, Goto T, et al. Giant cavernous malformation in the ventrolateral midbrain with extension into the thalamus: a case report of a paramedian supracerebellar transtentorial approach. Acta Neurochir. 2016; 158: 1533-8.

2) Goto T, Muraoka H, Kodama K, et al. Intraoperative monitoring of motor evoked potential for the facial nerve using a cranial peg-screw electrode and a "threshold-level" stimulation method. Skull Base. 2010; 20: 429-34.

3) 本郷一博，柿澤幸成，後藤哲哉，他．脳幹部病変への手術アプローチと機能温存．Jpn J Neurosurg（Tokyo）．2008; 17: 122-8.

4) Kobayashi S, Sugita K, Tanaka Y, et al. Infratentorial approach to the pineal region in the prone position: Concorde position. Technical note. J Neurosurg. 1983; 58: 141-3.

5) Kyoshima K, Kobayashi S, Gibo H, et al. A study of safe entry zones via the floor of the fourth ventricle for brain-stem lesions. J Neurosurg. 1993; 78: 987-93.

6) Matsushima T, Inoue T, Inamura T, et al. Transcerebellomedullarya fissure approach with special reference to methods of dissecting the fissure. J Neurosurg. 2001; 94: 257-64.

〈本郷一博〉

Ⅲ．側頭葉・脳幹部へのアプローチ

3 脳幹部手術
2）カダバー

はじめに

　脳幹部にアプローチする手術は，脳外科医師にとって最も困難な手術の1つである．灰白質と白質に阻まれ限られたスペースしかなく，術後の致命的な合併症をもたらす可能性のある重大な損傷を避けるために3次元解剖学的構造の詳細な理解を必要とする．近年では手術技術や顕微鏡などの手術機器，tractographyなどの画像診断，術中電気生理学的モニタリングの発達などにより比較的安全性が確立してきたためか，各方面から脳幹部に対する手術方法についての報告が相次いでいる[1-10]．

　ここでは，立体的解剖学的知識を整理することを目的とする．ただし，実症例では，病変により正常構造が崩れた状態のため，術前画像では病変による構造物の破壊，変位，周囲脳浮腫も加わり判然としない．そのため，周囲の正常部の詳細な検討や出現している症状などを総合的に判断する必要がある．基本的には表面から最も近い病変部位からのアプローチが最善である．ただし，脳幹部へのアプローチにおいては脳幹切開部に目をとられずに，その深部構造にも留意する必要がある．ナビゲーションで進入方向を客観的に把握し，病変の中心に至れる方向で，重要構造物から少し離れている脳幹部を切開するのがよいことは言うまでもない．図4 ～ 図11 は教科書[11]をもとに立体モデルとし，交叉法で立体視できるようにした．また，下記に記載した内容は絶対に安全な方法とは言い切れないことを頭に入れておいていただきたい．

■ 発生 図1 図2

　発生，特に基板（basal plate）（遠心路・運動性），翼板（alar plate）（求心路・感覚性）を理解すると脳幹部の構造が若干理解しやすくなる 図1A [12, 13]．

1．脊髄

　神経管の両側壁は腹側と背側で肥厚し，腹側は基板（運動性），背側は翼板（知覚性）となる．その間の縦走する溝は境界溝（sulcus limitans）であり，神経管の正中部の腹側は底板（floor plate），背側は蓋板（roof plate）とよばれる 図1A ．

　脊髄では腹側に運動性前核細胞があり，背側に知覚性後角が形成される 図1B ．

III. 側頭葉・脳幹部へのアプローチ

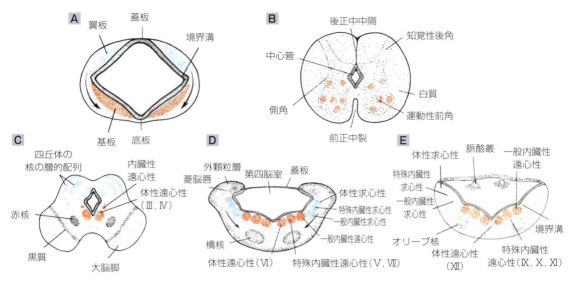

図1 発生段階における脊髄，脳幹部の分化
A：初期段階の中脳，後脳，髄脳（青：翼板，赤：基板）
B：脊髄の断面
C：中脳
D：橋．蓋板が伸びて，翼板と基板が腹側に広がり，境界溝が移動する．
E：延髄

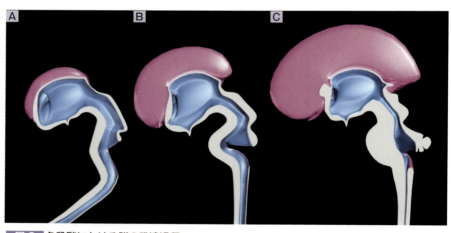

図2 各段階における脳の発達過程
A：6週胚子，B：10週胚子，C：4カ月胎児

2. 延髄

　橋屈の発生に伴って菱形の第四脳室ができるが，その下半が延髄の部分に相当する．このため，延髄では，蓋板が左右に広く伸び，翼板と基板が底板を中心にして本のページを開くように外側に向かって開いた格好になる．その結果，翼板が基板の外側に位置するので，延髄では，感覚性核が外側に，運動性核が内側に位置する．そして，感覚性，運動性核群ともに，内臓性のものが境界溝に近い領

域に，体性ものが境界溝から遠い領域に位置する．左右に広く伸びた蓋板は第四脳室蓋となる 図1E .

3. 橋

　後脳の翼板の背側部から小脳が発生し，底板から橋ができる．3カ月ころ菱脳唇の頭側部から腹内側に向かって遊走する神経細胞群が出現し，翼板から分離し橋背部の腹側に集まって橋核を作る．5カ月になると橋核細胞の増殖，大脳皮質からの下行線維の増加によって，橋の大きさが増してくる．完成した今日では橋背部にあたる橋被蓋は後脳の要素をもっていて，その構造が延髄に似ているが，腹側部にあたる橋底部は大脳皮質の発生に伴って遅く発生したものである 図1D .

4. 中脳

　中脳は，他の脳の部分に比べると，形態上の変化が比較的少ない．神経管の壁が全体に厚さを増して中脳被蓋を作り，基板からは動眼神経核，滑車神経核，動眼神経副核が，翼板には，赤核，黒質，四丘体核が形成される．赤核と黒質は，翼板の細胞が腹内側に移動して作られるとされているが，これらが基板から形成させるとする説もある．

　なお，大脳皮質の発達に伴ってできる下行線維群（皮質橋路，皮質延髄路，皮質脊髄路）の通る部分が基板の一部と一緒になって大脳脚を作る 図1C .

■ 脳幹部の外観 図3

　重要な神経核，線維が密集する脳幹部の内部構造を知るには外観をよく観察する必要がある．脳幹部にはさまざまな溝や隆起，突起，および神経が付属しており，それを手がかりにすることができる．手術をする上で，および画像を読影する際にはそれら表面および輪郭の構造物を把握することが重要である．

1. 延髄

　延髄の外部構造としてまず溝は後方から前方にかけて，後正中溝（posterior median fissure），後中間溝（posterior intermediate sulcus），後外側溝（posterior lateral sulcus），前外側溝（anterior lateral sulcus），前正中溝（anterior median fissure）と並ぶ．それらの間に後ろから薄束核結節（tuberculum of gracile nucleus），楔状束核（tuberculum of gracile nucleus），三叉神経脊髄路核・後脊髄小脳路（下小脳脚）を含む結節となっている灰白結節，頭側は後外側溝，尾側は灰白隆起に頭尾側方向に1列に下位脳神経（IX，X，XI）が並んでいる．前外側溝と後外側溝の間で腹側に明らかなドーム状の隆起である下オリーブ核を認める．XII は前外側溝から頭尾側方向に縦に並んで分離する．前外側溝の腹側に錐体があり，延髄頸髄移行部で錐体交叉が観察できる 表1 .

Ⅲ．側頭葉・脳幹部へのアプローチ

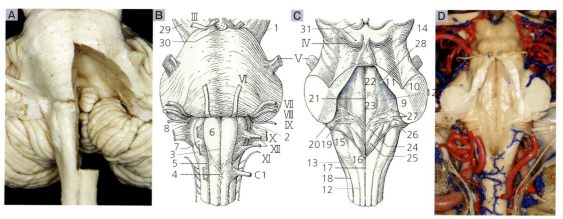

図3 成人脳幹部
A：前方から．左橋一部および延髄を除去し，後方の小脳および第四脳室内を観察．
B：前方からの図．1：橋中脳溝，2：橋延髄溝，3：前正中溝，4：錐体交叉，5：前外側溝，6：錐体，7：下オリーブ核，8：supraolivary fossette，29：大脳脚，30：脚間窩
C：後方からの図（小脳は除去）．9：下小脳脚，10：中小脳脚，11：上小脳脚，12：後中間溝，13：灰白結節，14：上髄帆，15：楔状束核隆起，16：薄束核隆起，17：後正中溝，18：後外側溝，19：前庭神経野，20：外側孔，21：正中溝，22：内側隆起，23：顔面神経丘，24：舌下神経三角，25：迷走神経三角，26：蝸牛神経核，27：第四脳室髄条，28：青斑，31：四丘体
D：後方から（小脳は除去）

表1 延髄の外観構造

構造物	備考
後正中溝（posterior median fissure）	
薄束核（cuneate nucleus）	下肢
後中間溝（posterior intermediate sulcus）	
楔状束核（gracile nucleus）	上肢
後外側溝（posterior lateral sulcus）	
灰白結節	深部に三叉神経脊髄路核・後脊髄小脳路（下小脳脚）
下位脳神経	一列に並ぶ
下オリーブ核	
前外側溝（anterior lateral sulcus）	
舌下神経	
錐体	
前正中溝（anterior median fissure）	

　下オリーブ核の後方で特に橋延髄移行部近傍は深く陥凹があり，supraolivary fossette と言われる．

2．橋

　前方から観察すると，両側の小脳をつなぐ腹側に膨隆する横行線維の束が橋のように見えることから橋と名付けられたとされる．橋のふもとが中小脳脚（結合腕）であり，その吻側中腹から腹側に向けて三叉神経が横行線維を貫いている．腹側では，小脳との間に第四脳室を有し，その上半分が橋に属する．第四脳室は中小脳脚（橋腕）と上髄帆により堺されている．第四脳室外側は橋延髄溝外側に開

3. 脳幹部手術　2）カダバー

口しており，Luschka 孔となっている．そこには袋状になった菱形唇を形成し，内部から脈絡叢が顔を出す．第四脳室底については後述する．

3. 中脳

　間脳と橋の間に存在し，大きさは，15〜18 mm の高さ，横径は尾部で 12〜14 mm，頭部で 18〜20 mm，前後径は 20〜22 mm である[6]．腹側には特徴的な 2 つの神経束である大脳脚を有する．その間を脚間窩という．その中腹から動眼神経が出ている．大脳脚は頭側で視索により取り囲まれる．

　外側には大脳脚と中脳被蓋との境界である外側中脳溝がある．

　背側は中脳蓋であり，4 つの丸い隆起が特徴的で四丘体ともよばれる．2 つの上丘（視覚）および 2 つの下丘（聴覚）に関連する．下丘の尾側からは滑車神経が出ている．四丘体の両外側には視床の一部として内側膝状体（聴覚）および外側膝状体（視覚）がある．

4. 第四脳室底構造

　上述したように両側外側孔を結んだ線で分けられ，上方が橋で下方が延髄である．中央に正中溝（median sulcus）があり，橋延髄境界近傍に第四脳室髄条（medullary stria of fourth ventricle）という水平方向に細い隆起が数本あり，聴覚に関連する．正中溝にほぼ平行した左右の縦の溝は，発生のところで述べた基板，翼板の境界である境界溝（sulcus limitans）がある．つまり，第四脳室底部は，大きくは正中溝と髄条による 4 分割で考慮するが，さらにその両外側の境界溝により 8 分割としても考えられる．境界溝内側上方に隆起があり，顔面神経丘（facial colliculus）という Ⅵ 核をとりまくような構造をとっている顔面神経線維による膨隆がある．基板に相当するため運動神経系である．顔面神経丘の吻側に内側隆起（madial eminence）がある．顔面神経丘の上外側の青黒いところが青斑（locus ceruleus）である．境界溝内側下方にはより内側の舌下神経核がある舌下神経三角（hypoglossal triangle）および，その下方に迷走神経三角（vagal triangle）がある．境界溝外側下方は前庭神経野（area vestibularis）とよばれ，前庭神経核が存在する．また外側孔近傍には前庭神経核より外側にある聴神経核隆起が認められる．発生での翼板に相当するため感覚系である．

■ 内部構造，神経核，神経線維　図4 〜 図7　動画38 〜 動画41

1. 中脳

　大きく 4 つに分解される．背面の中脳水道を通るライン以後である中脳蓋（tectum），前方の大脳脚，その後方の黒質，中脳蓋と黒質の間にある被蓋（tegmentum）である．大脳脚の中央 3/5 に相当する．内側 1/5 は運動機能以外の前頭葉から橋核までの前頭橋路があり，外側 1/5 は側頭・頭頂・後頭橋路がある．被蓋

III. 側頭葉・脳幹部へのアプローチ

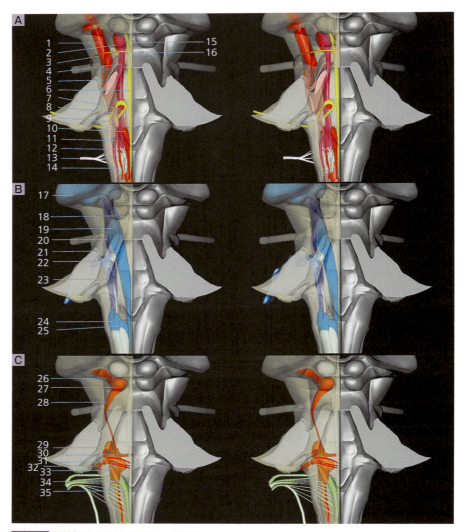

図4 脳幹部の立体視イラスト（背面）
小脳は除去．A：運動神経系，B：感覚神経系，C：聴覚，前庭神経，下位脳神経．1：皮質脊髄路（錐体路），2：赤核，3：滑車神経，4：中心被蓋路，5：歯状赤核路（上小脳脚），6：内側縦束，7：外転神経核，8：顔面神経，9：顔面神経核，10：舌下神経核，11：赤核脊髄路，12：疑核，13：舌下神経，14：下オリーブ核，15：動眼神経核，16：滑車神経核，17：視床，18：三叉神経中脳路核，19：内側毛帯，20：脊髄視床路，21：三叉神経運動核，22：三叉神経主知覚核，23：三叉神経脊髄路核，24：楔状束核，25：薄束核，26：下丘腕，27：下丘，28：外側毛帯，29：前庭神経核群，30：台形体，31：背側蝸牛神経核，32：腹側蝸牛神経核，33：第四脳室髄条，34：迷走神経背側核，35：孤束核

には中脳の大きさのわりに大きな赤核が鎮座しており，小脳から上小脳脚を経由した線維である小脳赤核路が赤核の背尾側で交叉しており，これもそれなりの体積を占めている．運動に小脳経由でより詳細なフィードバックがかかっていることがわかる．赤核からほぼまっすぐ下の下オリーブ核に向かう中心被蓋路（central tegmental tract）がある．赤核腹側から赤核脊髄路が交叉（Forel）して下行する．被蓋内には主に上丘から脊髄への視蓋脊髄路が交叉（Meynert）して下

3. 脳幹部手術　2）カダバー

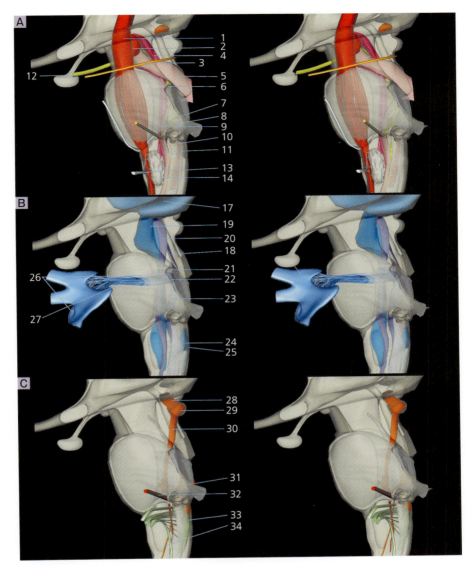

図5 脳幹部の立体視イラスト（左側面）
A：運動神経系，B：感覚神経系，C：聴覚，前庭神経，下位脳神経．1：皮質脊髄路（錐体路），2：赤核，3：滑車神経，4：中心被蓋路，5：歯状赤核路（上小脳脚），6：内側縦束，7：外転神経核，8：顔面神経，9：顔面神経核，10：舌下神経核，11：赤核脊髄路，12：動眼神経，13：舌下神経，14：下オリーブ核，17：視床，18：三叉神経中脳路核，19：内側毛帯，20：脊髄視床路，21：三叉神経運動核，22：三叉神経主知覚核，23：三叉神経脊髄路核，24：楔状束核，25：薄束核，26：三叉神経運動枝，27：三叉神経感覚枝，28：下丘腕，29：下丘，30：外側毛帯，31：前庭神経核群，32：前庭蝸牛神経，33：孤束核，34：前庭脊髄路

行する．ここまですでに3カ所で神経交叉を有している．他に滑車神経交叉および下丘間の交叉もある．赤核の背内側には動眼神経核群およびその尾側に滑車神経核が中脳水道および傍中脳水道灰白質の直前にある．それらをつなぐように内側縦束（MLF）がその外側から下行する．傍中脳水道灰白質の周囲には三叉神経中脳路核がある．上記のこれら構造物を被蓋の外側から覆うように感覚線維であ

153

Ⅲ. 側頭葉・脳幹部へのアプローチ

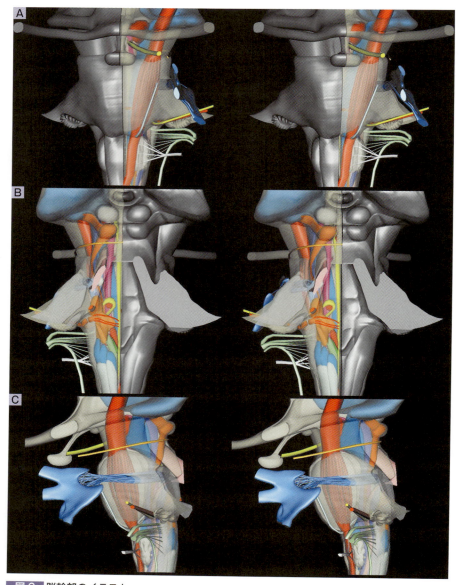

図6 脳幹部のイラスト
神経路を合わせた図. A: 前面, B: 背面, C: 左側面

る内側毛帯, 脊髄視床路, 外側毛帯が前方から後方へ並ぶ. 特に内側毛帯は黒質のすぐ背側に沿うような構造となる. 外側中脳溝との関連に注目したい. 中脳蓋外側には外側毛帯に一部覆われた上小脳脚がある.

2. 橋

　大きく, 腹側の橋腹側部および, 背部の被蓋に分けられる. 中脳と延髄を縦に連携する神経線維は背側に押しやられ 図7B, もっぱら腹側の小脳への経路および錐体路が過半数の体積を占める. すなわち, 橋への手術アプローチは症状出現

3. 脳幹部手術　2）カダバー

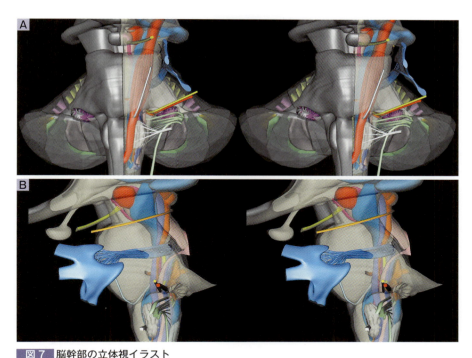

図7　脳幹部の立体視イラスト
A：脳幹部および小脳の全面図，B：皮質脊髄路（錐体路）を除いた脳幹部の左前図

の可能性から考慮すると背側（第四脳室経由）からは不利であると言えよう．三叉神経は腹側から背側の核に至るべく横走線維を貫くのが特異的である．三叉神経主知覚核の内側やや背側に三叉神経運動覚がある．背側の被蓋の最腹部は台形体ないし内側毛帯であり，延髄での矢状方向から冠状方向へ向きを変えている．その他上述した神経が縦方向に走行する．最背面中央の正中溝両脇にMLFおよび視蓋脊髄路が背腹方向に並ぶ．背部外側には前述した前庭神経核群がある．

3. 延髄

傍正中構造物として背側から腹側へ孤束核，背側迷走神経核，舌下神経核，MLF，視蓋脊髄路，内側毛帯，錐体路と並ぶ．腹側には錐体路および錐体交叉があり，その外側に下オリーブ核があり，舌下神経核から傍正中核群の外側を腹側に向かい，錐体路と下オリーブ核の間をやや外側に走行を変え，延髄外に出る．下オリーブ核背側外側には脊髄視床路が上行している．延髄外側後半には，腹側から背内側へ，三叉神経脊髄路核，楔状束核，薄束核が並ぶ．延髄左右それぞれのほぼ中央に疑核がある．深部には背側薄束核，楔状束核から円弧を描くように対側腹内側の内側毛帯に向かう線維（internal arcuate fibers）を形成する．吻側では疑核から孤束核，迷走神経背側核を経由した下位脳神経線維が同様に弧を描くように走行し，後外側溝近傍で延髄から分離する．延髄最外側には腹側ないし背側脊髄小脳路がある．それぞれ，上小脳脚および下小脳脚を経て小脳に至る．

脳幹部を通る主要神経線維については　表2　にまとめた．

Ⅲ．側頭葉・脳幹部へのアプローチ

表2 脳幹部の主要な神経線維

			起始	途中	終点
小脳脚 (CP)	上小脳脚 (SCP)	歯状核赤核視床路 (DRTT)	歯状核	対側赤核（上小脳脚の 4/5 の線維）	対側視床
		非交叉性歯状核赤核 視床路（nd-DRTT）	歯状核	赤核（上小脳脚の 1/5 の線維）	視床
		前脊髄小脳路	脊髄		小脳
	中小脳脚 (MCP)	橋核小脳路	橋核	橋：横走線維	小脳皮質
	下小脳脚 (ICP)	後脊髄小脳路	脊髄	第四脳室底の背外側	小脳虫部， 片葉結節
		オリーブ小脳路	下オリーブ （対側）		Purkinje 細胞
		前庭神経核	前庭神経核	片葉小節小葉	室頂核
皮質橋路 (CPT)	前頭橋路 (FPT)		前頭葉	内包前脚，膝部，CST の前方の後脚 大脳脚内側 1/5	橋核
	側頭・頭頂・ 後頭橋路 (TPO-PT)		側頭葉，頭頂 葉，後頭葉	内包後脚，CST の後方 大脳脚外側 1/5	橋核
皮質脊髄路 (CST)			運動野，補足 運動野	内包後脚，大脳脚中央 3/5 橋：腹側を橋核と横走線維と混ざる 延髄：錐体	前角細胞
中心被蓋路 (CTT)			赤核の背側内 側部	上小脳脚交叉の背側 上小脳脚の腹内側で，内側毛帯の背内側 延髄：内側縦束の背内側	下オリーブ核
赤核脊髄路 (RST)			赤核の下内側 面	上小脳脚交叉の腹側で交叉（Forel） 橋：被蓋の前外側部 延髄：オリーブ核の後方で，下小脳脚の 腹側	脊髄
視蓋脊髄路 (TST)			視蓋	すぐ交叉（Meynert）し MLF 腹側を下行	頚髄前角外側
内側縦束 (MLF)			中脳吻側 （Cajal 核部）	中脳：傍正中被蓋と中脳蓋の間，中脳水 道の腹側外側，上小脳脚交叉と CTT の背 側 橋，延髄：第四脳室底の腹側，正中溝の 外側，CTT の内側，DLF の腹側内側	頚髄前角
背側縦束 (DLF)			視床下部	中脳：赤核の背側周囲を曲がり，被蓋へ， 中脳水道の腹側外側 橋，延髄：MLF の背外側，CTT の背内側， 第四脳室底の腹側	脊髄
内側毛帯 (ML)			延髄	矢状方向の傍正中部の線維束，錐体の後 方 橋で外側へ，冠状方向へ向きを変える 中脳で大脳脚後縁で黒質後方に沿う，上 小脳脚の腹側外側，赤核の外側	視床
外側毛帯 (LL)			蝸牛神経核	橋：被蓋の後外側部，中小脳脚横走線維 の内側，内側縦束の後方，STT の後内側 中脳：最も後方で表面近く，SCP の外側	下丘
脊髄視床路 (STT)			脊髄	延髄：前外側部，CST の後外側，内側縦 束の外側 橋：内側縦束の後外側 中脳：上小脳脚の前外側，赤核の外側	視床

CP: cerebellar peduncles, SCP: superior cerebellar peduncle, DRTT: dentate-rubro-thalamic tract, nd-DRTT: non-decussating DRTT, MCP: middle cerebellar peduncle, ICP: inferior cerebellar peduncle, CPT: corticopontine tract, FPT: fronto-pontine tract, TPO-PT: temporo-parieto-occipital-pontine tract, CST: corticospinal tract, CTT: central tegmental tract, RST: rubro-spinal tract, TST: tectospinal tract, MLF: media longitudinal fasciculus, DLF: dorsal longitudinal fasciculus, ML: medial lemniscus, LL: lateral lemniscus, STT: spinothalamic tract

3. 脳幹部手術　2）カダバー

■ 手術アプローチ

　前述のように近年になり手術目的での脳幹部解剖の報告が増えている．MRI技術の発達などに伴うものと思われる．病変の部位に伴い，さまざまなアプローチを列記する．

1. 中脳　図8

① Supracollicular approach（図8 の1）
　上丘の上方を横切開する方法[3,14]．深部は中脳水道までであり，その奥にMLF最上部や中心被蓋路，上小脳脚などがある．外側は脊髄視床路までである．

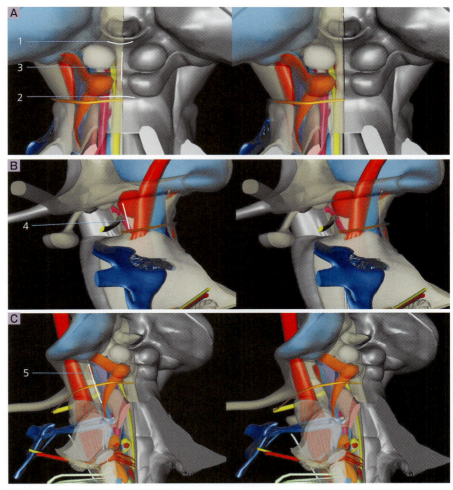

図8 中脳への種々のアプローチ
立体視図．A：背面図，B：左前斜位図，C：左斜め後方図．1：Supracollicular approach, 2：Infracollicular approach, 3：Intercollicular approach, 4：Perioculomotor/Anterior mesencephalic approach, 5：Lateral mesencephalic sulcus approach

② Infracollicular approach（図8の2）

下丘の直下を横切開する方法[3,14]．安全範囲は狭く，深部は中脳水道までであり，外側は脊髄視床路でまでである．

③ Intercollicular approach（図8の3）

上丘，下丘を正中で縦切開する方法．下丘は左右接続しているが，その線維は疎であるとされる．BricoloとTurazzi[15]が最初に報告し，その後も支持する報告がある[7,16]．

④ Perioculomotor approach, anterior mesencephalic approach（図8の4）

脚間窩から出ている動眼神経の外側，皮質脊髄路の内側を縦に切開する方法[14]．大脳脚中央の3/5が皮質脊髄路であるため，大脳脚内側1/4から1/5以内にとどめる[10]．上方は後大脳動脈，下方は上小脳動脈に制限される．深部には黒質，赤核がある．

⑤ Lateral mesencephalic sulcus approach（図8の5）

外側中脳静脈に覆われているかもしれないが，中脳大脳脚と被蓋を分ける脳溝からのアプローチ法である[8]．上方は内側膝状体から，下方は橋中脳溝に至り，前方に約45°傾いた角度となる．前方では黒質，後方では内側毛帯があり，深部では赤核と黒質を横切る動眼神経線維がある．Recaldeら[8,17]は，溝の平均全長が9.6 mm（範囲7.4～13.3 mm）に対し，8.0 mm（範囲4.9～11.7 mm）の操作口が得られたとした．

2. 第四脳室　図9

① Median sulcus approach（図9の1）

顔面神経丘より上方での正中を縦に切開する方法[3,14]．両側のMLFの間で深部では両側の内側毛帯の間である．ただし，この方法は狭く，限られた症例でし

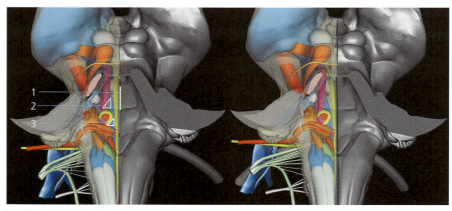

図9　第四脳室底部へのアプローチ
立体視図．1: Median sulcus approach, 2: Suprafacial (triangle) approach, 3: Infrafacial (triangle) approach

3. 脳幹部手術　2）カダバー

か利用できず，合併症をきたす危険性が高いとされている.

② Suprafacial approach（図9 の2）

　顔面神経丘を下限として，内側はMLF，外側は上小脳脚ないしDLFの間からアプローチされる[10, 18]．DLFの片側損傷では臨床症状出現にならないとされ，外側は分解溝までとすることができる．深部には内側から外側へ，中心被蓋路，赤核脊髄路，脊髄視床路，外側毛帯が並び，それらが前方での限界となる.

③ Infrafacial approach（図9 の3）

　下方は髄条および舌下神経三角，内側はMLF，上外側は顔面神経丘で囲まれた領域からアプローチする方法[10, 18-21]．同様に外側はDLFであるが，保存するべき構造物はMLF，中心被蓋路，赤核脊髄路，脊髄視床路である.

④ Supracollicular and Infracollicular approach（上記2つを合わせて）

　Straussら[20]は，髄条のバリエーションがあることと，上顔面神経丘アプローチでは三叉神経運動核，下顔面神経丘アプローチでは下位脳神経核の損傷の可能性があることを強調した．彼らは，三叉神経運動核は正中から6.3 mm外側にあり得るとし，下方では顔面神経丘から舌下神経核および迷走神経核までは9.2 mmであり注意喚起した.

3. 橋　図10

① Lateral Pontine approach（図10 の1）

　1982年にBaghaiら[22]は橋と中小脳脚の間で，三叉神経と顔面神経・前庭蝸牛神経の間からの侵入を推奨した．下縁は橋延髄溝で外側は三叉神経の脳幹接合部の内側と，顔面神経の内側面を結ぶ線．内側は延髄の錐体外側と三叉神経内側部を結ぶ線上である．深部は必ず錐体路の外側であるべきであり，最深部は橋被蓋の横走神経線維および脊髄視床路までである.

② Peritrigeminal approach（図10 の2）

　三叉神経の脳幹接合部の前方で皮質脊髄路の後方外側，三叉神経感覚核，運動核の前に入る方法[16, 23, 24]．三叉神経の脳幹接合部から錐体路まで4.64 mm（3.8〜5.6 mm）とされ，三叉神経核まで11.2 mm（9.5〜13.1 mm）の深さとされる[8]．三叉神経核へは，三叉神経が脳幹と接触してから橋腹側部の横走線維を貫いて延長線上にあるため，三叉神経脳幹接合部の後方での切開は禁忌である．第VI，VII，VIII脳神経核は三叉神経よりも深部に存在する.

③ Supratrigeminal approach（図10 の3）

　三叉神経接合部の上方で，橋の横線維に沿って切開する方法．錐体路の後方でのアプローチとなる[4].

4. 延髄　図11

① Anterolateral approach（図11 の1）

　皮質脊髄路が通る延髄錐体の外側から下オリーブ核の間で，舌下神経とC1の間を縦方向に切開する方法[7, 16]．錐体交叉の高さに一致する．深部は内側毛帯ま

Ⅲ．側頭葉・脳幹部へのアプローチ

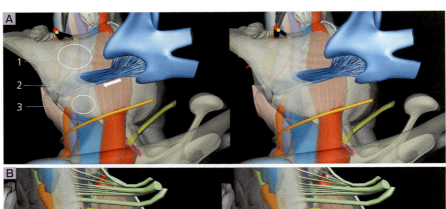
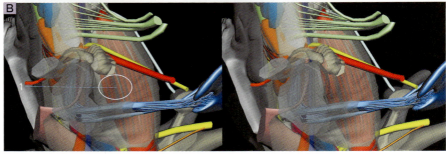

図10 橋へのアプローチ
立体視図．A：Anterior petrosal approach での図．B：Posterior petrosal approach ないし Lateral suboccipital approach での図．
1：Lateral pontine approach，2：Peritrigeminal approach，3：Supratrigeminal approach

でである．

② **Retro-olivary approach**（図11 の2）

　下オリーブ核と下小脳脚の間を縦に切開する方法．片側のオリーブ核の損傷では症状が出にくいため，オリーブ核を経由した方がよいともいわれる．延髄は他の脳幹部よりも神経線維が密集しており，すぐ後方には脊髄視床路，視蓋脊髄路，前脊髄小脳路が通っているためである．また，深部では後索から内側毛帯に至る微細線維が弧状に横走している．オリーブ経由での安全な範囲を，4.7〜6.9 mm の深さで，縦に 13.5 mm とした[8]．

③ **Lateral medullary approach "Inferior Cerebellar Peduncle Approach"**（図11 の3）

　橋での外側橋アプローチに類似して，延髄での外側延髄部から到達する方法[2]．それは Luschka 孔経由で蝸牛神経核の下方で，下小脳脚を切開する方法である．第 IX，X 脳神経の後方へ至ることができるとされる．深部には三叉神経脊髄路核や楔状束核があり注意を要する．

④ **Posterior median sulcus approach**（図11 の4）

　閂の下方で，伝統的な脊髄病変への正中からのアプローチと同様に両側薄束核の間を切開する方法[14, 16]．すぐ深部には迷走神経背側核があるため，脊髄手術とは違い，危険度が増す．

3. 脳幹部手術　2）カダバー

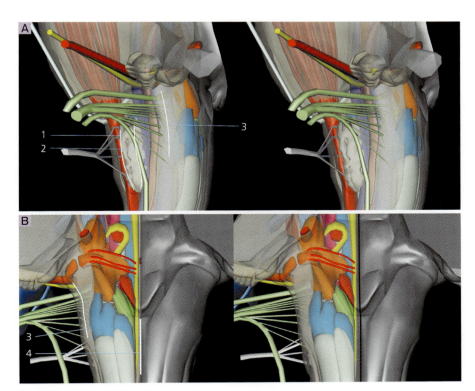

図11 延髄へのアプローチ
立体視図．A：左斜め後方図，B：背面図．1: Anterolateral approach，2: Retro-olivary approach，3: Lateral medullary approach，4: Posterior median sulcus approach

おわりに

　脳幹部は手術アプローチするには危険を伴うことは言うまでもないが，その中でも上述したアプローチが有効とされている．それぞれの症例のすでに出現している症状によりアプローチを考慮するべきであるが，表面近くまで顔を出している病変では間違いなくそこからアプローチするべきであろう．正常解剖をよく理解し，それぞれの症例にあたってもらいたい．ただし，まだよくわかっていない神経線維や記載しきれていないところもあるため注意していただきたい．

文献

1) Cavalcanti DD, Preul MC, Kalani MY, et al. Microsurgical anatomy of safe entry zones to the brainstem. J Neurosurg. 2016; 124: 1359-76.
2) Deshmukh VR, Rangel-Castilla L, Spetzler RF. Lateral inferior cerebellar peduncle approach to dorsolateral medullary cavernous malformation. J Neurosurg. 2014; 121: 723-9.
3) Giliberto G, Lanzino DJ, Diehn FE, et al. Brainstem cavernous malformations: anatomical, clinical, and surgical considerations. Neurosurg Focus. 2010; 29: E9.
4) Hebb MO, Spetzler RF. Lateral transpeduncular approach to intrinsic lesions of the rostral pons. Neurosurgery. 2010; 66: 26-9; discussion 29.

Ⅲ．側頭葉・脳幹部へのアプローチ

5) Mukherjee D, Antar V, Gurer B, et al. 356 Microsurgical Anatomy of the Brainstem Safe Entry Zones: A Cadaveric Study With High-Resolution Magnetic Resonance Imaging and Fiber Tracking. Neurosurgery. 2016; 63 Suppl 1: 205.

6) Parraga RG, Possatti LL, Alves RV, et al. Microsurgical anatomy and internal architecture of the brainstem in 3D images: surgical considerations. J Neurosurg. 2016; 124: 1377-95.

7) Ramina R, Mattei TA, de Aguiar PH, et al. Surgical management of brainstem cavernous malformations. Neurol Sci. 2011; 32: 1013-28.

8) Recalde RJ, Figueiredo EG, de Oliveira E. Microsurgical anatomy of the safe entry zones on the anterolateral brainstem related to surgical approaches to cavernous malformations. Neurosurgery. 2008; 62: 9-15; discussion 15-7.

9) Yagmurlu K, Kalani MY, Preul MC, et al. The superior fovea triangle approach: a novel safe entry zone to the brainstem. J Neurosurg. 2017; 127: 1134-8.

10) Yagmurlu K, Rhoton AL Jr, Tanriover N, et al. Three-dimensional microsurgical anatomy and the safe entry zones of the brainstem. Neurosurgery. 2014; 10 Suppl 4: 602-19; discussion 619-20.

11) DeArmond S, Fusco M, Dewey M. Structure of the Human Brain: A Photographic Atlas. 3rd ed. New York: Oxford University Press; 1989.

12) Sadler T（安田峯生，山田重人，訳）. ラングマン人体発生学. 11 版. 東京: メディカル・サイエンス・インターナショナル; 2016. p.315-39.

13) 塩田浩平. カラー図鑑　人体発生学講義ノート. 京都: 金芳堂; 2016. p.188-203.

14) Bricolo A, Turazzi S. Surgery for gliomas and other mass lesions of the brainstem. Adv Tech Stand Neurosurg. 1995; 22: 261-341.

15) Bricolo A, Turazzi S, Cristofori L, et al. Direct surgery for brainstem tumours. Acta Neurochir Suppl（Wien）. 1991; 53: 148-58.

16) Cantore G, Missori P, Santoro A. Cavernous angiomas of the brain stem. Intra-axial anatomical pitfalls and surgical strategies. Surg Neurol. 1999; 52: 84-93; discussion 93-4.

17) Pool JL. Gliomas in the region of the brain stem. J Neurosurg. 1968; 29: 164-7.

18) Kyoshima K, Kobayashi S, Gibo H, et al. A study of safe entry zones via the floor of the fourth ventricle for brain-stem lesions. Report of three cases. J Neurosurg. 1993; 78: 987-93.

19) Bogucki J, Czernicki Z, Gielecki J. Cytoarchitectonic basis for safe entry into the brainstem. Acta Neurochir（Wien）. 2000; 142: 383-7.

20) Strauss C, Lutjen-Drecoll E, Fahlbusch R. Pericollicular surgical approaches to the rhomboid fossa. Part I. Anatomical basis. J Neurosurg. 1997; 87: 893-9.

21) Strauss C, Romstock J, Fahlbusch R. Pericollicular approaches to the rhomboid fossa. Part II. Neurophysiological basis. J Neurosurg. 1999; 91: 768-75.

22) Baghai P, Vries JK, Bechtel PC. Retromastoid approach for biopsy of brain stem tumors. Neurosurgery. 1982; 10: 574-9.

23) Ferroli P, Sinisi M, Franzini A, et al. Brainstem cavernomas: long-term results of microsurgical resection in 52 patients. Neurosurgery. 2005; 56: 1203-12; discussion 1212-4.

24) Porter RW, Detwiler PW, Spetzler RF, et al. Cavernous malformations of the brainstem: experience with 100 patients. J Neurosurg. 1999; 90: 50-8.

〈柿澤幸成〉

IV

深部白質線維を考慮した外科手術

Ⅳ. 深部白質線維を考慮した外科手術

1 手術
1）前頭葉白質

はじめに

　脳神経外科医療の歴史上，前頭葉は軽視されてきた背景がある．前頭葉グリオーマに対しては今日でも病変を含んだ拡大摘出（ロベクトミー）が一般的で，グリオーマが悪性疾患であることから前頭葉が有する高次脳機能の術後低下はやむを得ないと考えられている．しかし，前頭葉の拡大摘出を受けた患者は，高次脳機能障害により社会生活に不都合を生じ，閑職への配置転換や解雇の憂き目にあうことが少なくない．われわれは，特に長期生存可能な低悪性度グリオーマ症例では，社会生活を維持することが望ましいと考え，前頭葉グリオーマに対して高次脳機能局在を同定し，機能温存を図る覚醒下手術を積極的に推進している[1]．本稿ではその実際を詳述する．

■ 適応と術前検査

　前頭葉病変に対する覚醒下手術はグリオーマのみならず，前頭葉白質深部内に存在する転移性脳腫瘍や海綿状血管腫にも適応があると考えている．正常脳に対して浸潤性発育を示すグリオーマに対しては，皮質マッピングにおいて機能局在を同定し，切除可能な皮質を選択する．皮質切除後には，病変の周囲へ拡大摘出する際に皮質下マッピングで摘出限界を決める．転移性脳腫瘍や海綿状血管腫など周囲脳に強く浸潤しない圧排性病変に対しては，アプローチルートを決定するためのマッピングがメインとなる[2]．皮質においては温存したい機能がない部位を同定し切開を加えた後に，その直下の白質においてルート上に機能が存在しないことを確認しながら病変に至る　**図1**．

　術前検査としては，高次脳機能検査が必須である．術前にすでに機能低下があるか否か，あるとすればどの程度かを知る必要がある．前頭葉の代表的な高次脳機能は作業記憶，視空間認知，社会的認知および注意機能である．作業記憶とは，活動や課題の遂行のために必要な情報を一次的に貯蔵し，必要に応じてその情報を引き出したり捨てたりする機能である．この機能は，通常意識にのぼることはないが，会話や読書などの日常生活のさまざまな場面で使用されている．視空間認知機能とは，空間の中で自己と物体，または物体同士の関係を正しく定位し，かつ左右の空間に平等に注意を向ける機能である．この機能が障害されたことによる代表的な症状が半側空間無視である．社会的認知機能とは，他者の感情，考

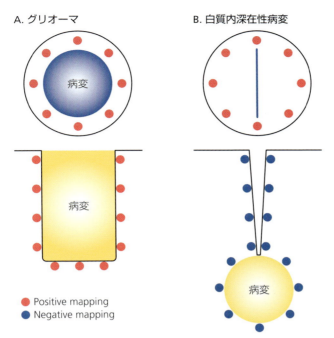

図1 マッピングを用いた切除可能範囲の決定
A: グリオーマ
　上：皮質マッピング．機能局在を同定し，非機能野で摘出範囲を決定．
　下：皮質下マッピング．病変周辺で機能局在を探索し，陽性反応を認める部位で摘出限界とする．
B: 転移性脳腫瘍，海綿状血管腫など白質内深在性病変
　上：皮質マッピング．機能局在を同定し，非機能野で皮質切開部を決定．
　下：皮質下マッピング．病変部に至るルートに想定される機能が存在しないことを確認しながら病変に至り摘出．

　えや行動を他者の表情，しぐさ，声の調子といった外的情報から予測する能力のことであり，他者と関わり社会生活を円滑に送る上できわめて重要な機能である．注意機能とは，特定の事柄に意識を集中し，それを持続させ，必要に応じて意識の焦点を合理的かつ柔軟に移動させる機能である．注意機能はあらゆる高次脳機能を働かせる基盤であり，必要不可欠な機能である．術前に行う機能検査の内容を機能別に 表1 にまとめた．検査は，その検査法や評価に慣れた作業療法士あるいは心理療法士が行い，さらに同一者が術中のタスク者になることが望ましい．
　前頭葉の覚醒下手術において用いる高次脳機能タスク，それぞれがモニタリングする機能，および現在知られている皮質と白質神経線維における機能局在を 図2 にまとめた．2-back テストは作業記憶をモニタリングする簡便なテストである[3]．2-back テストでは，画面上のランダムな位置に順に提示される丸印の位置を覚え，丸印の位置が2枚前に提示されたスライドの位置と同じか否かを判断する．初心者ではできない場合があるが，練習するとほとんどの人ができるようになる．線分二等分テストで視空間認知機能をモニタリングする．この検査は，20 cm の線分の「ちょうど真ん中と思う位置」に印をつける課題である．社会的認知機能として感情理解と，心の理論があり，それぞれ表情認知テストと theory

IV. 深部白質線維を考慮した外科手術

表 1 前頭葉機能とその代表的な検査法

前頭葉機能	検査法
作業記憶	数唱（逆唱） 視覚性記憶（逆唱） 2-back test Reading/listening span test
視空間認知	線分二等分検査 抹消試験 模写試験 描画試験 Behavioral inattention test（BIT）
社会的認知機能	表情認知検査 Comic strip test*
注意機能	抹消検査 Trail making test-Part A, B Stroop test Clinical assessment for attention（CAT）

*Wechsler Adult Intelligence Scale（WAIS）に含まれる絵画配列課題は，社会的認知機能を反映する下位尺度とされているため，社会的認知機能の検査として使用できるかもしれない．

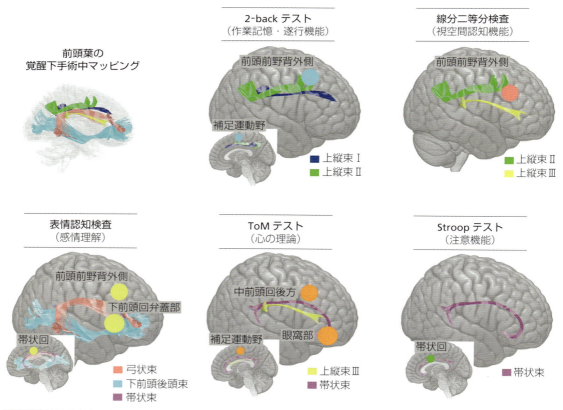

図 2 前頭葉病変に対する高次脳機能タスク

of mind（ToM）テストでモニタリングできる．表情認知テストでは，ヒトの目の部分のみから，その人の感情を判断する[4]．また，ToM テストは，起承転結からなる短いコミック画を見て，主人公の反応（気持ち）を予測する課題である．注意機能は Stroop テストでモニタリングできる[5]．Stroop テストでは，色名が異なるインクで書かれたスライド（例：「赤」という文字が青いインクで書かれている）を見て，インクの色をできるだけ早く答えるという課題である（前述の例の場合は「あお」と答えれば正答）．術中に使用するタスクは，術前に十分練習して正答率を 100% にしておく．術中に正確に機能局在を同定するためには非電気刺激状態で正答率が 100% であるタスクを用いる必要がある．術前に 100% 正答率が得られない場合は術中タスクとして成立しないので，100% になるように難度を低くするか，その機能はモニタリングできないと判断する．

　前頭葉は，左右でその機能的役割が異なる．左前頭葉は言語，特に発語に関わる機能をもつ[6]．一方，右前頭葉は，上述した注意，視空間認知，社会的認知機能において優位性を有する[1,7]．作業記憶に関しては，明確な側性化はないが，左大脳半球が言語性の作業記憶に，右大脳半球が空間性（視覚性）の作業記憶に関与する[8,9]．

　手術の数日前には 図4 図5 図6 に示すような画像・作図を用いて覚醒下手術チーム（術者，助手，タスク者）で綿密な打ち合わせを行う（PITFALL）．そこでは，腫瘍の局在と皮質の機能について検討するのみならず，腫瘍のどの部位にどの白質神経線維が近接し，どの部位でどのようなタスクが陽性反応を示すかについて議論し，摘出手順と覚醒終了時の目安を決定する[10]．

　術前日には，覚醒下手術チームと患者本人が翌日に使用する手術室に入り，患者本人に実際に手術台上に横たわってもらいシミュレーションする．このことで患者は安心して手術に臨むことができる．

P I T F A L L

拡散テンソルトラクトグラフィーは切除範囲の決定において有用なツールである．ただし，前頭葉では錐体路と上縦束が交差することによって，錐体路の手や顔面の運動支配領域や上縦束 II がうまく描出できないことが多い（crossing effect）．トラクトグラフィーを過信することは危険であり，正常白質解剖の理解と電気刺激による機能マッピングが大切である．

■ 体位，手術手技

　われわれの施設では，覚醒下手術は全例側臥位で行っている．側臥位の利点としては，術中のタスクに対する応答が容易であること，術中嘔吐した場合に誤嚥する可能性が少ないことが挙げられる．

　われわれは asleep-awake-asleep の手順で手術を遂行している[11]．患者自身で心地のよい側臥位を取ってもらい，側臥位のままで全身麻酔，ラリンジアルマ

IV. 深部白質線維を考慮した外科手術

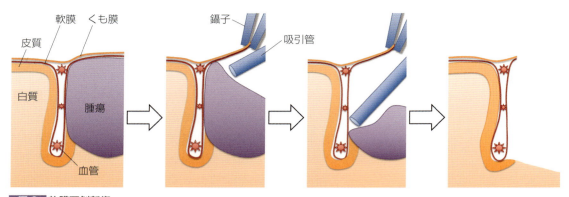

図3 軟膜下剥離術
本法では隣接する脳回は2枚のくも膜・軟膜で保護されるため損傷される可能性が低い．

スクによる挿管を行う（asleep）．開頭が終わり次第，覚醒，抜管を行う（awake）．硬膜切開前に腫瘍境界の指標となるフェンスポストの留置を行う（Tips）．完全な覚醒までしばらく時間を要するため，それまでに硬膜切開を終え，皮質マッピングの準備を行っておく．応答がしっかりした段階で用意したタスクを用いてベースラインとなる脳機能評価を行う．この時点で正答率が低いタスクの除外を検討する必要がある．次にプローブを用いた直接電気刺激による病変周囲皮質のマッピングを行う．刺激強度は誘発神経症状が得られる最小限の電流値を用いるとよいが，可能であれば皮質脳波を用いて after discharge が生じないことを確認する．マッピングでは3回のうち2回以上の再現性がある所見をもって陽性もしくは陰性の判断を行い，皮質機能の情報をもとに病変への安全な到達ルートを決定する．皮質切開ならびに腫瘍切除時には，軟膜下剥離術（subpial dissection）を行うことによって脳溝内の血管損傷に伴う隣接脳回の損傷を回避する 図3．できるだけ凝固処置を控え，静脈からの出血は綿片による圧迫処置により止血する．腫瘍切除時には正常脳との解剖学的位置関係を常に意識し，重要な白質神経線維束の近傍ではプローブを用いた皮質下マッピングを行う．直接電気刺激により神経症状が得られた場合，同部位の追加切除には注意を要する．予定の機能領域の同定が終了した段階で全身麻酔へ移行し（asleep），必要に応じて機能評価が不要な領域の腫瘍切除を追加する（PITFALL）．全身麻酔下にて閉頭処置を行い手術終了となる．覚醒時間は2時間程度であることが多い．

グリオーマの手術においてフェンスポストは腫瘍の摘出境界を決める上で，きわめて有用である．摘出境界が機能境界とならない部位において，画像上病変が及んでいると考えられる辺縁や深部へのメルクマールに頻用している．

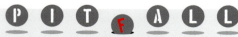
補足運動野の摘出時には，運動が困難になるため術早期の段階で損傷することのないよう留意する．補足運動野に病変がある場合は最後に摘出することが望ましい．

■ 症例提示 動画42

　症例は 44 歳主婦，右前頭葉グレード 3 グリオーマ 図4 ．主訴は意識消失発作，術前の高次脳機能に異常を認めなかった．病変の主座は右中前頭回であり，病変に近接して内側に前頭斜走路，後方に錐体路，腫瘍の腹外側に上縦束Ⅱ，Ⅲが走行することを拡散テンソルトラクトグラフィーにより確認した 図5 [3]．

　病変の摘出にあたって指標となるのは，下方は下前頭溝，上方は上前頭溝，後方は中心前溝，前方および深部はフェンスポストであり [12]，特に後方では運動のタスクで陽性反応が出た時点で摘出限界とする予定とした [13]．高次脳機能タスクは 図2 に示したすべてを使用することとした．表情認知テストと ToM テストは中前頭回の後方，2-back テストと線分二等分テストは腫瘍の腹側深部後方の上縦束Ⅱ近傍，Stroop テストは腫瘍底部の帯状回近傍で陽性反応を示す可能性があると考えた 図6 [5, 9, 14, 15]．

　体位は左下側臥位，全身麻酔下に 3 点固定とし無剃毛で半弧状の皮膚切開を行った．病変を中央に周囲 2 cm 程度まで見る大きな右前頭開頭を行った．開頭は正中に至っていない．中心溝は後方に存在し，中心前回のすぐ前方に病変があると想定された 図5 ．病変の前方腹側境界にフェンスポストを 1 本挿入した．硬膜切開を行い，シミュレーション画像と実際の脳表面の構造を見比べながらオリ

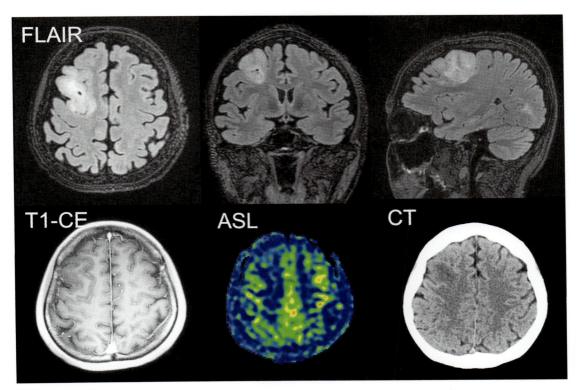

図4 症例画像
右中前頭回に造影されない T2，FLAIR hyper 病変を認める．

Ⅳ. 深部白質線維を考慮した外科手術

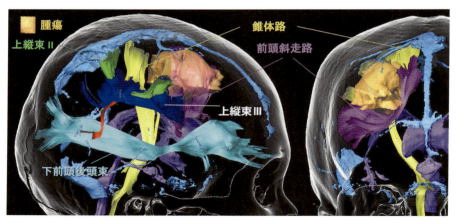

図5 トラクトグラフィー
腫瘍には前頭斜走路，上縦束Ⅱ，Ⅲ，錐体路が近接している．

刺激強度の決定
2-6mA/60Hz, biphasic current, bipolar stimulator

皮質／皮質下　マッピング
・運動／物品呼称　二重タスク
・表情認知テスト：中前頭回後方
・ToM テスト：中前頭回後方
・2-back テスト：上縦束Ⅲ
・線分二等分テスト：上縦束Ⅱ
・Stroop テスト：帯状回

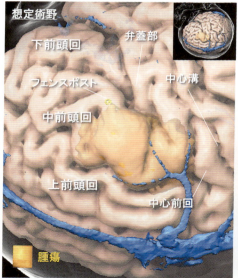
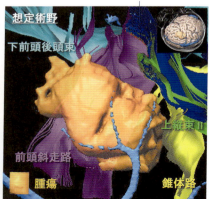

図6 手術シミュレーション
どの部位でどのタスクが有用かを検討する．

エンテーションを確認した．覚醒させ，まずは施行予定のすべてのタスクの正答率が100％であることを確認した（Tips）．数字を1から10まで発音してもらいながら，左肘の屈曲・伸展，手の離握手を続け，negative motor area〔中心前回（ブロードマン6野）の腹側部〕および運動野に与える電気刺激を2 mAから徐々に上げたところ3.5 mAで陽性反応（構語障害，不随意運動）を認めたため，この刺激強度を本症例の刺激閾値と考え，以後の脳刺激はこの強度で行うことにした．

1. 手術　1）前頭葉白質

術前の時点で，正答率がほぼ100%であった課題でも，開頭後は正答率が落ちることがある．このため，術中にマッピングを行う前に，タスク遂行可能な正答率（ほぼ100%）であることを確認する必要がある．

1. 皮質マッピング

　表情認知テスト，ToMテストでは中前頭回の後方にて陽性所見を認めた．線分二等分テスト，2-backテスト，Stroopテストで陽性反応を示す部位は術野皮質にはなかった．陽性反応を認めない領域かつ画像上病変と考えられる皮質を摘出範囲と決定した．

2. 皮質切開・病変摘出

　物品呼称と左肘の屈曲・伸展，手の離握手を続ける二重タスクを行いながら，摘出範囲内で脳溝のわずかに内側でくも膜・軟膜を切開する．くも膜断端を把持しながら吸引にて軟膜下に進入した（subpial dissection）．

3. 皮質下マッピング

　超音波吸引装置（SONOPET，CUSA）あるいは吸引嘴管を用いて白質切開を進める．術前に想定した高次脳機能を司る白質神経線維に至る際には，適宜電気刺激にて機能局在が近いのか判断する．病変と正常脳の境界付近で全周性に切開し，一塊に腫瘍中心部を摘出した（Tips）．ついで周囲の白質に機能が局在しないことを電気刺激で確認しながら摘出範囲を拡大した．本症例で後方摘出限界となるのは錐体路とそのすぐ前方を走行する前頭斜走路である[13, 16]．前頭斜走路は陰性運動ネットワークを担っており電気刺激で運動停止が生じる[17, 18]．白質に対する電気刺激にて運動停止が生じるところまで摘出を行った（Tips）．なお，線分二等分テストとStroopテストは一貫して陽性反応を示す部位はなかった．なお，本症例では皮質にて表情認知テスト，ToM testが陽性を示した中側頭回後方は画像上の明らかな腫瘍であり，摘出するか否か悩ましい判断となった[19]．主婦であり社会生活が重要視されなかったことと，社会的認知機能が術後慢性期に回復しやすい機能であることから[15]，摘出に踏み切った（Tips）．

病変の摘出に際しては，病変を通過して近辺の脳を栄養する動脈や病変上面を走行する皮質静脈は極力残した方が，術後の灌流障害が少ない．

錐体路と陰性運動ネットワークは，生じる運動症状で見分けることができる．電気刺激をした際，錐体路では不随意運動（本人が意図しない筋収縮）や運動の加速が，陰性運動ネットワークでは運動停止が生じる．

IV. 深部白質線維を考慮した外科手術

 明らかに腫瘍と考えられる部位で陽性反応を示した場合は，患者の社会的立場（職業，職位，仕事内容），家族構成，本人・家族の希望などを勘案して摘出するか否か判断する．手術前の説明時にはこの点について必ず確認しておく．

 腫瘍の摘出終了後，皮質ならびに皮質下のマッピング陽性領域をマーキングし術野をしっかり記録しておく．術中や術後にみられる予想外の神経症状に対する原因究明や再発時の手術戦略を立てる上で重要な情報となる．

4. 術後

術後1週と術後3カ月の高次脳機能推移を 図7 に示す．検査したすべての高次脳機能は術後一過性に低下したものの3カ月後には回復した．

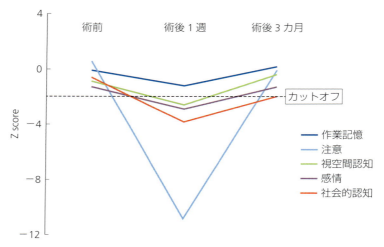

図7 高次脳機能の推移
術後急性期には機能低下を生じるも，3カ月後には回復した．
Z score は検査スコアから健常者平均値を引き，標準偏差で割った値で表される．したがって，Z score＝0 は健常者平均と全く同じ，Z score＜0 ならば健常者平均より劣る，Z score＞0 ならば健常者平均に勝る得点であることを意味する．なお，ここでは健常者平均値と標準偏差は，本症例と年齢を対応させた被験者群とした．臨床的には，Z score＝－2 をカットオフとし，これ以下を異常と判断する場合が多い．

■ 本アプローチの利点欠点

1. 利点

本法では高次脳機能を温存することが可能である．われわれの経験では，特に視空間認知機能と作業記憶の障害は術後慢性期になっても代償されず機能障害として残存する傾向が強い[9, 15]．術後の社会生活が重要と考えられる症例ではこれ

らの機能を残した方がよいと考える．

2. 欠点

　全身麻酔でロベクトミーした場合と比較すると，本法による腫瘍摘出率は低下すると予想される．これが全生存期間に影響するのかは現時点では不明である．ただし，われわれのこれまでの経験では，ほとんどの症例では機能は画像上の病変周囲に存在し，病変中心部でタスクによる陽性反応は認めていない．明らかな腫瘍組織には機能局在を認めることはほとんどないと考えている．したがって摘出率が大きく低下するとは考えにくい．

おわりに

　現時点で本法が前頭葉病変に対して標準治療となるのかは不明である．標準治療となるためにはいくつかの課題の解決が必要であろう．1つにはタスクの問題である．著者らは現在使用しているタスクが完璧なタスクであるとは思っていない．高次脳機能をさらに鋭敏に特異的に検出できる簡便なタスクを開発する必要があろう（PITFALL）．もう1つには脳の可塑性の問題である．提示した症例のように高次脳機能の多くは術後一過性に低下するものの回復する場合が多い[20]．回復する機能であれば術中温存する必要はないと考える．どの高次脳機能を温存すべきかを明らかにする必要がある．これをクリアするために，高次脳機能検査は術後1週間目，3カ月後，半年後，1年後と長期間にわたって評価し，高次脳機能は脳の可塑性によりどの程度代償されるのか，代償されない高次脳機能はどれかを見極めていく必要がある．また，術後の社会生活の充実度のみならず，無再発生存期間，全生存期間を追跡し，生命予後の観点からも本手術が有効であるのか否か検証する必要があろう．

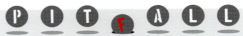

　高次脳機能のタスクでは，意図した機能以外が原因で誤りを認める場合がある（偽陽性）．例えば，低い覚醒レベル，疲労，注意・集中力の低下など．したがって，誤りが生じた場合，安易に陽性所見と捉えず，"なぜできなかったか"，"他の要因が原因で誤った可能性はないか"を常に考える必要がある．

文献

1) 中田光俊, 木下雅史, 中嶋理帆, 他. 右前頭葉の機能局在と覚醒下手術. 脳神経外科ジャーナル. 2017; 26: 657-67.
2) 木下雅史, 中田光俊. 覚醒下手術. 日本臨牀. 2016; 74: 540-4.
3) Kinoshita M, Miyashita K, Tsutsui T, et al. Critical Neural Networks in Awake Surgery for Gliomas. Neurol Med Chir（Tokyo）. 2016; 56: 674-84.
4) Yordanova YN, Duffau H, Herbet G. Neural pathways subserving face-based mentalizing. Brain Struct Funct. 2017; 222: 3087-105.
5) Wager M, Du Boisgueheneuc F, Pluchon C, et al. Intraoperative monitoring of an

aspect of executive functions: administration of the Stroop test in 9 adult patients during awake surgery for resection of frontal glioma. Neurosurgery. 2013; 72: 169-80.

6) Fujii M, Maesawa S, Ishiai S, et al. Neural Basis of Language: An Overview of An Evolving Model. Neurol Med Chir (Tokyo). 2016; 56: 379-86.

7) Vilasboas T, Herbet G, Duffau H. Challenging the Myth of Right Nondominant Hemisphere: Lessons from Corticosubcortical Stimulation Mapping in Awake Surgery and Surgical Implications. World Neurosurg. 2017; 103: 449-56.

8) Nakajima R, Okita H, Kinoshita M, et al. Direct evidence for the causal role of the left supplementary motor area in working memory: A preliminary study. Clin Neurol Neurosurg. 2014; 126: 201-4.

9) Kinoshita M, Nakajima R, Shinohara H, et al. Chronic spatial working memory deficit associated with the superior longitudinal fasciculus: a study using voxel-based lesion-symptom mapping and intraoperative direct stimulation in right prefrontal glioma surgery. J Neurosurg. 2016; 125: 1024-32.

10) 中田光俊, 木下雅史. 高次脳機能温存型覚醒下手術. 脳神経外科速報. 2017; 27: 1039-45.

11) Duffau H, Capelle L, Sichez N, et al. Intraoperative mapping of the subcortical language pathways using direct stimulations. An anatomo-functional study. Brain. 2002; 125(Pt 1): 199-214.

12) 中田光俊. 脳腫瘍摘出術におけるフェンスポスト法. 脳神経外科速報. 2016; 26: 914-21.

13) Kinoshita M, de Champfleur NM, Deverdun J, et al. Role of fronto-striatal tract and frontal aslant tract in movement and speech: an axonal mapping study. Brain Struct Funct. 2015; 220: 3399-412.

14) Herbet G, Lafargue G, Bonnetblanc F, et al. Inferring a dual-stream model of mentalizing from associative white matter fibres disconnection. Brain. 2014; 137(Pt 3): 944-59.

15) Nakajima R, Kinoshita M, Miyashita K, et al. Damage of the right dorsal superior longitudinal fascicle by awake surgery for glioma causes persistent visuospatial dysfunction. Sci Rep. 2017; 7: 17158.

16) Kinoshita M, Shinohara H, Hori O, et al. Association fibers connecting the Broca center and the lateral superior frontal gyrus: a microsurgical and tractographic anatomy. J Neurosurg. 2012; 116: 323-30.

17) Rech F, Herbet G, Moritz-Gasser S, et al. Somatotopic organization of the white matter tracts underpinning motor control in humans: an electrical stimulation study. Brain Struct Funct. 2016; 221: 3743-53.

18) Nakajima R, Nakada M, Miyashita K, et al. Intraoperative Motor Symptoms during Brain Tumor Resection in the Supplementary Motor Area (SMA) without Positive Mapping during Awake Surgery. Neurol Med Chir (Tokyo). 2015; 55: 442-50.

19) Tamura M, Muragaki Y, Saito T, et al. Strategy of Surgical Resection for Glioma Based on Intraoperative Functional Mapping and Monitoring. Neurol Med Chir (Tokyo). 2015; 55: 383-98.

20) De Witt Hamer PC, Robles SG, Zwinderman AH, et al Impact of intraoperative stimulation brain mapping on glioma surgery outcome: a meta-analysis. J Clin Oncol. 2012; 30: 2559-65.

〈中田光俊, 中嶋理帆, 木下雅史〉

IV．深部白質線維を考慮した外科手術

1 手術
2）側頭葉白質

はじめに

　側頭葉に主座する腫瘍に対して白質線維を考慮したアプローチを考える腫瘍はグリオーマ，血管腫，転移性脳腫瘍などである．側頭葉を構成する深部白質線維としては側脳室外側を走行する視放線，側頭葉内側前方から前頭葉を連絡する鉤線維，前頭葉下部と後頭葉を連絡する下前頭後頭束，前頭葉から頭頂葉，後頭葉を経由して側頭葉に至る弓状束，および海馬から脳梁に至る辺縁系線維が主たる連絡線維である．側頭葉に発生するグリオーマの多くは側頭葉前方内側部から鉤線維を介して島回・前頭葉へと進展する形式をとる．海馬を主座とするグリオーマの頻度は多くないが，海馬体から尾部まで大きく腫大し側頭幹までの腫脹をきたしているものは多い．本稿では比較的頻度の高い側頭葉に発生したグリオーマに対する摘出術について解説を行う．

■ 解剖

　側頭葉の正常解剖は成書に譲り，ここでは経側頭葉皮質での腫瘍摘出の際に必要な解剖学的知識についての整理を行う．側頭葉の外側面は上・下側頭溝により上・中・下側頭回に分かれる．上側頭回は後方にて角回へと連続する．後頭葉との境界は，後頭前切痕と頭頂後頭溝とを結んだ線とシルビウス裂後端から垂線を下した交点を目安に区分される．シルビウス裂を開き，島回を覆っている側頭葉弁蓋を開くと上側頭回の内側面が露出される．内側面の前方の内側部分に張り出している部分に鉤（uncus）が含まれ，張り出している部分を総称して anterior aspect ともよぶ．

　鉤線維は側頭葉の扁桃核・海馬の側方から側頭幹を通り前障の外方，最外包の下方部分を介して前頭葉底面である外側 orbital gyrus までを走行する．下前頭後頭束は鉤線維を並行して側頭幹を通り，鉤線維よりも上方で視床外側から外側膝状帯まで至る．前頭葉では鉤線維より上方で側脳室前角のレベルまで広がる．術前の画像診断にて側頭幹に腫瘍が及んでいないか慎重な読影が求められる．視放線の最前方は temporal horn の天井を形成し，下前頭後頭束よりも深部で側頭幹の側方を側脳室の外側壁を形成しつつ後方に向かい，後頭葉視覚野に向かって走行する．側頭葉の白質を経由するアプローチでは視放線の損傷を最低限に抑えることが求められる．中側頭回の切開を行う場合には側頭極より 6 cm 以内に

IV. 深部白質線維を考慮した外科手術

とどめる必要がある．

■ 術前計画

側頭葉に発生する腫瘍は主に悪性神経膠腫，転移性脳腫瘍，脳膿瘍が鑑別となる．まれではあるが，悪性神経膠腫との鑑別を要する PXA や ganglioglioma なども発生する．病歴および臨床所見から悪性腫瘍が疑われる場合には，可能であれば合併症を生じない範囲での拡大摘出を考えたい．手術計画の場合に，鉤，海馬を含む側頭葉内側構造がどこまで腫瘍浸潤を受けているか，摘出の際に視放線を障害しないかどうかを判断することから始まる．多くの神経膠腫の場合，側頭葉内側前方の鉤から鉤線維を介して島回や前頭葉底面に伸展している場合が多いものの，鉤から海馬頭部までの浸潤には至っていない場合が多い．側脳室内側の鉤切痕（uncal notch）を境界線として，海馬頭への浸潤の有無を読影する必要がある．また，側頭葉切除範囲として，上側頭回まで含めて切除するか否かで術野の展開も大きく異なる．Vein of labbe やシルビウス静脈の走行を検討した上で，切除範囲を決定する．

本稿では上側頭回および海馬を残すアプローチと，内側構造まで含めて摘出する手技について解説を行う．

■ 側頭葉外側・内側腫瘍へのアプローチ

1．皮切と開頭　図1

仰臥位で，頭部は 30～60°対側へ傾けて固定する．側頭葉外側部分を楔形に摘出することを考慮し，かつ中頭蓋窩の前方底部を走行する側頭葉底部静脈を視認することを目的とすると軽く顎の挙上が望ましい．

皮膚切開は Falconer 型を用い，側頭葉下部を露出するために耳前部は頬骨弓

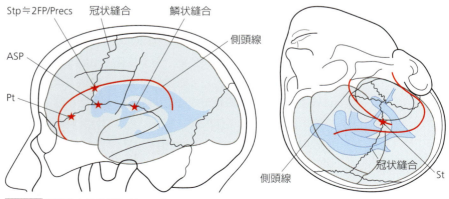

図1　開頭のためのランドマーク

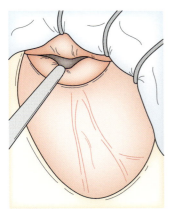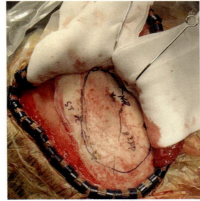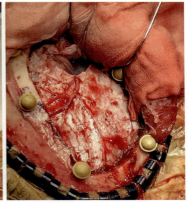

図2　骨窓と硬膜切開

まで切り下げる．カーブの後端は骨窓の後方をどこまで展開するかに応じて決める．多くは外耳孔を通り OM-line に直行する線上に島回の後端が位置する．浅側頭動脈の本幹および前頭枝は損傷することなく皮弁側に残し，皮弁の血流を確保する．側頭筋を切開翻転し前頭側頭開頭を行う．

　Pterional approach に準じて key hole を設ける．事前の読影からシルビウス裂の走行する高さと切除範囲を予想し，骨窓の長軸を設定する．Squamous suture 上のカーブの頂点が inferior rolandic point（IRP）として中心溝の延長線とシルビウス裂の交わる点に近似する．前頭側の開頭はそれほど必要とはしないため，側頭線（linear temporalis）を超える必要はない．側頭葉の腫脹が強い場合には硬膜切開後速やかに IC cistern から髄液を吸引し脳圧を下げる必要がある．その場合には蝶形骨小翼の削除を行いフラットにしておくと操作が容易になる．

　腫瘍により頭蓋内圧が亢進している場合には，硬膜切開後速やかに髄液を吸引するために最初の硬膜切開は IC cistern または前頭蓋底からの操作を行うためにも小さめに設ける 図2 ．IC cistern, prechiasma cistern のくも膜を切開し十分に髄液を吸引する．側頭葉が内側に張り出して IC cistern が開かない場合には前頭蓋底経由にてこれを行う．脳圧が十分に下がってから硬膜切開を行い，脳表の構造を観察する．

　観察のポイントは以下の点に注意を払う．
　　①シルビウス静脈の走行
　　② Vein of labbe の位置
　　③上側頭溝の走行
　　④前・中側頭動脈の走行

2．上側頭回を残した側頭葉外側部分の切除　動画43

▶症例1：72歳男性
海馬，海馬傍回に主座する Gd にて不整にリング状に造影される腫瘍を認める

Ⅳ．深部白質線維を考慮した外科手術

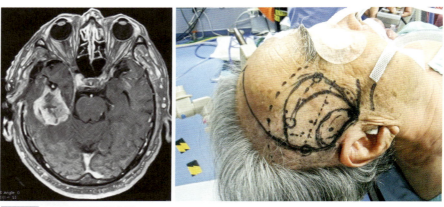

図3 右側頭葉膠芽腫症例

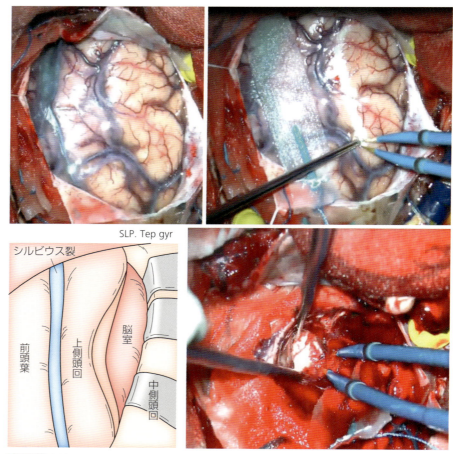

図4 中側頭回上に皮質切開を設け，側脳室が開放されている

1．手術　2）側頭葉白質

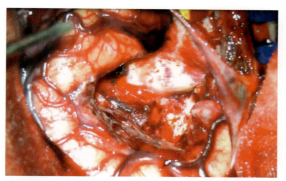

図5　中・下側頭回と腫瘍を一塊として摘出

図3 図4．

①上側頭溝を脳溝の最深部まで展開する．上・中側頭動脈の多くは上側頭回の表面を走行し上側頭溝内に到達することから，中側頭回上の脳溝から数 mm のところに切開線を設け，軟膜越しに灰白質を剝離する．この操作により脳構内の動静脈の損傷を最小限に抑えることができる．切開の範囲は側頭葉先端部からの距離と vein of labbe の位置，中側頭動脈の走行などにより決定する．優位半球の場合には先端から 4～4.5 cm，非優位半球でも 6～6.5 cm 程度にとどめる．皮質切開は脳溝最深部より開始し，脳溝の延長線上にある側脳室下角まで到達する．腫瘍が大きく脳室の位置が不明瞭な場合には，上側頭溝と下側頭溝の延長線上の交点を目標とすると脳室に到達できる場合が多い．多くのグリオーマの場合，脳室上衣は保たれていることが多く，開窓部から奥に青みのかかったパール様の海馬の表面が観察される．脳室がいったん開放されたら，上側頭溝と脳室天井を結ぶように白質切開を前後方向に進める．脳溝の前端が側頭葉先端に至っていない場合には，脳表に皮質切開を行いながら操作が見える範囲までの皮質切開を続ける．

②側頭葉長軸に沿った皮質切開ができれば，次に長軸に直行する皮質切開を中側頭回から中頭蓋底まで加える．脳室の表面を観察すると，海馬と海馬傍回の隆起である collateral eminence との境界は色調の違いと一条の窪み（innominate sulcus）で明瞭に判断できる．Eminence 上に皮質切開を設け中頭蓋底まで切離を進め，海馬を残し外側部分を摘除する．側頭葉底面には静脈還流に関与する太い静脈が走行する場合がある．腫瘍への流入動脈を処理する前にこれら静脈を凝固切断すると一気に側頭葉が腫脹する場合があるため，中頭蓋窩側も軟膜を温存しながら白質，灰白質を軟膜下に剝離するように心がける．Collateral eminence の切離を長軸に沿って前後に進めていくことで，上側頭回・海馬部分を残して外側部分が摘除できる 図5．

3．上側頭回を含む側頭葉腫瘍の段階的摘出　動画44a 動画44b

側頭葉グリオーマの場合，腫瘍が海馬を含む側頭葉内側部に限局する症例は少

Ⅳ. 深部白質線維を考慮した外科手術

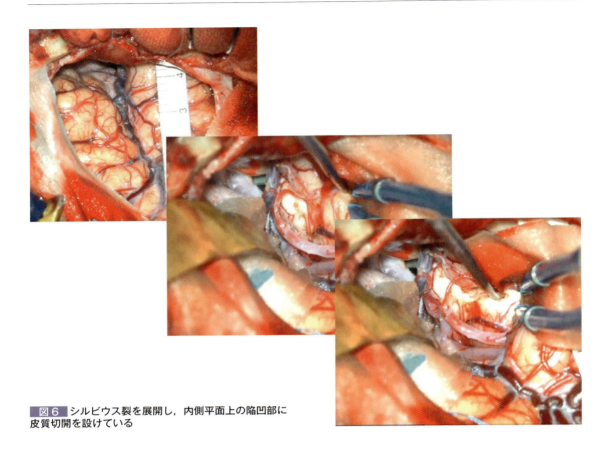

図6 シルビウス裂を展開し，内側平面上の陥凹部に皮質切開を設けている

なからず存在する．このような腫瘍の場合，脳の可塑性からか，優位・非優位にかかわらず術前には記憶障害などの海馬に代表される機能障害は生じていない場合も多い．したがって側頭葉てんかんにて発見されるか偶発的に発見されることが多く，診断時には腫瘍のサイズも大きな場合が多い．上側頭回と側頭葉内側を一塊として切除可能な症例と，海馬部分は残して鉤部分を含めた上側頭回を切除する場合とがある．いずれにしても，側頭葉を一塊として摘出すると解剖学的指標を見誤ることがあるため，側頭葉外側部分の摘出を行ったのちに多段階的に切除を行うことを勧める．側頭葉内側表面を走行するシルビウス静脈を側頭葉表面から剝離し，静脈還流を保つ．テントから脳底槽に張り出した鉤部分の剝離では，動眼神経や前脈絡叢動脈が腫瘍に圧迫されている．Uncal notchのあたりに前脈絡叢動脈から分枝したuncal arteryが皮質枝として流入するので，本幹に牽引が加わらぬよう凝固・切断する．鉤と海馬頭部とは側脳室内から境界を目指すと比較的容易に切離することが可能である．海馬頭部が正常の場合には頭部の丸みの外側で鉤との境界を離断する．脳室内から下角の先端部を観察すると，底面の青みがかった海馬の前方に上壁を形成する扁桃体が視認できる．海馬頭の丸い構造を保つように周囲と切離すると，下角の先端が内側に向かい軟膜を隔ててシルビウス裂に到達する（uncal resess）． 動画 45

1. 手術　2）側頭葉白質

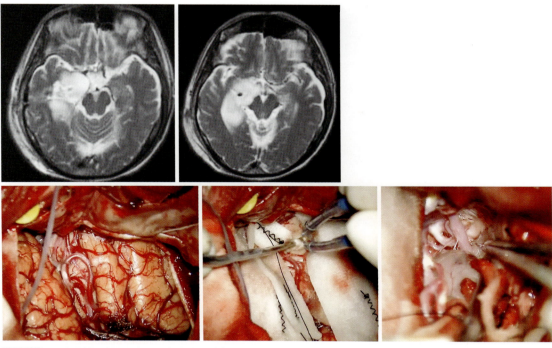

図7　60歳男性，右鉤・海馬に主座する腫瘍

▶症例2：60歳男性

　めまい精査にて偶発的に発見された右側頭葉腫瘍．鉤に一致してGdにて造影される腫瘍と，FLAIR highの病変は海馬尾部まで連続する．視野欠損はみられない．

　シルビウス裂内のtrabecullaeを丁寧に切断して上側頭葉内側面を開き島回と側頭葉との境界（下限 inferior limiting sulcus）最深部まで展開する．中大脳動脈inferior branchを側頭葉から遊離するように細かい分枝を凝固切断し，temporopolar artery, anterior temporal arteryの走行を確認し，これら2本は凝固・切断する．側頭葉を展開すると上側頭回内側平面（planum polare）が露出される．内側平面の中央部には前後に走る陥凹（rhinal sulcus）がみられる 図6．このくぼみに沿って皮質切開を置き脳室まで到達する．上側頭回の後方部分の切開線は，中側頭動脈よりも前方に設けたい．上側頭回の内側面と後方切開線が合流すると脳室の天井部分が開窓され側脳室内の構造が広く展開され，オリエンテーションがつきやすくなる．脳室内部では丸みを帯びた青白い海馬のふくらみが底面を形成し，海馬と向かい合うように扁桃体が前上壁を形成している．腫瘍塊を上方に牽引しつつ脳室天井とシルビウス裂とを境する皮質を切開することで，内側構造を術野の深部に視認しつつcollateral eminence上に切開線を設け扁桃体・鉤を摘除する 図7．

　脳室内部より脈絡叢を内側にたどると脈絡裂（choroidal fissure）を観察できる．海馬の内側は海馬采となり，海馬裂へと折れ込んでくるくも膜を破らないよ

Ⅳ. 深部白質線維を考慮した外科手術

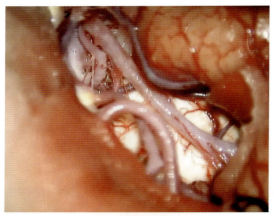

図8 上側頭回を残して側頭葉内側部を摘出
腫瘍が開放され，脳幹，前脈絡叢動脈，後交通動脈が視認できる．

うに鈍的に海馬采を剥離する．このくも膜は海馬と海馬傍回に挟まれており，この間を海馬からの流出静脈である下脳室静脈が走行している．海馬裂を開放しつつ海馬傍回の栄養動脈と導出静脈を凝固切離する．過度な牽引による海馬への栄養動脈の引き抜きが起こらないよう慎重に凝固切断する．前脈絡叢動脈の遠位部には脳室への入口部である下脈絡点（inferior choroidal point）が確認できる．病変の進展に応じて海馬尾部の切離を行う．可能な限り軟膜下に海馬と海馬傍回を剥離しつつ腫瘍の摘出を行うと，crural cistern から ambient cistern までが広く開放され，脳幹外側面と後交通動脈，前脈絡叢動脈，後大脳動脈の走行が確認できる 図8 ．

側頭葉腫瘍切除の場合，側頭葉が腫瘍により腫脹をきたしている場合が多く，一塊として摘出を行うと狭い操作野の中で構造を確認しなければならず術中にオリエンテーションをつけることが難しくなる．時間を要しても段階的に摘出を行うことで安全な摘出が達成できる．海馬までを含む側頭葉摘出を行う場合，海馬周辺は重要な構造物が多いことから，まずは側頭葉外側構造の切離を行い，側頭葉内側部分を十分観察できる状態にしてから摘出を行うことを推奨する．

■ 三角部腫瘍へのアプローチ

側脳室三角部に発生し手術を要する疾患として，脳腫瘍では髄膜腫，脈絡乳頭腫，神経膠腫が，血管性病変では動静脈奇形，海綿状血管腫などが挙げられる．経皮質アプローチとしては経頭頂葉，経側頭葉，経後頭葉の三方向からが考えられ，術前の症状や優位半球か否かに加え，病変の発生母地，サイズ，伸展方向，血流と血管の走行を考慮した手術計画が必要である．それぞれのアプローチには利点・欠点があり，術前の画像診断からの摘出計画により選択される．本稿ではこの領域の腫瘍に対する手術アプローチについて解説を行う．

1. 側脳室三角の解剖

　側脳室三角部とは側脳室体部から下角までの屈曲する部分を指す．三角部を構成する脳室壁は上壁は脳梁，内側壁は脳梁球あるいは後角球，下壁は側副隆起の後端である側副三角（collateral triangle），外壁は前方が尾状核，後方が壁板（tapetum）である．前壁内側は脳弓脚（crus of fornix），外側は視床枕（pulvinar）であり，その間に脈絡ひも（taenia）にて付着する脈絡叢が存在する．三角部腫瘍摘出にて注意を要する視放線は三角部および後角の上外側を通り鳥距溝の上方にある楔部の視覚中枢に到達する．特に網膜の下1/4に相当する線維は下角の前壁を係蹄状に迂回し（Meyer's loop），側脳室の外下方を経由し鳥距溝の下にある舌状回に至る．

2. 三角部への側頭葉を経由した手術アプローチ

▶側頭葉に主座し経側頭葉アプローチが選択される症例

　三角部から下角方向を占める腫瘍や，側脳室下角外側壁に伸展する腫瘍に対して選択される．主に神経膠腫，髄膜腫，転移性腫瘍や脈絡乳頭腫などが発生する．このアプローチの利点は脳室までの距離を含め到達距離が最短となることである．欠点は，優位半球の場合には言語機能野である上・中側頭回への直接損傷を回避する必要があることである．後方言語野は主に上側頭回に位置するが，覚醒手術における脳機能マッピングでは中側頭回にも機能野が見つかる場合がある．また，日本人では漢字，カタカナ，ひらがなで機能野が分散する可能性が指摘されている．視放線は中側頭回の場合には側頭極から6cmより後方では側脳室の外側壁に沿って走行する．Low grade が疑われ術前視野欠損のない症例ではアプローチを十分検討する必要がある．言語障害を回避し視放線の障害を避けることを目的とすると，下側頭溝または下側頭回を経由した皮質切開が必要になる．ただし，下側頭回から紡錘回には漢字などの形象認識に関する機能があることが知られており，過度に腫瘍を超えての拡大摘出は控えるべきである．

　事前に tractography による視放線の走行が予測できるのであればこの下側に皮質切開を設けるのが賢明である．

▶経下側頭溝経由による小さな腫瘍の摘出症例

　症例は頭痛精査にて発見された側脳室の外側皮質の小腫瘤である．視野を含め術前症状のない43歳の男性で，経時観察されたが経年的に FLAIR high 部分が増大したために当院へ紹介となった．腫瘍は脈絡叢に付着し髄膜腫のようにもみえるが，側頭葉に浮腫を伴うことより転移性脳腫瘍や脳室壁に付着する悪性神経膠腫などが鑑別として考えられた 図9 ．

　体位と開頭を 図10 に示す．仰臥位で，側頭部が水平になるよう肩枕を使用，頭部は60°対側へ傾けて固定する．皮膚切開は逆U字型に設け，骨窓は側頭葉と上縁にはシルビウス裂が露出し，皮質切開を下側頭溝におくことができるよう長

IV. 深部白質線維を考慮した外科手術

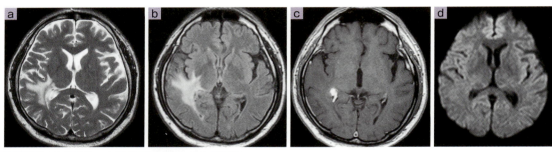

図9 43歳男性，右側頭三角部に主座する腫瘍
a：T2，b：FLAIR，c：Gd，d：DWI

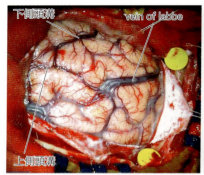
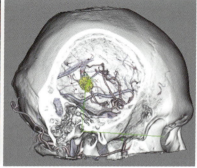
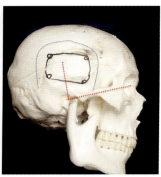

図10 46歳女性，右海馬傍回-紡錘回にびまん性浸潤する腫瘍
視放線が腫瘍上方を走行する．

　方形の開窓を設ける．
　浅側頭動脈の本幹および前頭枝は損傷することなく皮弁の外側においておく．側頭筋の後方が露出することになるが，付着部および底面から切離し前方に牽引する．頬骨弓の基部の延長線上に temporal crest があり中頭蓋底面の指標となる．側頭骨の乳突蜂巣の発達は個人差があり，術前の CT や MRI にて確認する．術後の髄液漏や感染のリスクを回避するべく，できれば開放することなく骨窓を設けたい．
　硬膜切開の後に脳表の状態，vein of labbe の走行，脳溝の観察を行う．後方言語野は上側頭回のみならず一部中側頭回にも分布することが知られている．また，側頭葉底面の脳回には漢字の視覚認知に関与することが知られているため，皮質の切開は必要以上に拡大してはならない．髄液が抜けていないために下側頭回は骨窓底面に位置する．シルビウス裂を部分的に開くこと，側頭葉底面から中頭蓋窩を観察しつつ，緩やかに髄液を排出する．側頭葉底面から中頭蓋窩への静脈路がみられる場合があり，vein of labbe の走行を確認し静脈還流を損傷しないようによく観察する．可能であれば側頭下よりテント縁付近のくも膜を切開できれば，十分に髄液が抜けることで側頭葉の可動性が広がり，後の操作が楽になる．
　術前画像およびナビゲーションを用い，側脳室に到達可能な下側頭溝を決定す

1．手術　2）側頭葉白質

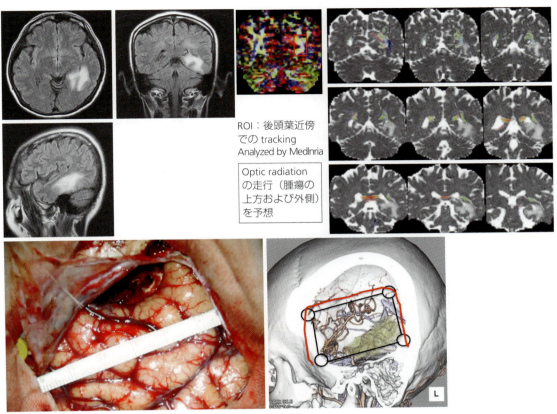

図11　骨窓と摘出後の術野
下側頭葉を含め摘出されている．

る．通常脳溝はタイトであるが，慎重な操作にて脳溝の最深部に到達できる．この経路を用いると視放線は皮質切開経路よりも上方に走行することになり，視野障害なく側脳室に到達することができる．脳溝最深部に皮質切開を設けると最短の距離で側脳室に到達可能である．このアプローチでは視放線を避けることと言語線維を障害しないため，必然的に皮質切開は必要最低限にとどめる必要がある．よって十分な間口を確保することは避け，必要最低限での摘出操作が望ましい．

▶下側頭回から海馬傍回までの摘出を行った症例　図11　動画46a　動画46b

サイズの大きな腫瘍には下側頭葉の一部を摘除した上で十分な操作野を確保する必要がある．症例は三角部外側の海馬傍回・紡錘回に位置する腫瘍に対する摘出術症例である．腫瘍のサイズが大きいこと，前後方向に伸展する腫瘍であること，非優位半球であることから，最短距離で腫瘍に到達する経下側頭回を摘除した上で腫瘍の摘出を行う手技を選択した．

46歳女性．20xx年，頭部打撲にて左側頭葉腫瘍をincidentalに指摘される．無症候であったために経過観察とされるが経年的に腫瘍の増大を認める．FLAIR high 病変は海馬傍回を主座として三角部底面から外側部分にびまん性に浸潤している.

　下側頭溝を目安に下側頭回の白質を切開し,側脳室下角に到達する.側脳室下角の長軸に沿い約 2 cm の皮質切開を加え,側脳室内側壁をよく観察する.海馬と海馬傍回の隆起である collateral eminence との境界は色調の違いと一条の窪み（innominate sulcus）で明瞭に判断できる.Eminence 上に皮質切開を設け中頭蓋底まで切離を進める.海馬を傷つけないように腫瘍部分を中頭蓋窩の軟膜より剝がすように摘除する.視放線は腫瘍の上方・中側頭回の深部を走行するため,下側頭溝よりも上方に摘出を拡大することは控える.摘出腔の前後の白質から組織を採取し,腫瘍の有無を確認し手術を終了する.本症例は術中迅速診断にて low grade glioma が疑われたために,FLAIR high 領域を超えないように腫瘍摘出を終了した.

おわりに

　側頭葉の解剖は複雑であり,かつ視放線の走行および側頭幹を通過する神経線維の走行を考慮すると,狭い操作野の中で構造を見極め過度な拡大摘出は控えなければならない.特に海馬・側脳室下角の構造と前脈絡叢動脈を中心とした血管走行は重要であり,損傷した場合には大きな後遺症状を引き起こすことがある.側頭葉に位置する腫瘍に対する手術手順のコツは,腫瘍が大きい場合には多段階的に手技を分け,step by step で手術を進めることである.

〈村垣善浩,丸山隆志〉

Ⅳ. 深部白質線維を考慮した外科手術

1 手術
3）島部

はじめに

　本来はタイトルにあるように，「深部白質線維を考慮した」島部神経膠腫摘出術を記載しなければならないのであるが，島部神経膠腫を摘出する上の基本中の基本である外側レンズ核線条体動脈（LSA）損傷をいかに防ぐかという点に集約して本稿を記載させて頂く.

■ 外側レンズ核線条体動脈（LSA）の正常解剖

　LSA の血管径は起始部で平均 0.45（0.1〜1.5）mm であり，平均 7.75（1〜15）本存在する．なおこの血管径と本数は逆相関すると言われている[1]．LSA はそのほとんどが M1 から起始するが，7.5％程度の低い頻度で MCA 分岐部直後の M2 から起始する場合がある[2] ことに注意すべきである．外側から起始する LSA ほど中大脳動脈水平部に沿って急峻な角度で近位側に走行後，急峻に外背側に翻転し，S 状ループを形成し，前有孔質に入る．脳実質に入った後は，外側へ向かって被殻の表面もしくは内部を走行し，再び内側上方へ翻転し内包上部および尾状核を栄養する[2]．

▶ 動画 47 の解説

　この動画は杏林大学にて行わせて頂いた cadaver dissection によって得られた貴重なものである．この動画を多くの読者の皆様が共有されるだけで私の使命は終わったとも言える．左側で頭はほぼ水平位となっている．側頭葉先端部・鉤・海馬先端部・眼窩回を除去することによって，島の前・下限界溝が露出し，島回と中大脳動脈 M2 がすべて確認することができる．中大脳動脈 M1 から起始した LSA は前有孔質を貫通し，さらに一度深部へ向かって走行した後に，被殻の表面に露出してくる．放線冠への分枝は被殻への分枝とは分かれてさらに上方へ走行しているのが理解できる．実際には LSA を起始部から前有孔質まで追うことは，くも膜下腔を走行しているのであるから容易であるが，前有孔質以降の完全長を露出することはきわめて難しい．したがって，島表面から腫瘍を摘出していく過程で，LSA が実質内から突如露出してくることになる．

Ⅳ. 深部白質線維を考慮した外科手術

■ LSA障害の実際　図1

島神経膠腫摘出において最も障害の危険性が高いのは，最も外側へ向かって被殻表面に露出した位置である．島神経膠腫に対しては，シルビウス裂を開放して，分岐するM2の間から，細かいinsular arteryを凝固切断しながら腫瘍を除去し

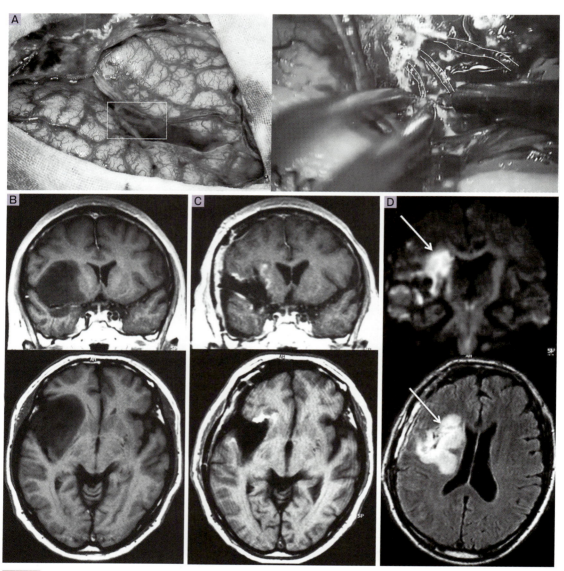

図1
右島びまん性星細胞腫に対する経シルビウス裂アプローチによる摘出術中肉眼的（A左）および顕微鏡的（A右）所見を提示する．肉眼的所見上の白四角が顕微鏡的視野範囲に一致する．顕微鏡的所見上に，摘出腔底面を走行する3本のレンズ核線条体動脈（LSAs）の輪郭を白線にて縁取って示している．これらのLSAsは19年前の術者の知識不足から障害してしまった．この患者の術前のT1強調画像冠状断（B上）と水平断（B下），それと一致する術後のT1強調画像冠状断（C上）と水平断（C下），および拡散強調画像冠状断（D上）と放線冠レベルのFLAIR画像水平断を提示する．腫瘍は全摘されているものの，LSAsの障害により右錐体路に虚血病巣が出現し，術後左片麻痺となった．

ていくのが常道であるが，摘出深部方向とLSAの走行を理解していないと，ちょうどMCA分岐部深部でLSAが最も外側に張り出してくる位置でLSAを障害することになる 図1A．結果的に内包上部から尾状核梗塞をきたし，片麻痺を生ずる 図1BCD．

▶ 動画48 の解説

図1 の術中ビデオである．LSAがどこに存在するかを全く知らない1999年（19年前）の手術である．障害している血管がLSAであることさえ考えず凝固している愚かさを，反面教師としてぜひ記憶に留めてほしい．またCavitron Ultra Sonic Aspirator（CUSA）の使用方法も間違えている．CUSAは定点で止めて，もともとの器械から出力される超音波のエネルギーと吸引力で腫瘍を除去していくものである．このような小刻みに落ち着きのない動きを絶対にすべきではない．この点も反面教師として学んでほしい．

■ LSA 温存の実際 図2

前有孔質に腫瘍が浸潤した島神経膠腫症例の術前後のMRI画像である．LSAは腫瘍によって包埋されている．これより深部に術後腫瘍残存があることがわかる．しかし錐体路への梗塞は生じていない．解剖学的構造を理解していればLSAが最も外側に出現する位置を予想することは可能である．さらに高磁場MRIによりLSAの走行を描出できるようになった[3, 4]．このような理由から，血流の多い腫瘍がLSAを包埋するような状況でなければ，LSAを障害する危険性は高くなくなった[5]．将来，前有孔質周囲を安全に摘出する手術器具が開発されることが望まれる．

▶ 動画49 の解説

M2から穿通枝が起始しているのがわかる．これが錐体路へ栄養を送っているかどうかを確認するために，このような血流を一時遮断して運動誘発電位（motor evoked potential: MEP）を測定する方法は有用である[6]．本症例ではこの穿通枝遮断ではMEPに変化をきたさなかったため凝固切断した．CUSAのパワーと吸引力をうまく調整してLSAを追っている．スパーテルを使用するのも1つの方法である．前有孔質近傍まで腫瘍を摘出している．その遠位で脳実質内を，血管周囲に血管周囲腔を伴って走行しているLSAを追っていくことが可能であった．しかしLSAを空中に浮遊させるようにLSAの裏まで腫瘍を摘出できているわけではない．術中ニューロナビゲーションシステムはもちろんbrain shiftの問題をつねに孕むのあるが，やはり位置情報を推測するために欠くことはできない．島神経膠腫摘出は弁蓋部を障害しないで，いかにM2の間から腫瘍を安全に摘出するかにかかっている．安全に摘出する上でLSA温存は基本中の基本であり，さらにlong insular arteryや深部白質の言語関連線維が問題となる．

Ⅳ. 深部白質線維を考慮した外科手術

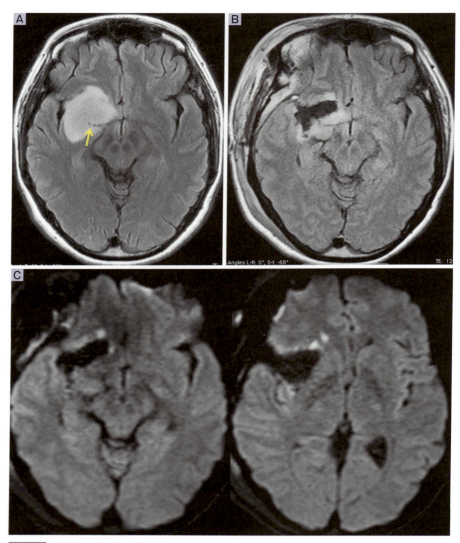

図2
右島びまん性星細胞腫の術前（A）と術後（B）のFLAIR画像水平断と，術後の拡散強調画像水平断（C）を提示する．前有孔質から深部に残存腫瘍を認めるが，錐体路を障害するような梗塞は出現していない．Aにおける矢印は前有孔質を貫通するレンズ核線条体動脈を示す．

おわりに

今回島神経膠腫摘出において最も重要なLSA温存のために，見て理解すべき，①解剖，②LSAの障害場面，③LSAの温存場面，を動画にて提示した．これらが，これから島神経膠腫摘出を行う読者の皆様に役立ち，決して起こすべきではない麻痺が回避できることを祈念する．

● 文献

1) Türe U, Yaşargil MG, Al-Mefty O, et al. Arteries of the insula. J Neurosurg. 2000; 92: 676-87.

2) Takahashi S. Intracranial arterial system: Basal perforating arteries. In: Takahashi S, editor. Neurovascular Imaging. London: Springer-Verlag; 2010. p.53-130.

3) Kumabe T, Saito R, Kanamori M, et al. Visualization of lateral lenticulostriate arteries using 3-tesla magnetic resonance imaging. In: Takahashi S, editor. Neurovascular Imaging. London: Springer-Verlag; 2010. p.295-303.

4) Saito R, Kumabe T, Inoue T, et al. Magnetic resonance imaging for preoperative identification of the lenticulostriate arteries in insular glioma surgery. Technical note. J Neurosurg. 2009; 111:278-81.

5) Kawaguchi T, Kumabe T, Saito R, et al. Practical surgical indication to identify candidates for radical resection of insulo-opercular gliomas. J Neurosurg. 2014; 121: 1124-32.

6) Iwasaki M, Kumabe T, Saito R, et al. Preservation of the Long Insular Artery to Prevent Postoperative Motor Deficits After Resection of Insulo-opercular Glioma: Technical Case Reports. Neurol Med Chir（Tokyo）. 2013; 54: 321-6.

〈隈部俊宏〉

Ⅳ．深部白質線維を考慮した外科手術

1 手術
4）頭頂葉白質，後頭葉白質

はじめに

　頭頂葉は前頭葉，後頭葉，側頭葉のすべてと接しており，その機能は主として
それぞれ脳葉との連携に基づく統合的脳機能を有すると考えられる．

　頭頂葉は体性感覚野である中心後回と，その尾側に存在する上下の頭頂小葉の
3つの部分に分かれている．頭頂小葉は頭頂連合野とよばれ，優位半球頭頂葉の
外側（側頭葉側）の皮質にあたる下頭頂小葉を損傷すると，同部を構成する角回，
縁上回の障害によって Gerstmann 症候群をきたし，白質を走行する弓状束を損
傷すれば超皮質性感覚失語が生ずることがよく知られている．

　一方，頭頂葉内側（正中側）の皮質にあたる上頭頂小葉に関しては，一次性感
覚野からの感覚情報や，後頭葉からの視覚情報を受け取り，空間の認知や物の識
別などを行う．よってこの部の損傷では，立体視や空間・物体認識に関わる障害
が出現するとされる．

　今回呈示する症例は，優位半球頭頂葉に発生した比較的大型の乏突起膠腫症例
であり，その可及的摘出における皮質機能温存および白質線維走行を意識した切
除法につき概説する．

■ 症例

　39歳，右利き女性，職業：歯科衛生士

　既往歴，家族歴：特記すべきものなし．

　主訴：頭痛，失行

　現病歴：X 年 8 月中旬より仕事中，歯科のセメントが上手く練れないことに気
がついた．しばらく様子をみたが，徐々にホチキスを使うつもりがハサミを持っ
ていたり，PC 作業中に特定のキーの場所がわからなくなったりしてきた．8 月
下旬となって頭痛が出現したため，心配になり当院を受診した．頭部画像検査に
おいて左頭頂葉腫瘍を認めたため手術目的に入院となった．

　入院時神経学的所見：意識は清明であるが，MMSE は 25 点で，数字の逆算や
近時記銘に問題があった．WAIS-III では VIQ 92，PIQ 87，FIQ 89 で処理速
度の低下が目立った．Gerstmann 症候群を疑う所見は認めていない．体性感覚
を含め，その他の神経脱落症状は認めなかった．

　画像所見：頭部 CT scan において左頭頂葉に内部に棒状や点状の石灰化を含

1. 手術 4）頭頂葉白質，後頭葉白質

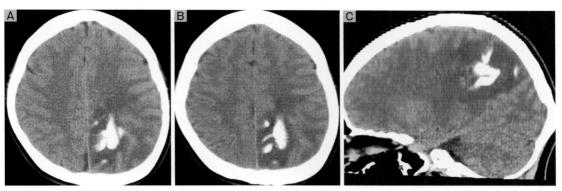

図1 頭部単純CT像（A，C），造影CT像（B）

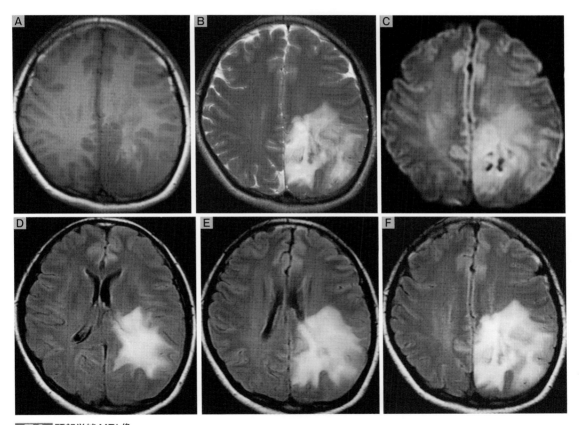

図2 頭部単純MRI像
A：T1強調画像
B：T2強調画像
C：拡散強調画像
D〜F：FLAIR水平断像

む腫瘍性病変を認めた．腫瘍は頭頂葉内側部に首座を有し，周囲大脳白質に広範囲の脳浮腫を伴っていた 図1AC．造影CT scanでは明らかな造影効果を認めていない 図1B．頭部MRIでは腫瘍本体はT1強調画像でlow signal, T2強

Ⅳ. 深部白質線維を考慮した外科手術

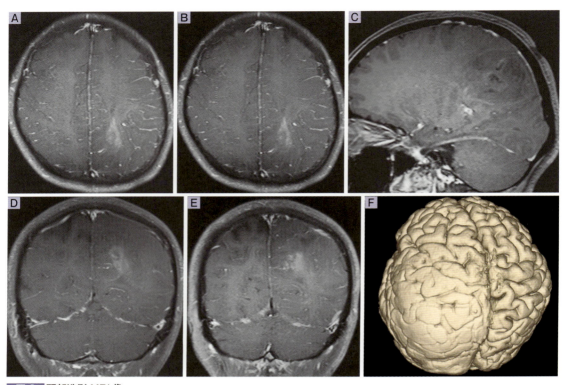

図3 頭部造影MRI像
A，B：水平断
C：矢状断
D，E：冠状断
F：SAS image

調/FLAIR 画像で high signal を呈し，内部には石灰化による無信号野を含んでいる．周囲脳に広範な浮腫を伴っており，腫瘍境界は不明瞭である　図2．Gadolinium 造影 MRI では明らかな造影効果を認めなかった　図3．腫瘍の首座は上頭頂小葉であり，前方は一次感覚野と接し，側方は浮腫を伴う下頭頂小葉であり，これらの部の management が課題となる．下方は頭頂後頭溝部までと判断している．DTI では体性感覚野への上行線維と腫瘍前縁が近接，下頭頂葉小葉部ではその外側に弓状束（Arc F）あるいは上縦束（SLF）の存在が疑われ，腫瘍後縁には下前頭後頭束（IFOF）が描出されている可能性が高いと思われた　図4．

^{201}Tl-SPECT では早期・晩期ともに中等度の uptake を認め，晩期イメージでの washout がほとんどないことから悪性グリオーマが疑われると判断した．

■ 手術戦略

びまん性髄内腫瘍であり，石灰化の存在から乏突起膠腫系の腫瘍と思われた．造影効果は乏しいながら，Tl-SPECT での retention の高さから Grade Ⅲ の可

1. 手術　4）頭頂葉白質，後頭葉白質

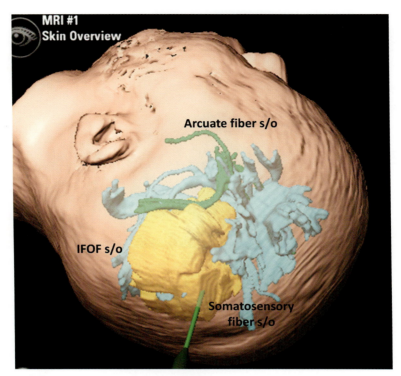

図4　MRI，DTIとの融合画像の投影像

能性が考えられた．腫瘍本体を可及的に全摘出し，周囲の浸潤先端も含んだ supratotal resection を行うために，皮質および皮質下の機能を同定し，重要な機能を温存する必要性があると思われた．覚醒下手術の可能性については，頭頂葉腫瘍の場合には，そのタスクの複雑さから，術中の評価は困難と考えている．当院では皮質機能マッピング目的に，まず硬膜下電極留置手術を行い，ベッドサイドでの皮質刺激による機能マッピングを行った後に，再度開頭して機能野を避けて腫瘍切除を行う二段階手術を行っている．

■ 手術　動画50

1．硬膜下電極留置術

　全身麻酔下，semi-sitting position にて頭部を三点固定し，光学式 navigation を registration し，頭皮上に腫瘍の大凡の位置を描いた．同部を十分含有する正中を超えるコの字型の皮膚切開を施行，皮弁を翻転して左頭頂骨を露出した．型通りの開頭を施行し，硬膜を広く切開した．脳表は著明に腫脹しており，皮質静脈の一部が red vein となっていた．SEP monitoring にて一次感覚野を同定し，腫瘍の大凡の局在を同定し，ピオクタニン色素で輪郭を脳表にマーキングした．下頭頂小葉の位置をイメージし，同部の直上に16極の硬膜下電極を留置し，硬

Ⅳ．深部白質線維を考慮した外科手術

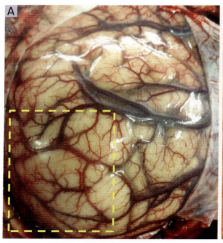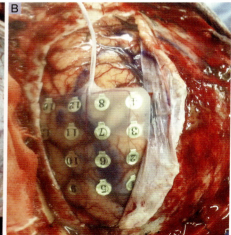

図5　硬膜下電極留置
A：腫脹した脳表と電極留置部位（破線）
B：硬膜下電極の留置と腫瘍境界（紫線）

膜を閉鎖している 図5 ．骨弁を戻し，皮弁を閉鎖して初回手術を終えている．

2. ベッドサイドでの脳機能マッピング

　手術後2日目にベッドサイドでの脳表電気刺激によるマッピングを行った．刺激条件は bipolar 刺激，50 Hz，15 mA としている．

　4，8番電極の刺激で書字障害が出現．「今日，日本で地震がありました」と書くように指示すると，日本という字がどうしても東京となってしまう．本人は解っているが，どうしても東京と書いてしまうとのことであった．そして字を書こうとしても手が書こうとしてくれない，との表現をされた．

　次に計算課題を行ったが，10〜12番の電気刺激で足し算，引き算ともにできなくなり，15，16番の刺激でその前の計算の質問を答えるなど保続が認められた．

　14，15番の刺激では左右失認，手指失認が出現している．

　これらの結果から 4，8，10〜12，14，15 での Gerstmann 症状の発現から，同電極直下に角回があり，15〜16 の直下の刺激で弓状束が影響を受けることが判明した．よって手術では 16 極電極の 1〜3，5〜7，9番電極の直下の皮質までは切除可能と判断している 図5B ．

3. 開頭腫瘍摘出術

　全身麻酔下，semi-sitting position にて頭部を正中位固定．前回手術時の皮膚切開を行い，骨弁を除去，脳表電極がずれないように慎重に硬膜を開いた．マイクロ導入し，まず一次感覚野に電極を留置，SEP monitoring を開始した．ついで，下頭頂小葉の切除可能部位をピオクタニン色素で marking し，摘出前縁，後

1．手術　4）頭頂葉白質，後頭葉白質

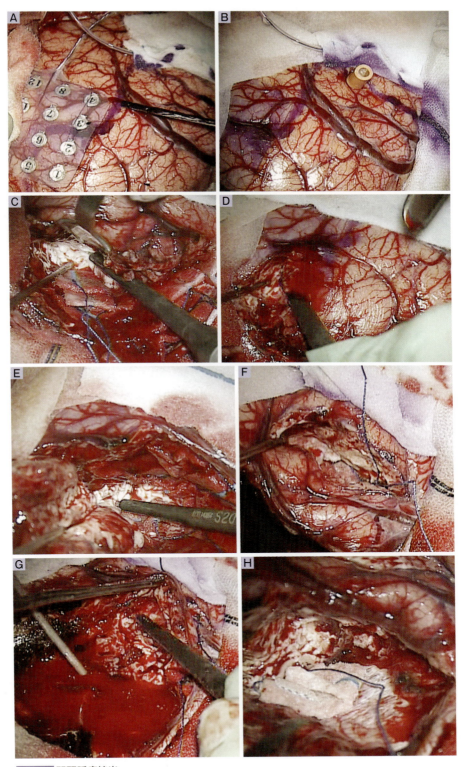

図6 開頭腫瘍摘出
A：脳表面に留置した電極
B：腫瘍区域のマーキングと fence post tube
C〜F：境界での白質切裁
G，H：正常白質境界を見て，摘出終了

縁は navigation 画面から決定している．上縁に関しては摘出の深さの指標としてネラトンチューブを fence post の意味で留置した 図6A 図6B ．まず後縁のくも膜を marking に沿って切開し，皮質に直角に corticotomy を開始，正常な白質色調を確認しながらある程度の深度となったら navigation でその都度確認している．次に外側，下頭頂小葉側のくも膜を切開，白質に至った時点で吸引管，CUSA をやや内側へ向け，SLF や Arc F の損傷を避けることを試みた 図6C 図6D ．正中側は大脳鎌とし，いったん太い皮質静脈の尾側でくも膜を切開，本静脈を温存すべく，静脈走行に沿った皮質切開を開始，やや灰色調，軟な腫瘍組織に遭遇し，迅速診断を提出した．深度は navigation で確認しつつ正常白質に至るまでとしている 図6E 図6F ．最後に前縁に関しては fence post tube 周囲のくも膜を切開，fence post tube に沿った corticotomy を SEP の持続 monitoring 下に施行し，その後は温存すべき皮質静脈の下を覗き込むように最後の腫瘍上部を切除している 図6G 図6H ．

　最終的に上頭頂小葉の全てを切除，下頭頂小葉は角回と思われる部分を完全に温存し，縁上回の上方は切除している．腫瘍本体はほぼ全摘出できたものと判断している．

■ 病理診断

　腫瘍の首座は皮質下白質であり，皮質を巻き込むように腫瘍組織が浸潤性増殖を示していた．腫瘍細胞は円形の腫大した核と核周囲の halo が特徴的であり，密に増殖していた．角の大小不同がやや目立ち，周囲脳に不規則に浸潤し perineuronal satellitosis を呈していた．腫瘍細胞は IDH-1 陽性，Olig-2 陽性，GFAP 陰性であり，p53 は 5％程度，Ki-67 陽性細胞は hot spot で 5％前後であった．FISH 法による検索で 1p36 の欠失が 77％，19q13 の欠失が 71％であり，co-deletion ありと判断された．これらの所見から classical oligodendroglioma，Grade Ⅱ と診断している．

■ 術後経過

　術後の MRI で温存した皮質静脈の裏にわずかな腫瘍残存があるため，PAV（procarbazine，ACNU，vincristine）の化学療法を 3 cycle 施行した．幸い MRI 上は下頭頂小葉部の FLAIR 高信号像は徐々に縮小し，術後 4 年が経過した現在，摘出腔の外側にわずかな FLAIR 高信号が残っている 図7 ．臨床的には術前からある空間認知機能の低下と，右手のわずかな巧緻性低下を認めるものの，ADL は自立している．復職を勧めたが自信がないとのことで，成し得ていない．

1．手術　4）頭頂葉白質，後頭葉白質

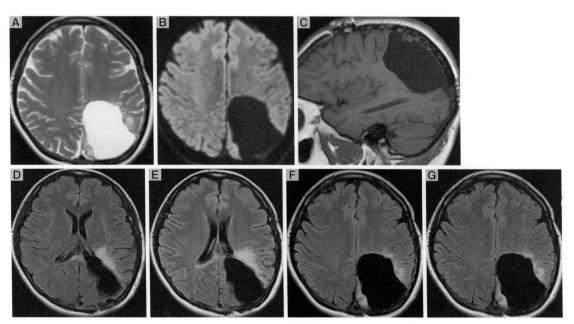

■図7　術後 MRI 像
A：T2 強調画像
B：拡散強調画像
C：T1 強調矢状断像
D〜G：FLAIR 画像

〈秋元治朗〉

Ⅳ．深部白質線維を考慮した外科手術

2 カダバー
1）Medial approach

はじめに

　大脳内側面は，その解剖学的な特質から脳神経外科医にとって外側面に比して直接露出する機会が少なく，手術など主として外側からアプローチが多いため，片側の大脳半球を取り去って初めて実現する内側面側からの解剖は手術書でも省かれることが多かった．しかしながら，大脳の構造を十分に理解するためには外側から眺めるだけでなく，通常と反対の内側から眺めることで総合的・立体的な解剖を掴むことが可能であり，内側面から行う fiber dissection は外側からのアプローチと併せて必ず行うべきである．大脳内側面は，脳梁・帯状束・視床・脳弓・海馬など解剖としても機能的にもハイライトといえる構造が多数ある．さらに近年，神経科学の進歩により default mode network（DMN）を代表とする帯状回および帯状束を基盤としたネットワークに光があたっている．DMN はヒトの思索・内省を支える重要なネットワークと想定されており，大脳の情報処理の大きな枠組みとして，外側面が外界との入出力に主として関わり，いわば外に向いた意識としての機能を担う一方，内側面が過去の記憶・体験などをもとにした内に向いた意識に関わるという対比的構図があり，このあたりも興味深い．本稿では，大脳内側面の基礎的な解剖すなわち内側面の脳表解剖ならびに，白質解剖について解説する．脳表については，大脳縦裂に面した内側面に加えて，海馬および海馬傍回を含む側頭葉内側構造についても解説する．なお本稿では，The Human Cerebral Cortex（Michael Petrides 著 Elsevier 社 2011）に準拠した命名法を用いた．

■ 脳表解剖

1. 大脳内側面（前頭葉・頭頂葉・後頭葉）　図1AB

　　図1 に左大脳半球の内側面を示す．概観すると，中央部分に corpus callosum（cc，脳梁）の断面がある．脳梁は前方から順に rostrum（吻部），genu（膝部），body（体部），isthmus（峡部），splenium（膨大部）と呼称される．脳梁のすぐ上方には大脳辺縁系を構成する cingulate gyrus（cg，帯状回）がある．帯状回は，すぐ上方に cingulate sulcus（帯状溝）が前後方向に走行し，これが後方では上行して marginal ramus of cingulate sulcus（mrcs，帯状溝辺縁枝）と

2. カダバー　1）Medial approach

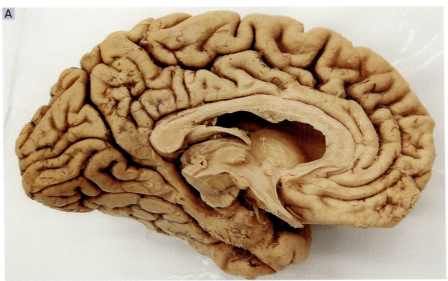

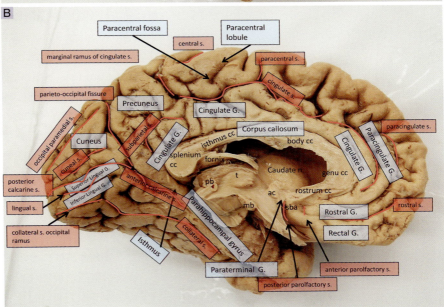

図1　左大脳半球内側面
脳幹は中脳で切断，小脳が除去されている．くも膜および血管も取り除いてある．図 B は図 A に対して脳溝および脳回名を英語で表記した．
ac: anterior commissure, cc: corpus callosum, G: gyrus, mb: mammillary body, pb: pineal body, s: sulcus, sba: subcallosal area, t: thalamus

なる．帯状溝辺縁枝はその直ぐ前方に central sulcus（cs，中心溝）が位置することから，臨床的には画像上で中心溝を同定する方法としてしばしば用いられる．帯状回は前方では脳梁膝部の前下方（前部帯状回），後方では脳梁膨大部の後方（後部帯状回）へと伸びており，さらに側頭葉内側構造である parahippocampal gyrus（海馬傍回）へと連続している．帯状回内部には，これに沿う形で重要な連合線維である cingulum（帯状束）が走行しており，これが前頭・頭頂葉内側面，側頭葉内側構造を直接結びつけている．先に触れた DMN は前部帯状皮質・後部帯状皮質，下頭頂小葉からなる皮質間結合であり，帯状束が基盤的連合線維を構成すると考えられる．

大脳新皮質としての脳葉構造としては前方から後方へ向かって前頭葉・頭頂葉・後頭葉の内側面からなる．前頭葉と頭頂葉を分ける境界としての cental sulcus（中心溝）は，内側面の上縁付近にわずかに観察できる．また頭頂葉と後頭葉を分けるのは parieto-occipital fissure（頭頂後頭溝）である．parieto-occipital sulcus との呼称もあるが，本 fissure 内にはさらに二次構造としての脳回・脳溝構造が存在しており，sulcus より fissure がより適切と考え，本稿では parieto-occipital fissure と呼称する立場をとる．

前頭葉内側面を観察すると，前部帯状回の上前方に paracingulate gyrus，前頭葉底面側，genu and rostrum of corpus callosum の下方には，rostral gyrus，ついで rectal gyrus がそれぞれ概ね前後方向に伸びる形で存在している．これらの脳回の後方の突端，rostrum of corpus callosum の下方に anterior and posterior parolfactory sulcus の間にはさまれる形で subcallosal area（sba, 梁下野）がある．さらにその後方で anterior commissure（ac, 前交連）のすぐ前縁に parraterminal gyrus（終板傍回）がある 図1B 図7 ．終板傍回は後に解説する脳梁上の灰白質である indusium griseum と繋がっており，これが脳梁上を走行して遠く海馬・歯状回まで連続する．終板傍回・梁下野は記憶・睡眠などに重要な役割を果たすとされる前脳基底部ないし中隔野の一部である．前頭葉後方部には特徴的な構造として paracentral lobule（中心傍小葉）がある．中心溝を挟んで前後にまたがる脳回構造で，中心には陥凹（paracentral fossa）が見られる．後縁は帯状溝辺縁枝，前縁は paracentral sulcus であり，下縁は帯状溝である．

頭頂葉内側面は中心後回の内側へ伸びた部分に引き続いて，すぐ後方に precuneus（楔前部；けつぜんぶ，せつぜんぶ）とよばれる領域がある．楔前部の下縁には subparietal sulcus があり，後部帯状回と境される．後縁は頭頂後頭溝である．

後頭葉内側面は cuneus（楔部；けつぶ，せつぶ）と lingual gyrus（舌状回）からなる．楔部は楔前部のすぐ後方の脳回である．前縁が頭頂後頭溝，下縁が posterior calcarine sulcus（鳥距溝）である．鳥距溝の上方に前後方向に走行する cuneal sulcus が，またさらに上方に occipital paramedial sulcus があるが，後者は the paramesial sulcus of Elliot Smith, the superior saggital sulcus of the cuneus of Retzius の２つの別名がある．鳥距溝を挟む２つの脳回すなわち，上縁を前後方向に走る楔部下縁の脳回と superior lingual gyrus（上舌状回）が一次視覚野として知られる領域である．Posterior calcarine sulcus は前方で頭頂後頭溝と合流して，さらに前方に anterior calcarine sulcus を出す．calcarine sulcus は本稿で採用しているように posterior, anterior の２つに分けて

呼称する立場と，anterior calcarine sulcus を頭頂後頭溝に含めて呼称し，posterior calcarine sulcus を単に calcarine sulcus と呼称する立場がある．舌状回は lingual sulcus によって superior lingual gyrus と inferior lingual gyrus の2つの脳回構造に通常分かれる．本例では前者が前方へと長く伸びており，海馬傍回に合流する．舌状回のもう一方の境は collateral sulcus 群である．

2. 側頭葉内側構造（海馬・海馬傍回）

　左大脳半球・側頭葉内側構造を内側面側から観察する 図2 ．後部帯状回は脳梁膨大部を回り込む形で海馬傍回へと続き，側頭葉前端付近まで連続する．脳梁膨大部直下付近で細くくびれる部分があり isthmus とよばれる．Isthmus より前方では海馬傍回の底部外側方向の辺縁は collateral sulcus である．海馬傍回の上縁奥に dentate gyrus（歯状回，DG）が歯列のような，あるいは櫛状と称されるような特徴的な構造をもった脳回として並ぶ．歯状回のすぐ上縁を fimbria（海馬采）が走行するが，これは pulvinar of thalamus（視床枕）の後縁を上行する crus of fornix（脳弓脚）へと移行する．歯状回はすぐ隣に存在する hippocampus（海馬）に連続する構造であるが，海馬は内側面から直接観察することはできない．海馬傍回上縁すなわち歯状回下縁の溝は hippocampal sulcus（海馬溝）である．歯状回は後方で fasciola gyrus（小帯回）に繋がりさらに，これが脳梁の上縁にある灰白質である indusium griseum へと連続する． 図3 は海馬傍回・歯状回・海馬采構造を拡大した写真である．海馬傍回の上縁は歯状回の底面にもぐりこむ形で subiculum（海馬台）がある．

　海馬傍回の先端付近は特徴的な膨らみをもつ構造となり，これが上方へ，そして後方へと折れ曲がるような構造をみせる．特にこの先端部上半の構造は全体として uncus（鉤）とよばれる．内側面側に uncal notch があり，これより上方に ambient gyrus（AmG，迂回回）さらに上方に semianular sulcus（半円溝）で境される semilunar gyrus（SLG，半月回）がある．半月回はさらに前方で lateral olfactory stria（外側嗅条），olfactory tract（嗅索）へと繋がる（図に示していない）．海馬傍回の先端部の領域で，collateral sulcus 前方にある rhinal sulcus（嗅脳溝）の内側は entorhinal area（ERA，嗅内野）とよばれる．一方 uncal sulcus（鉤溝）で上方へ折れ曲がった脳回は半月回・迂回回の後方に uncinate gyrus（UG，鉤状回），uncal apex（UA）がある 図2 図4 ． 図5 は uncal sulcus を開いたところである．歯状回は，ここで直角に折れ曲がって band of Giacomini（ジャコミニー帯）を形成する．ここでも hippocampal sulcus は歯状回縁にある．以上，左側頭葉内側構造を内側面から解説した．

　 図6 は外側面から観察したもので，側脳室下角を大きく開放して海馬を直接観察することができる（図は右側頭葉であることに注意）．海馬は前方の head of hippocampus 部（HpH，頭部）で内側へと曲がる弓状構造をしており，頭部はその特徴から pes hippocampi（海馬足）と表現され，hippocampal digitations（HpDs，海馬指）がみられる．後方へ body of hippocampus（HpB，体部），

Ⅳ. 深部白質線維を考慮した外科手術

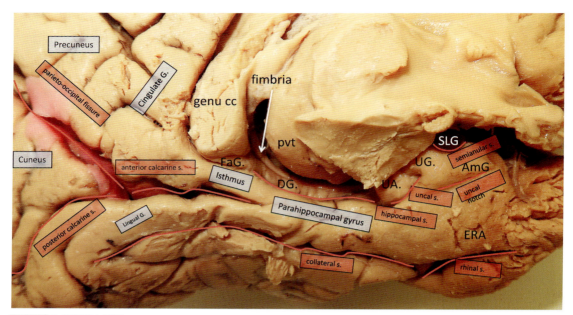

図2 左側頭葉内側部
AmG: ambient gyrus, cc: corpus callosum, DG: dentate gyrus, ERA: entorhinal area, FaG: fasciola gyrus, G: gyrus, s: sulcus, UA: uncal apex, pvt: pulvinar of thalamus, SLG: semilunar gyrus, UG: uncinate gyrus

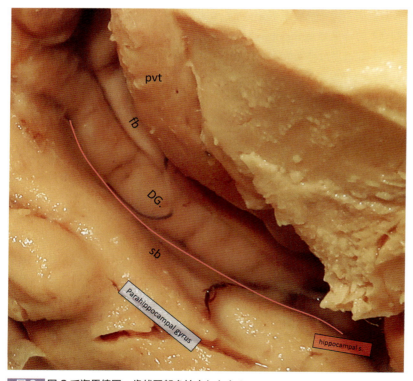

図3 図2で海馬傍回・歯状回部を拡大したもの
DG: dentate gyrus, fb: fimbria, pvt: pulvinar thalami, sb: subiculum, s: sulcus

2. カダバー　1）Medial approach

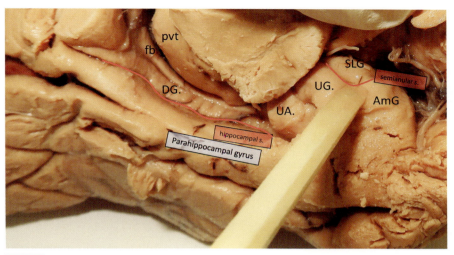

■図4　鉤の上面の構造
AmG: ambient gyrus, cc: corpus callosum, DG: dentate gyrus, fb: fimbria, G: gyrus, s: sulcus, UA: uncal apex, pvt: pulvinar of thalamus, s: sulcus, SLG: semilunar gyrus, UG: uncinate gyrus

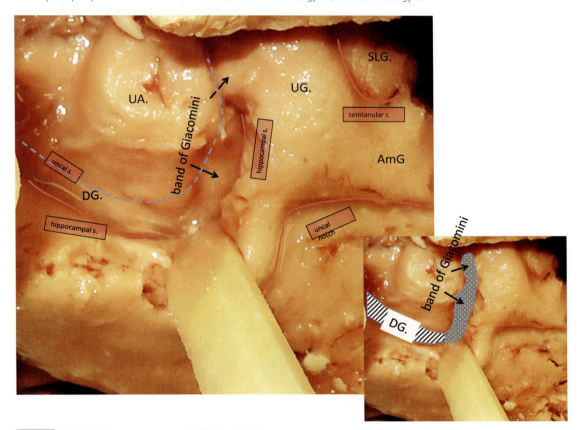

■図5　鉤周辺解剖，uncal sulcus を開いたところ
歯状回は海馬傍回の上縁を後方から連続して伸びているが，uncal sulcus 内で直角に曲がる．同部は band of Giacomini とよばれる．右下は左上図で DG の構造をわかりやすく示したもの．Uncal sulcus は青色の点線で示す．
AmG: ambient gyrus, DG: dentate gyrus, G: gyrus, s: sulcus, UA: uncal apex, s: sulcus, SLG: semilunar gyrus, UG: uncinate gyrus

Ⅳ．深部白質線維を考慮した外科手術

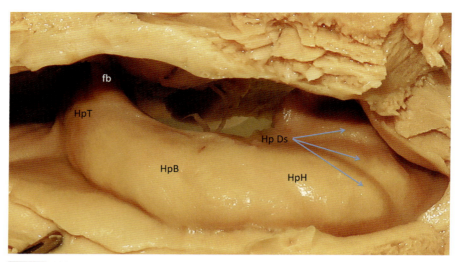

図6 外側面からみた海馬
fb: fimbria, HpDs: hippocampal digitations, HpB: body of hippocampus,
HpH: head of hippocampus, HpT: tail of hippocampus

tail of hippocampus（HpT，尾部）からなる．Fimbria は後上方から海馬の内側・上面に付着しているのがわかる．

■ 白質解剖

ここでは，大脳内側面の白質解剖につき，内側面側から外側へと向かう流れで，浅層からより深層の構造までを概説する．Klingler 法によるホルマリン固定，凍結・解凍を経て，くも膜および血管系を取り除く．上記の脳表解剖について確認を行い，以下の手順でステップバイステップに作業と確認を行う．

1. 大脳内側面の U fiber と cingulum 図7 動画51

まずはじめに大脳内側面皮質の灰白質の除去作業を行う．皮質だけを木ベラで丹念に取り除く 図7 ．各脳回内の白質が，隣り合う脳回へと繋がっていることがわかる．外側面に比べて浅い脳溝が多い．帯状回部分で特に丁寧に皮質除去を行うと，cingulum（帯状束）が現れる（ 図7 赤色の矢頭）．pericallosal cistern（脳梁周囲槽）内で脳梁側を傷つけないように配慮する．帯状束は，長短の線維束の集合体であるが，全体の構造として脳梁吻部後下方の paraterminal gyrus から脳梁膝部を周り後方へと進み，脳梁膨大部を回って海馬傍回内部へと進み，扁桃核，鉤，紡錘状回などに至る．前頭葉・頭頂葉内側面，側頭葉と広く接続しているが，後頭葉にも一部コネクションがある．

2. 脳梁の交連線維群 図8 動画52

脳梁の上面を覆う帯状束を取り除きながら，脳梁上面の線維群を剝離・露出す

2. カダバー 1）Medial approach

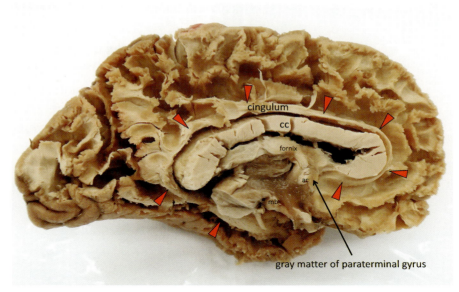

図7 左大脳半球内側面・帯状束
脳表の皮質を木ベラで取り除いたところ．脳回と脳回をつなぐ白質線維である U fiber を露出．帯状束は，脳梁周囲を廻るように帯状回内を走行し，広く前頭・頭頂葉内側面と接続するとともに，脳梁膨大部を回って海馬傍回内部へと進み，扁桃核，鉤，紡錘状回などに至る．前端では脳梁吻部直下で，前交連直前にある parateminal gyus（終板傍回）に至る．

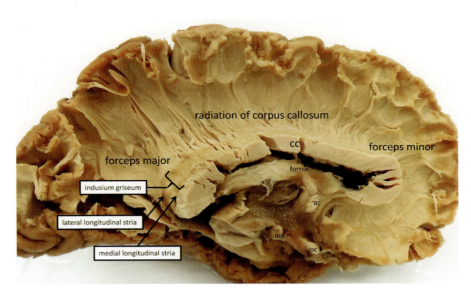

図8 脳梁の交連線維群
脳梁の上面に木ベラをあてがって，帯状束を取りさりながら脳梁上面の線維を露出．脳梁膝部付近の線維群は forceps minor, 脳梁膨大部付近の線維群は forceps major とよばれる．脳梁上面には遺残的な灰白質組織と考えられている indusium griseum がみられ，脳梁外側に lateral longitudinal stria, 脳梁中央に medial longitudinal stria が認められる．これらの灰白質層は前方で parateminal gyrus（終板傍回），後方では脳梁膨大部直下で fasciola gyrus を形成して海馬体へと続く．
ac: anterior commissure, cc: corpus callosum, mb: mammillary body, oc: optic chiasm

IV. 深部白質線維を考慮した外科手術

る．このとき，pericallosal cistern（脳梁周囲槽）内で脳梁上面を傷つけないように注意深く剝離を進めると脳梁上面に存在する灰白質組織である，indusium griseum（灰白層）が現れる．本構造は supracallosal gyrus（梁上回）とも呼ばれる．脳梁上で，外側と中央部を走る灰白質の縦条が認識され，それぞれ lateral longitudinal stria（外側縦条），medial longitudinal stria（内側縦条）とよばれる．灰白層は側頭葉側で海馬・歯状回に繋がり，また前頭葉側で前交連前縁の paraterminal gyrus に繋がっているとされる．これらの灰白質が実際に機能しているかどうかは概ね懐疑的意見が主流であり，海馬体発生に関わる遺残的構造と考えられている．

　脳梁上面の剝離を新皮質領域に進めていくと，前頭・頭頂葉に線維群が広がっていることがわかる（radiation of corpus callosum）．特に前頭葉前部は脳梁膝部の線維群で forceps minor，頭頂・後頭葉部の主として脳梁膨大部付近からの豊富な線維群は forceps major とよばれることもある．

3. 脳室周辺解剖　動画 53

　脳梁を側脳室外側付近まで切除すると，側脳室内の構造がよく観察できる 図9 ．Caudate nucleus（cn, 尾状核）は，脈絡叢をよけることで頭部から尾部に至るまで観察できる 図10 ．尾部は最終的には扁桃核まで届くとされて

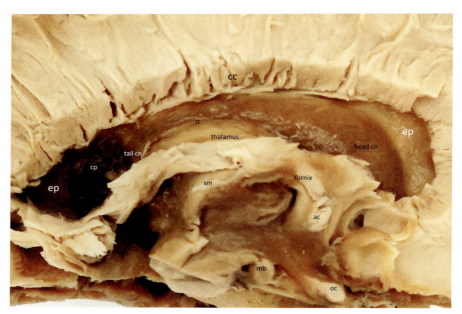

図9　脳梁を切り取って側脳室内を臨む
脳梁を外側部まで切り取ると側脳室内を観察しやすくなる．尾状核の視床との境界には stria terminalis（分界条）がやや白色調の構造として上衣越しに透見できる．第三脳室周辺解剖について fornix（脳弓），mammillary body（乳頭体），anterior comissure（前交連），optic chiasm（視交叉）などが確認できる．Stria medullaris thalami（視床髄条）は視床内側面にあり脈絡叢が付着する．
ac: anterior commissure, cc: corpus callosum, cn: caudate nucleus, cp: choroidal plexus, ep: ependyma, mb: mammillary body, oc: optic chiasm, sm: stria medullaris thalami, st: stria terminalis

2. カダバー 1）Medial approach

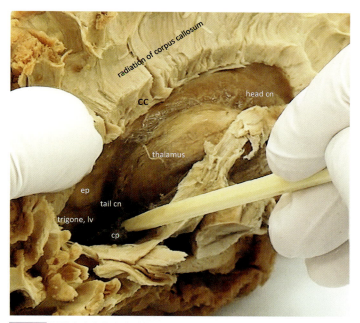

図 10 側脳室内を後方より観察
図 9 で後方から側脳室内を観察し，脈絡叢をよけることで caudate nucleus（尾状核）は，頭部から尾部に至るまで観察できる．
cc: corpus callosum, cn: caudate nucleus, cp: choroidal plexus, ep: ependyma, lv: lateral ventricle

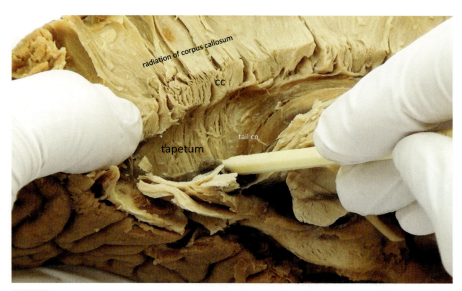

図 11 Tapetum
図 10 で，側脳室三角部の外側の上衣だけを上方から下方へとめくると，tapetum（壁板）が現れる．両側の側脳室をつなぐ脳梁の交連線維である．
cc: corpus callosum, cn: caudate nucleus

IV. 深部白質線維を考慮した外科手術

いる．Thalamus（視床），stria medullaris thalami（sm，視床髄条），stria terminalis（st，分界条），fornix（脳弓），mammillary body（mb，乳頭体），anterior commissure（ac，前交連），などが確認できる．ここで stria medullaris thalami は中隔野（大脳半球内側面で，脳梁吻部の下方・終板の前方領域で paraterminal gyrus や subcallosal area が含まれる）から投射した線維を habenula（手綱）へと繋いでいる．また第三脳室の脈絡叢が付着する．Stria terminalis は視床の上部で尾状核との境界をなす構造である．扁桃体の遠心路とされ，尾状核尾部から視床縁を回って走行して中隔野・視床下部内側核群に連絡するとされる．

ついで側脳室三角部外側の ependyma（上衣）を，一層だけ丁寧に剥がすようにすると，脳室壁のすぐ外側を垂直方向に走る線維群が現れる．Tapetum（壁板）である．脳梁の交連線維で両側の側脳室をつなぐ 図11 ．

4. Thalamic peduncle, corona radiata 動画54

視床と尾状核との境界である stria terminalis 部で尾状核を刮ぎ取り，かつ脳室上衣を取り除くと同時に脳梁の交連線維を持ち上げるようにすると，視床から投射される豊富な線維群が現れる 図12 ．前頭・頭頂・側頭・後頭葉の各脳葉に太い束をなして走行するのが見てとれる（図では前頭・頭頂葉に向かう線維が露出されている）が，これらを thalamic radiation（視床放線），特に視床から出

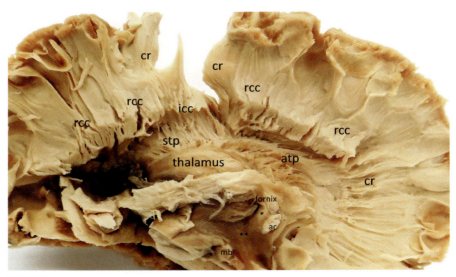

図12 Thalamic peduncle
尾状核を stria terminalis 部から木ベラで外して，視床上面の線維群を剥離・追跡すると視床から大脳のすべての脳葉に向かう非常に豊富な線維束群である thalamic peduncle が現れる．図では anterior thalamic peduncle（atp）と superior thalamic peduncle が確認できる．特に atp の一端上方へと向かったあと，前方へと曲がる走行が特徴的である．これらの線維束は上方では corona radiata の線維群を構成するが，途中脳梁の線維群と交差するために剥離が困難になる（intersection of corpus callosum with corona radiata）．

ac: anterior comissure, atp: anterior thalmic peduncle, cr: corona radiata, mb: mammillary body, stp: superior thalamic peduncle, rcc: radiation of corpus callosum

2. カダバー　1) Medial approach

てすぐの部分を thalamic peduncle（視床脚）とよぶ．前頭葉・前方へ向かう線維群はいったん上方へ向かった後，前方へと折れ曲がる特徴的な走行を見せるが，これを anterior thalamic peduncle とよぶ．また主として paracentral lobule や頭頂葉方向へ向かう superior thalamic peduncle が確認できる．後頭葉側へと dissection を進めることで，posterior thalamic peduncle が，側頭葉側では inferior thalamic peduncle が確認できる．Corona radiata（放線冠）の線維群は，途中脳梁の交連線維群と交差するため，剥離が難しくなる部分がある（intersection of corpus callosum with corona radiata, icc）．図12 では coronal radiata（cr）と radiation of corpus callosum（rcc）の両者を示す．放線冠は内側面からアプローチする fiber dissection では最深部の構造になるが，外側面からの fiber dissection でもこれを最深部の構造として行うと，最終的にここで菲薄した corona radiata だけが残る形になる．

5. Fornix 動画55

Fornix（脳弓）は，海馬の上面に付く fimbria（海馬采）から視床枕を回り（crus of fornix，脳弓脚），脳梁膨大部の下面に至り，さらに前方へと走行して Monro 孔前縁を下方へと向かう（column of fornix，脳弓柱）．脳弓柱は内側面

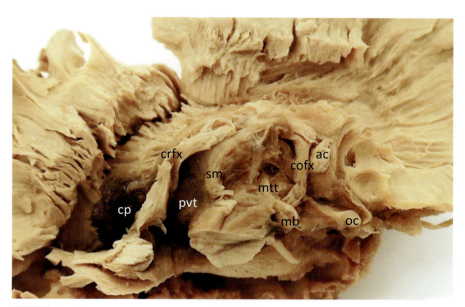

図13 Fornix
Fornix（脳弓）は，Monro 孔前縁を下方へと向かう（column of fornix，脳弓柱）．脳弓柱は内側面からの観察で露出しており，この部を pars libera（出部）とよぶが 図12，途中視床下部で埋没する形となり（pars tecta，没部，図12 ＊＊），mammillary body（乳頭体）へと達する．ついで mammillothalamic tract（乳頭視床路）で視床前核へと向かう．没部は視床下部の灰白質を丁寧に除去することで容易に露出可能であり，乳頭視床路も乳頭体側から丁寧に視床前半部の組織を除去することで，明確な神経束として確認できる．

ac: anterior comissure, cofx: column of fornix, crfx: crus of fornix, cp: choroidplexus, mb: mammillary body, mtt: mammillothalamic tract, oc: optic chiasm, sm: stria medullaris thalami, pvt: pulvinar thalami

Ⅳ．深部白質線維を考慮した外科手術

からの観察で露出しており，この部を pars libera（出部）とよぶが 図12，途中視床下部で埋没する形となり（pars tecta，没部，図12 ＊＊），mammillary body（mb，乳頭体）へと達する．ついで mammillothalamic tract（mtt，乳頭視床路）で視床前核へと向かう．没部は視床下部の灰白質を丁寧に除去することで容易に露出可能であり，mtt も乳頭体側から丁寧に視床前半部の組織を除去することで，明確な神経束として確認できる 図13．Fornix は Papetz 回路の主要な構成要素であるが，本稿の fiber dissection の過程で，海馬→海馬采→脳弓→乳頭体→乳頭体視床路→視床前核→帯状回（後部）→帯状束→海馬傍回→海馬の全体像を掴むことができる．

- **文献**

1) Yaşargil M, Türe U, Yaşargil DC. Surgical anatomy of supratentorial midline lesions. Neurosurg Focus. 2005; 18: E1.

2) Catani M, Thiebaut de Schotten M. Atras of Human Brain Connections. Oxford: Oxford University Press; 2012.

3) Petrides M. The Human Cerebral Cortex. 11th ed. Rotterdam: Elsevier; 2011.

4) 高橋昭喜，編著．脳 MRI 1. 正常解剖．2 版．東京：学研メディカル秀潤社；2005.

5) Duvernoy HM, Cattin F, Risold PY. The Human Hippocampus. 4th ed. Heidelberg: Springer; 2013.

〈藤井正純〉

Ⅳ. 深部白質線維を考慮した外科手術

2 カダバー
2）Lateral approach

はじめに

　大脳白質線維束の剖出は，基本的に大脳半球外側面からの方法と内側面からの方法に大別できる．この章では大脳半球外側面からの白質線維束の解剖方法（lateral approach）の実際について説明する．Klingler法[1]にて処理した脳を用いて，肉眼的解剖をTüreら[2]のlateral approachについての論文に基づいて，個々の連合線維束を脳表層から深層にかけて順番に剖出していくが，個々の連合線維束の存在や起点や終点については依然として異論があることに留意していただきたい．これはサルのautoradiographyを用いた解剖，Klingler法による肉眼解剖，MRIのdiffusion tensor imagingによるtractographyの所見には各々の方法論に基づく差異があるからである．この章では，あくまで基本的な白質線維束を中心に，Klingler法にて処理したヒト脳をlateral approach[1-5]に従って確実に剖出可能なもののみを中心に解説することにより，初学者が白質解剖の作法・手順を学び，かつ今後の各自の発展的研究の手助けとなることを目的としている．したがって，各神経線維束の詳細なる解剖やその機能については他書を参考にされたい．

■ Lateral approach による解剖で対象となる主な白質線維束について

連合線維
　弓状線維（arcuate fiber, U-fiber）
　下縦束（inferior longitudinal fasciculus）
　上縦束（superior longitudinal fasciculus）／弓状束（arcuate fasciculus）
　鉤状束（uncinate fasciculus）
　下後頭前頭束（inferior frontooccipital fasciculus）
交連線維
　前交連（anterior commissure）
投射線維
　視放線（optic radiation）
　放線冠（corona radiata）
　内包（internal capsule）
　錐体路（pyramidal tract）

Ⅳ．深部白質線維を考慮した外科手術

なお，上後頭前頭束（superior occipitofrontal fasciculus）と中縦束（middle longitudinal fasciculus）に関しては，その存在自体が疑問視されていたり，あるいは近傍の白質線維束との区別が付きにくく本項からは除外した[6, 7]．

■ Lateral approach で必要な脳溝・脳回解剖と島の解剖

図1 に lateral approach に必要最小限確認すべき大脳半球外側面の脳溝と脳回を提示する．図2 に本項で剖出する予定の白質線維束（視放線を除く）と島（insula of Reil）との位置関係を示す．連合線維束の多くは島の周辺を走行しているため，lateral approach による白質解剖では島が重要な目安になるので，その解剖は重要である．島は外側溝（lateral fissure, Sylvian fissure）の中に隠れた古い皮質である．この島皮質は前頭眼窩弁蓋（fronto-orbital operculum），前頭頭頂弁蓋（fronto-parietal operculum），および側頭弁蓋（temporal operculum）の皮質と連結しており，これら3つの弁蓋に囲まれた3角形を呈している 図3 ．これらの弁蓋部と島との移行部である3つの境界溝（前境界溝 anterior limiting sulcus, 上境界溝 superior limiting sulcus, 後境界溝 posterior limiting sulcus）によって島が囲まれている．島皮質は島中心溝（insular central sulcus）によって，それより前方の3つの短回（short gyrus）と後方の2つの長回（long gyrus）からなり，それらの前腹側が扇のかなめとなる島限

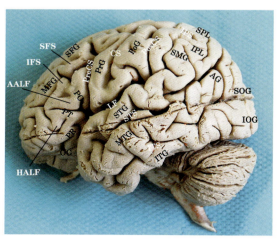

図1 大脳半球外側面の脳表解剖
〈脳回〉 AG: 角回, IOG: 下後頭回, IFG: 下前頭回, IPL: 下頭頂小葉, ITG: 下側頭回, MFG: 中前頭回, MTG: 中側頭回, OG: 眼窩回, PoG: 中心後回, PO: 下前頭回弁蓋部, PrG: 中心前回, PR: 下前頭回眼窩部, PT: 下前頭回三角部, SFG: 上前頭回, SMG: 縁上回, SOG: 上後頭回, SPL: 上頭頂小葉, STG: 上側頭回
〈脳溝〉 AALF: 外側溝上向枝, CS: 中心溝, HALF: 外側溝水平枝, IFS: 下前頭溝, IPS: 頭頂間溝, ITS: 下側頭溝, LF: 外側溝, PosCS: 中心後溝, PreCS: 中心前溝, SFS: 上前頭溝, STS: 上側頭溝

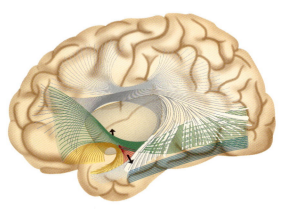

図2 大脳半球の代表的な白質線維束と島との位置関係
白質線維群の多くが，それぞれ島の周辺部位を走行していることが理解でき，各線維束の剖出の際の重要な目安であることが理解できる．矢印は前交連（赤）の走行方向を示す．

2. カダバー　2）Lateral approach

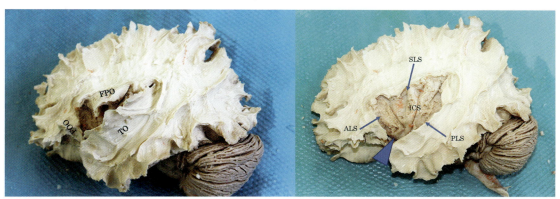

図3　島の解剖
写真はすでに大脳半球外側面の脳回の灰白質と島周辺部の弓状線維を除去した状態である．
左：島が3つの弁蓋部，すなわち前頭眼窩弁蓋（FOO）と前頭頭頂弁蓋（FPO）と側頭弁蓋（TO）に囲まれているのがわかる．
右：3つの弁蓋部を除去し，弁蓋部と島との移行部である前境界溝（ALS）と上境界溝（SLS）と後境界溝（PLS）が確認できる．島は島中心溝（ICS）によって前方の3つの短回と後方の2つの長回からなることが確認できる．矢頭は島限を示す．

(limen insulae) を形成しており，島限は前頭葉眼窩部と側頭葉前方内側部とを繋いでいる．

■ Klingler法による白質解剖の準備

　脳を10％ホルマリンで2カ月以上固定したのち，流水で数時間洗浄しホルマリンを除去した後，1週間−10℃で（Klinglerの原法では−6〜−8℃）凍結する．解剖前に一晩水につけて解氷する．凍結することによって灰白質が白質から剥離されやすくなるとともに，氷の結晶が神経線維の間に形成され神経線維間が拡張し剥がれやすくなる[1]．すなわち，凍結処理によって白質線維がtractとして描出され剖出可能となる．われわれの施設では学生実習用のホルマリン固定された脳を使用しており，凍結処理と解氷が終わってから血管とくも膜の除去を行っているが問題はない．白質解剖にはいろいろな大きさの木（竹）製のスパーテルを自作して使用する 図4左 ．

　まず，脳表面のくも膜を血管ごと丹念に鑷子を用いて剥離除去する．血管を中枢側から脳溝の血管走行に沿うように剥離すると，くも膜も一緒にきれいに除去できる 図4右 ．これを怠ると，後の灰白質の剥離がうまくできない．なお，lateral approachでは小脳が解剖の邪魔になるので中脳下端部で大脳と脳幹を小脳ごと分離しておく方が楽である．なお， 図1 はKlingler法で処理した脳の血管とくも膜を除去した状態の脳を提示している．

■ 白質解剖の基本手技

　Klingler法による白質解剖の基本は未知の線維を盲目的に剖出することではな

Ⅳ．深部白質線維を考慮した外科手術

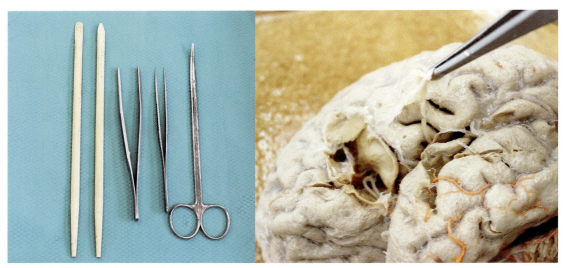

図4 白質解剖に使用する器具と脳表面の血管とくも膜の除去
左：自作の木製スパーテル各種．
右：脳表面の血管をくも膜ごと鑷子を用いて中枢側から末梢側に剝離している様子．

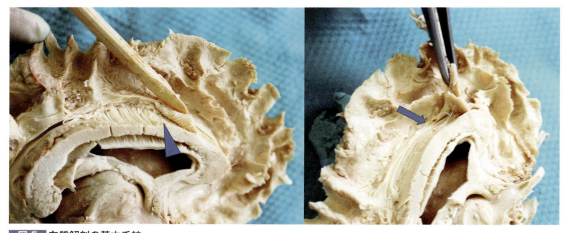

図5 白質解剖の基本手技
左：目標とする白質線維束（脳梁線維〔矢頭〕）の方向に沿って木製スパーテルを動かして線維束を剖出している．
右：剖出した白質線維束（帯状束〔矢印〕）を鑷子でもって線維方向に従って剝離している．

く，対象となる白質線維束の解剖学的知識に基づいて剖出することである．すなわち，存在するであろう線維束とその線維方向に平行に木製のスパーテルを動かして，目標とする線維束を剖出し，その線維束を金属製の鑷子でつまんで線維束の方向に従って剝離（peeling）するのである 図5 ．線維束の方向と垂直にスパーテルを無暗に使うと，線維束は容易に失われる．したがって，剖出する予定の白質線維束の場所と線維束方向の解剖的知識を前もって得てから剖出する必要がある．また，後述するように連合線維束の剖出は基本的に浅層に存在する線維束から深層に存在する線維束の順番で剖出する．

■ Lateral approach による白質解剖の実際

1. 弓状線維（arcuate fiber, U-fiber）の剖出　動画56

　弓状線維は隣接する脳回と脳回とを繋ぐ短い連合線維である．木製スパーテルを用いて，脳溝の底部から脳回の山頂部に向かって，弓状線維を残すように灰白質のみを除去する　図6左．上側頭溝から開始し，外側溝周辺部の弁蓋部を側頭弁蓋，前頭頭頂弁蓋，前頭眼窩弁蓋の順で灰白質を除去し，次第に周辺部に向かって大脳半球外側面の灰白質を除去する．いったん脳回の灰白質を除去したら，再度脳溝に残存した灰白質を丁寧に除去する．最終的に大脳半球は残存した弓状線維で"舞茸"のような状態となる　図6右．重要な脳回の弓状線維の山頂部に印をつけておくと後の白質線維剖出の目安となり便利である．この作業を1時間以上使って丁寧に行うことが，後の連合線維束の剖出がうまくいく第一歩である．

2. 下縦束（inferior longitudinal fasciculus）の剖出　動画57

　ここからが実際の白質解剖である．まず，側頭葉の弓状線維をその下方に存在する連合線維を傷つけないように丁寧に除去する．

　下縦束は後頭葉の extra-striate cortex（視放線が入る鳥距溝内部と周囲に存在する一次視覚野を除く後頭葉皮質）と側頭葉前方部を繋ぐ連合線維束である．前方部では下縦束は鉤状束と近接して走行し，後方部では下後頭前頭束や視放線の下方部分に近接して走行しているため Klingler 法での全剖出は困難である[8]（図2 の青色の線維束）．

　したがって，実際には下縦束の中央部分のみが中側頭回周辺の弓状線維を除去すると前後方向に走行する線維として確認できる．この時点であまり下縦束の剖

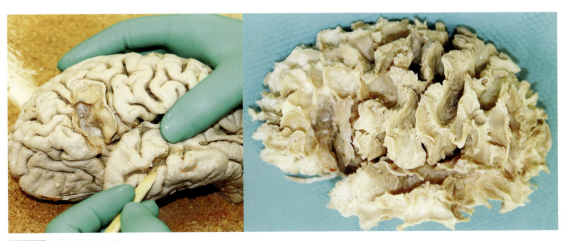

図6　弓状線維の剖出
左：木製スパーテルを用いて，脳溝から脳回頂上に向かうように弓状線維が残るように灰白質を取り除く．
右：大脳半球外側部の灰白質が取り除かれて，"舞茸"のようになった大脳半球．

Ⅳ. 深部白質線維を考慮した外科手術

出にこだわると下後頭前頭束や視放線を損傷する可能性があり注意する（図8 矢頭）．

3. 上縦束（superior longitudinal fasciculus）／弓状束（arcuate fasciculus）の剖出　動画57

上縦束は前頭葉-頭頂葉-後頭葉-側頭葉を繋ぐ代表的な連合線維束である．上縦束はサルの研究からSLFⅠ，SLFⅡ，SLFⅢおよび弓状束に分類されている[9]．この分類に従ってMakrisら[10]はDiffusion tensor imagingを用いてヒト脳でも同様の分類をしている．SLFⅠ，SLFⅡ，SLFⅢはそれぞれ頭頂連合野と前頭葉とを繋ぐ背側線維束であるが，これらSLF背側成分の正確な剖出はKlingler法では困難である[11]．弓状束は他の上縦束線維の最深部を走行し，上側頭回から縁上回の深部を回り，島上の上境界溝周辺部を通過して中・下前頭回に至り感覚性言語野と運動性言語野を連結する 図7．したがってKlingler法では主に弓状束の剖出を行う．

実際の剖出には，後境界溝周囲から上側頭溝にかけての弓状線維を剥離すると弓状束が露出する．さらに上境界溝から前境界溝にかけての周辺部の弓状線維を剥離すると外側溝を取り囲むように走行する上縦束（弓状束）が剖出できる（図8 矢印）．

4. 鉤状束（uncinate fasciculus）と下後頭前頭束（inferior frontooccipital fasciculus）の剖出　動画58　動画59

この時点で外側溝周辺の弁蓋部の灰白質は除去されているので，島の観察が容易にできる．島皮質の灰白質を除去すると最外包（extreme capsule）が剖出される．この最外包の白質は弁蓋部を形成する白質と島皮質下の白質とを連結する弓状線維であることがわかる 図9．動画58

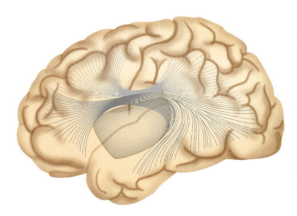

図7　上縦束／弓状束の走行
上縦束は頭頂連合野と前頭葉を繋ぐ背側線維束群と感覚性言語野と運動性言語野を繋ぐ弓状束からなる．

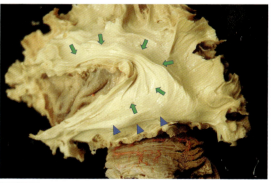

図8　剖出された下縦束（矢頭）と上縦束／弓状束（矢印）
下縦束の後方成分は下後頭前頭束など他の線維束と混在するため判然としない．上縦束の背側成分（SLFⅠ，Ⅱ，Ⅲ）は剖出されておらず，主に弓状束が剖出されている．

2. カダバー　2) Lateral approach

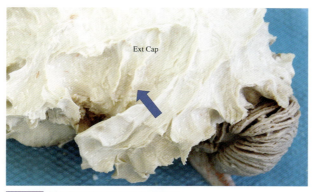

図9　島皮質の除去と最外包の剖出
島皮質を除去すると最外包（Ext Cap）が剖出される．最外包は島と周辺弁蓋部とを繋ぐ弓状線維であることが理解できる．最外包を通して前障が透けて見える（矢印）．

　鉤状束は側頭葉前方部と前頭葉眼窩部および下前頭回とを島限と側頭茎（temporal stem）を介して繋ぐ線維束である．ただし Broca 領域や海馬との連結はないようである[12] 図10 ．

　下後頭前頭束は前頭葉と後頭葉（頭頂葉や側頭葉も含むとの説もある）とを繋ぐ最長の連合線維束である[13,14]．上縦束の下で前頭葉を扇状に出て，後下方に走行し島の前下方部で最外包や外包内を鉤状束とレンズ核との間を収束しながら通過し，さらに側頭茎部でも鉤状束の後方を通過して再び扇状に広がりながら側脳室三角部（trigon, atrium）外側壁部で視放線とともに sagittal stratum を形成しながら後頭葉（extra-striate cortex）などに終止する 図10 ．

　実際の剖出では，島の前境界溝部分に相当する前頭眼窩弁蓋の弓状線維を除去すると前頭葉側の鉤状束と下後頭前頭束の前頭葉側の終点が露出する．島限の灰白質を取り除き，島前下方部の最外包を慎重に，これらの白質線維束が弓状であることを意識しながら剥離すると前障（claustrum）腹側部分で，前下方の側頭葉前方部に向かう鉤状束と，鉤状束の後方で後方に向かう下後頭前頭束の線維束が確認できる 図11 ．さらに，前述の弓状束を剥離すると後頭葉に向かって sagittal stratum を形成する下後頭前頭束が側脳室外側部に一致して露出する．この際，側頭葉外側面を指先で圧迫して，側脳室下角と三角部の位置を確認すると下後頭前頭束の後方成分の剖出に役立つ．この時点で前障を形成する薄い灰白質を除去すると被殻が露出するとともに鉤状束と下後頭前頭束の全貌が観察できる． 動画59

5. 前交連（anterior commissure）の剖出 動画60 動画61

　前交連は脳梁で結合できない左右の側頭葉と嗅脳を繋ぐ交連線維束である 図10 ．前交連は左右の嗅脳を繋ぐ前脚（anterior limb）と左右の側頭葉を繋ぐ外側脚（lateral limb）からなる[15]．前交連は淡蒼球（globus pallidus）の基底部を通過し，外側脚は自転車のハンドルのような形をとりながら後外下方向に

Ⅳ．深部白質線維を考慮した外科手術

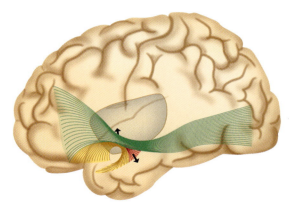

図10 鉤状束と下後頭前頭束と前交連
側頭葉前方部と前頭葉眼窩部を繋ぐC字状の鉤状束（黄色）と前頭葉と後頭葉を繋ぐ前後で扇状に広がる下後頭前頭束（緑色）を示す．矢印は前交連（赤色）の走行方向を示す．

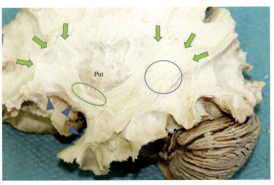

図11 鉤状束と下後頭前頭束の剖出
島前腹側部から島限部の剥離によって剖出された鉤状束（矢頭）とその後方を走行する下後頭前頭束（矢印）．下後頭前頭束は前頭葉と後頭葉部分では扇状に広がるが，島限から側頭茎に至る部分（緑楕円）では狭くなっており，その後方部では側脳室三角部外側壁部でsagittal stratumを形成している（青丸）．なお，外包も除去されて被殻（Put）が露出している．

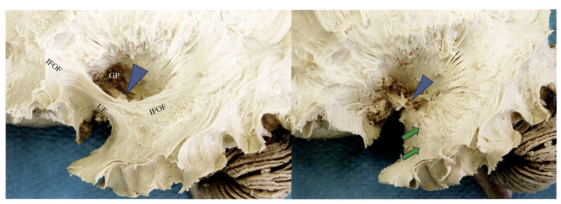

図12 前交連の剖出
左：淡蒼球（GP）を除去すると，淡蒼球の腹側にて後外下方に走行する前交連（矢頭）が剖出される．
右：鉤状束（UF）と下後頭前頭束（IFOF）を取り除くと前交連線維（切断されている）が側頭葉側に進展していることが観察される（矢印）．

走行し側頭葉に向かう．その際に鉤状束の下の部分で側頭茎の一部となり，視放線（Meyer loop）の外側を視放線の方向とは垂直方向に走行する．
　実際の剖出ではスポンジ状の被殻を取り除き，さらに被殻より硬い感じの淡蒼球に当たるので，この淡蒼球を除去していくと，その周辺部には内包線維が，淡蒼球腹側部から前交連の白質線維が剖出され，さらに鉤状束と下後頭前頭束を取り除くと後下方に走行し側頭葉に向かう前交連が剖出される 図12 ．

6．視放線（optic radiation）の剖出 動画62

　視放線は外側膝状体（lateral geniculate body）と後頭葉の鳥距溝内部と周囲に存在する一次視覚野を繋ぐ投射線維束である．視放線はレンズ核の下で内包の

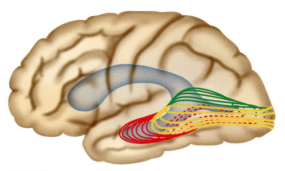

図13 視放線の走行と側脳室との位置関係
視放線は anterior bundle（Meyer loop）（赤），central bundle（黄），posterior bundle（緑）の 3 つの成分からなる．視放線線維束と側脳室下角や三角部との位置関係は重要である．

sublenticular part を形成し，さらに側脳室外側壁では sagittal stratum を形成している[16-18]．視放線は anterior bundle, central bundle, posterior bundle の 3 つの成分からなる．Anterior bundle（Meyler loop）は外側膝状体を出て，側脳室下角の上壁を前外側方向に走行した後，後方に向きを変えて下角外側壁を通過し，さらに後方では三角部外側部で sagittal stratum を下後頭前頭束とともに形成して，後頭葉の鳥距溝の inferior lip に至る．Meyer loop と側脳室下角前端部との関係は，Meyer loop が下角前端部より 4 mm 程度前方にあるという報告など報告によって異なっているのが現状である．Central bundle は側脳室下角の上から側壁に沿って後方に走行し側脳室後角の外側から鳥距溝の inferior および superior lip に至る．Posterior bundle は外側膝状体から出てそのまま後方に向かって三角部の上壁を通過して鳥距溝の superior lip に至る 図13．

実際の剖出には，まず側頭葉外側面を指先で押さえて側脳室下角とその前方に存在する扁桃体（amygdala）の位置を確認する．前述のように視放線は側脳室下角・三角部の壁を形成するように走行するからである．次に剖出した前交連を切断して，側頭葉に向かう線維を剥離すると Meyer loop が剖出される．実際には側頭葉先端部で扁桃体を摘出して側脳室下角を開放し，下角内から壁板（tapetum）を剥離して Meyer loop を下から確認しながら剖出すると失敗することが少ない．その線維束は下角上壁の先端部付近で内側から外下方側に向かう loop を形成し"ひさし"のような形態をとり，さらに後方に向かって走行しているのが確認できる 図14．後方部では視放線の anterior, central, posterior bundle の各部は下後頭前頭束と重なるように走行するため区別が付きにくい．なお，視放線の線維は側脳室下角・三角部の内部から観察すると上衣直下の壁板の次に深い層を形成しているのが確認できる．

7. 内包（internal capsule），放線冠（corona radiata），錐体路（pyramidal tract）の剖出

最後は投射線維である内包・放線冠・錐体路の剖出である 図15．前述のよう

Ⅳ. 深部白質線維を考慮した外科手術

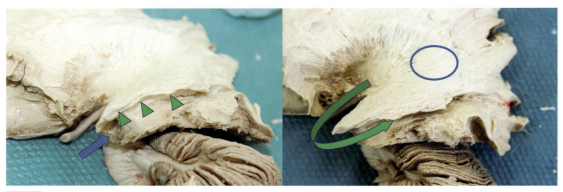

図 14 視放線の剖出
左：前交連の側頭葉への線維を除去すると視放線の Meyer loop が露出する（矢頭）．扁桃体を摘出し，側脳室下角（矢印）を開放して視放線が形成する壁板を確認しながら視放線を剖出するとよい．
右：Meyer loop が側脳室下角の上壁から側壁に沿って走行して，"ひさし"のような形態（ループ）をとった後に，後方に向かい視放線が側脳室三角部外側壁部で sagittal stratum（丸）を形成している．

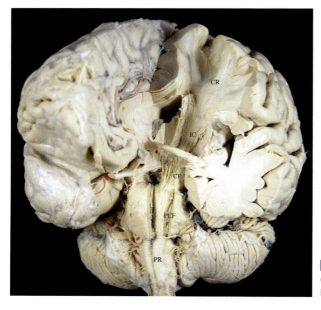

図 15 放線冠・内包・錐体路
CR: 放線冠，IC: 内包，CP: 大脳脚，
PLF: 橋縦束，PR: 錐体

に，被殻・淡蒼球を除去すると放射状に広がる内包線維が剖出される．レンズ核内側の内包線維を貫く灰白質は被殻と尾状核とをつなぐ caudolenticular gray matter である．前境界溝と上境界溝周辺部を走行する上縦束を完全に除去すると内包から連なる放線冠が剖出される．内包線維は前方から前脚，膝部，後脚，さらに retrolenticular part と視放線を含む sublenticular part が剖出できる．なお，放線冠の線維を皮質灰白質近傍までたどると脳梁からの交連線維（脳梁放線）と交織するため判然としなくなる．さらに，中脳外側部で視索と外側膝状体を摘出し大脳脚の外側を削開すると内包につながる投射線維（錐体路を含む大脳脚）が剖出される 図16．以上で，大脳半球の lateral approach による白質線維束

2. カダバー　2）Lateral approach

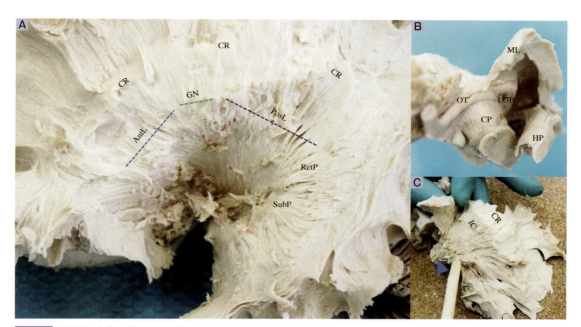

図16 放線冠・内包・錐体路の剖出
A： 被殻を除去すると内包（AntL: 内包前脚，GN: 内包膝部，PosL: 内包後脚，RetP: 内包 retrolenticular part，SubP: 内包 sublenticular part）が露出し，上縦束を除去すると内包からつながる放線冠（CR）が剖出される．
B： 大脳脚（CP）を下方から観察すると視索（OT），外側膝状体（LGB），Meyer loop（ML）が観察される．
C： 視索を除去して，大脳脚を削開すると放線冠（CR）と内包（IC）につながる投射線維（矢頭）が観察される．

の剖出過程が終了する．

- 文献

1） Klingler J, et al. Erleichterung der makroskopischen Praeparation. Arch Neurol Psychiatr. 1935; 36: 247-56.
2） Türe A, Yaşargil MG, Friedman AH, et al. Fiber dissection technique: Lateral aspect of the brain. Neurosurgery. 2000; 47: 417-27.
3） 篠原治道，古林秀則．中枢神経系解剖実習の要点．大阪：最新医学社；2003.
4） Kucukyuruk B, Yagmurlu K, Tanriover N, et al. Microsurgical anatomy of the white matter tracts in hemispherectomy. Operative Neurosurg. 2014; 10: 305-24.
5） De Benedictis A, Duffau H, Paradiso B, et al. Anatomo-functional study of the temporo-parieto-occipital region: dissection, tractographic and brain mapping evidence from a neurosurgical perspective. J Anat. 2014; 225: 132-51.
6） Türe A, Yaşargil MG, Pait TG. Is there a superior occipitofrontal fasciculus? A microsurgical anatomic study. Neurosurgery. 1997; 40: 1226-32.
7） Maldonado IL, de Chanpfleur NM, Velut S, et al. Evidence of a middle longitudinal fasciculus in the human brain from fiber dissection. J Anat. 2013; 223: 38-45.
8） Catani M, Jones DK, Donato R, et al. Occipito-temporal connections in the human brain. Brain. 2003; 126: 2093-107.

IV. 深部白質線維を考慮した外科手術

9) Petrides M, Pandya DN. Projections to the frontal cortex from the posterior parietal region in the rhesus monkey. J Comp Neurol. 1984; 228: 105-16.

10) Makris N, Kennedy DN, McInernery S, et al. Segmentation of subcomponents within the superior longitudinal fascicle in humans: a quantitative, in vivo, DT-MRI study. Cereb Cortex. 2005; 15: 854-69.

11) Maldonado IL, Mandonnet E, Duffau H. Dorsal fronto-parietal connections of the human brain: A fiber dissection study of their composition and anatomical relationships. Anat Rec (Hoboken). 2012; 295: 187-95.

12) Von Der Heide RJ, Skipper LM, Klobusicky E, et al. Dissecting the uncinate fasciculus: disorders, controversies and a hypothesis. Brain. 2013; 136: 1692-707.

13) Martino J, Brogna C, Robles SG, et al. Anatomic dissection of the inferior fronto-occipital fasciculus revisited in the lights of brain stimulation data. Cortex. 2010; 46: 691-9.

14) Sarubbo S, De Benedictis A, Maldonado IL, et al. Frontal terminations for the inferior fronto-occipital fascicle: anatomical dissection, DTI study and functional considerations on a multi-component bundle. Brain Struct Funct. 2013; 218: 21-37.

15) Pertier J, Verclytte S, Delmaire C, et al. Micosurgical anatomy of the anterior commissure: correlations with diffusion tensor imaging fiber tracking and clinical relevance. Neurosurgery. 2011; 69(ONS Suppl 2): ons241-7.

16) Párraga RG, Ribas GC, Welling LC, et al. Microsurgical anatomy of the optic radiation and related fibers in 3-dimensional images. Neurosurgery. 2012; 71 (ONS Suppl 1): ons160-72.

17) Mandelstam SA. Challenges of the anatomy and diffusion tensor tractography of the Meyer loop. AJNR Am J Neuroradiol. 2012; 33: 1204-10.

18) Sincoff EH, Tan Y, Abdulrauf S. White matter fiber dissection of the optic radiations of the temporal lobe and implications for surgical approaches to the temporal horn. J Neurosurg. 2004; 101: 739-46.

〈森　健太郎, 小林　靖〉

Ⅳ. 深部白質線維を考慮した外科手術

2 カダバー
3）白質神経線維の走行と機能

はじめに

　白質内の腫瘍，特にグリオーマの手術には脳皮質の機能局在とともに白質神経線維の走行と機能の理解が必須である．転移性脳腫瘍や海綿状血管腫の摘出に際しても近接する白質神経線維の知識は持っておきたい．本稿では白質解剖の実際の手技により代表的な白質神経線維の走行を解説し，これまでに知られている各々の白質神経線維の機能を概説する．

■ 白質解剖の準備　図1

　われわれが白質解剖を行うときには，下記のものを準備する．

①ピンセット

　肉眼解剖用の大きなものと，顕微鏡手術用の先細のものを用意する．先細ピンセットは線維束（の一部）を掴んで剥ぎ取り stripping に使う．線維束の剖出・追跡のほとんどが stripping で行うため，最も使用頻度が高く，尖端が鈍麻したり，折れたりした時には砥石で研磨して使う．先端が幅広の竹製ピンセットは白質層の剥ぎ取り stripping に便利である．

②竹ベラ

　灰白質の除去に使うが，線維束の剖出には使わないようにする．線維束のかすかな線条を押し付けて，消してしまう可能性があるためである．

③はさみ

　虹彩切除術用の微細なものと肉眼解剖用の小ばさみを使用する．

④色玉がついた待ち針

　目印として必需品である．中心溝と頭頂後頭溝には常時挿入して前後・上下・内外側の目印にする．本邦の色玉は色が豊富で，玉の直径は4mmと決まっている．球形なのでどの角度からみても直径は変化せず，スケール代わりに使える．

⑤物差をコピーした紙スケール

　長さを示すときに使用する．

■ 白質神経線維　動画63

　白質解剖の手順をまとめた動画に沿って12種類の白質神経線維を概説する[1, 2]．

JCOPY 498-32820

225

Ⅳ. 深部白質線維を考慮した外科手術

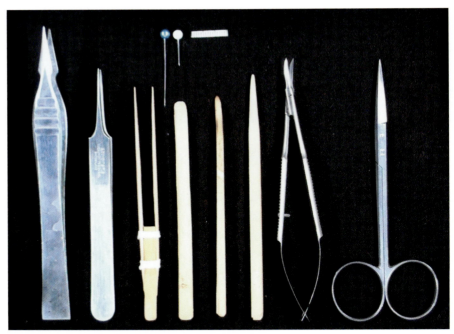

図1 白質解剖に必要な道具

1. 上縦束（superior longitudinal fascicle: SLF） 図2

　脳の外側面から灰白質を除去すると白質リボンが浮き彫りになる．さらに白質の除去を進めると，脳溝の底面近くになるにしたがって頭頂葉から前頭葉にかけて走行する線維束を観察することができる．白質神経線維束群の中では最も広いこの線維群がSLFである．

　SLFには複数の分類が存在するが[3,4]，本稿では，神経線維の存在がneuro-imagingおよび白質解剖で実証されているSLF ⅡとⅢについて述べる．SLFは，左右の大脳半球で果たす主たる役割が異なる．左大脳半球は主に言語関連ネットワークと，右大脳半球は視空間認知を含む注意機能ネットワークと関連する．

①左大脳半球

　左SLF Ⅲの最も重要な役割は，構音や聴覚理解といった言語関連の機能である．覚醒下手術では，同線維の電気刺激により，構音障害や聴覚理解の障害が生じる．左SLF Ⅱは道具の使用と関連し，同線維の障害は道具の使用障害（古典的分類では観念失行）が生じる．道具の使用障害は，道具を使用する運動能力は保たれているにもかかわらず，道具の使用方法の誤り（誤動作，動作の保続）や混乱のため，うまく使用できない状態である．また，作業記憶と関連しており，特に左大脳半球は言語性の作業記憶に関わる．言語性作業記憶が障害されると，言語理解は十分だが，テレビや本のストーリーが理解できない，複数の人での会話についていけないなどの症状が生じる．

2. カダバー　3）白質神経線維の走行と機能

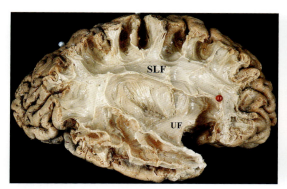

図2　右脳の外面からの白質解剖
SLF: superior longitudinal fascicle, UF: uncinate fascicle
水玉待ち針：中心溝と頭頂後頭溝，赤玉待ち針：三角部

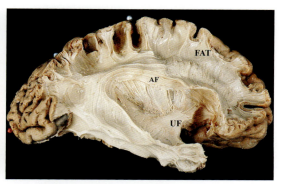

図3　右脳の外面からの白質解剖
AF: arcuate fascicle, FAT: frontal aslant tract,
UF: uncinate fascicle
水玉待ち針：中心溝と頭頂後頭溝

②右大脳半球

　右SLFⅡの最も重要な機能である視空間認知機能が障害されると，半側空間無視（視野障害がないにもかかわらず左空間に注意を払うことができない）が生じる．さらに，右SLFⅡは作業記憶の中でも空間性の作業記憶と関連している．空間性作業記憶の障害は，複数のことを同時に処理できない，作業能率・速度の低下，ミスの増加といった症状として表れ，社会生活にさまざまな影響を及ぼす．また，左右のSLFⅡとⅢは眼球運動や物体把握を含む運動コントロールや運動プランニングにも関与しており，いわゆる視覚 - 運動協応動作に関与する．典型的な視覚 - 運動協応動作の障害は視覚性運動失調である．

2. 弓状束（arcuate fascicle: AF）　図3

　側頭回から起こった神経線維束が上行し，シルビウス溝をC字形に取り囲んで前頭葉へ向かう線維束を観察できる．これがAFである．AFはSLFの一部分とする分類法もある．
　弓状束は言語と関連して左大脳半球で発達している[5]．聴覚野と発語に関わる中・下前頭回を連絡し，言語の中でも特に音韻処理に関わる[6]．弓状束の損傷により，自発語および呼称における換語困難と復唱障害を中核症状とする伝導性の失語が生じる場合がある．伝導失語は，文法的に正しい文を産生でき，呼称障害もそれほど重度ではないが，音韻的な誤りが生じるのが特徴である．覚醒下手術においては，直接電気刺激により構音障害，または音韻性錯語（単語を構成する音の一部の誤り）が誘発されることで，弓状束を確認できる．一方，右弓状束の機能的役割については，あまり多くは解明されていない．非優位半球の弓状束が担う重要な機能として社会的認知機能の低次のメンタライジングが挙げられる．社会的認知機能とは表情，姿勢，発言などに基づき他者の行動や心理的な状態を理解するプロセスのことであり，このうち，特に他者の心理的状態を理解する能力をメンタライジングとよぶ．また，右弓状束は視空間探索に関与し，特に多く

の刺激の中からターゲットを探すといったやや複雑な視空間探索課題に関連するという報告もある．さらに，右弓状束は構音のプロセスに関与しており，言語ネットワークの一部を形成する．

3. 前頭斜走路（frontal aslant tract: FAT）図3

　近年，下前頭回三角部から中前頭回の深部を通り，上後方の上前頭回へ達する線維が報告され[7]，Catani らの研究グループがその線維に frontal aslant tract（FAT）と名前をつけた．左 FAT の機能的役割については近年，徐々に解明されつつある．左 FAT の主要な役割は発話の開始，流暢性（または語想起）といった言語関連ネットワークである[8]．音韻性（文字流暢性）流暢性と感覚性（カテゴリー流暢性）流暢性のうち，前頭葉と関連が深いのは文字流暢性とされているが，FAT の損傷では文字流暢性とカテゴリー流暢性のいずれも低下する可能性がある．なお，文字流暢性は，単語の先頭に「か」「あ」などの文字がつく言葉，カテゴリー流暢性では「動物」「野菜」などのカテゴリーと関連する言葉を1分ないし2分間でできるだけ多く挙げてもらうという課題で検査する．発話開始や流暢性の障害による症状として，吃音があり，吃音を認める場合，FAT の拡散率が増加していることが報告された．また，左 FAT は，語彙検索の工程に関与することも明らかになっている．覚醒下手術で，FAT を電気刺激すると，誘発される主要な症状は発話の停止だが，吃音や言語生成の障害も誘発される場合がある．ごく最近，両側の FAT が視覚誘導下での手の動き（見ているターゲットを掴む動き）に関与しており，特に，加速や減速といった運動の速さのコントロールに関与することが報告された．また，自閉症の患者における社会的コミュニケーション障害に，FAT，および上縦束Ⅲの減少が関係している可能性も示されている．左右各々の FAT の機能的役割については不明な点が多く，今後の解明が期待される．

4. 鉤状束（uncinate fascicle: UF）図2 図3

　島の灰白質さらに最外包白質を除去すると，被殻の最前部に UF の一部が現れる．この線維束は前頭葉眼窩部と側頭葉の最前部とをつないでいる．

　不安障害，統合失調症，反社会性人格障害や自閉症などの精神疾患患者の鉤状束は，左右の連結構造が健常者と比べて異なることが明らかになってきた．特に，前頭葉眼窩部は報酬と罰に基づく意思決定に関わることから，鉤状束は感情の調節に関与する可能性が指摘されている．また，UF は inferior fronto-occipital fascicles（IFOF）と共に共感性（2種類の定義がある；相手の感情と同じ者を自分の中で経験する情動的側面，相手の立場に立って物事を見て相手の気持ちを理解する認知的側面）にも関与する．さらに，左 UF は側頭葉と頭頂葉を連絡し，語彙検索や言語の意味理解に関与する．一般的に，言語性・非言語性意味理解において中心的役割を果たすのは IFOF，UF も inferior longitudinal fascicles（ILF）と共にこれに関与することで，より効率的にターゲットの語彙を検索することが

できる．しかし，ヒトの UF の役割については，上述した機能に関与はしているものの，中心的役割を果たしているわけではないという見解もあり，十分には解明されていない[9]．

5.　下縦束（ILF）　図4

　側頭葉底面から灰白質を除去し，下側頭回の白質の除去を進めると後頭葉と側頭葉をつなぐ ILF を観察できる．

　ILF は視覚情報を後頭葉から側頭葉へ伝達して，見たものを認識し，それに名前を与える役割を果たしている[10]．したがって，その連絡が絶たれると，視覚失認（目で見た絵や物体が何であるかがわからない．一方，触覚，聴覚など視覚以外のモダリティーを介せば，容易に何であるかを判別できる）が生じる．覚醒下手術においては，ILF への電気刺激時に視覚失認，つまり線画そのものが何であるかがわからなくなる症状が生じる場合がある．また，ILF の損傷により，感覚性の言語障害（感覚性失語や意味記憶の障害など）が生じる可能性がある．しかし，上述したように言語性意味理解において主要な役割を果たすのは IFOF であり，ILF は IFOF の役割を補助しているのかもしれない．加えて，左 ILF 後部は音読，また，文章レベルでの聴覚性言語理解にも関与している．

　ILF は IFOF と共に人の顔の識別に関わっており，損傷されると相貌失認が生じる．しかし，右 ILF の損傷のみでは相貌失認は生じなかったにもかかわらず，左右の ILF が共に損傷されたときに相貌失認が生じたケースが報告されている．また，相貌認知には IFOF も関与し，IFOF が中心的役割を果たすという見解もあり，一側の ILF のみの損傷が相貌失認を引き起こすのはわかっていない．このように，IFOF と ILF は機能的にオーバーラップするものが多く，一側 ILF 単独の損傷が永続的な障害の原因となるか否かについてはまだ不明な点が多い．

6.　下前頭後頭束（IFOF）　図5

　側頭回およびその上部にて弓状束を除去すると，前頭葉から始まり，外包を経由して後部側頭葉，頭頂葉，後頭葉に至る IFOF を観察できる．IFOF は最も長い白質連合線維であり，その果たす役割は多岐にわたる．

　まず，IFOF の主要な役割は言語関連の機能である．言語は，音韻処理に関わる背側経路（SLF，AF）と，意味処理に関わる腹側経路（IFOF，ILF，UF）の二重回路で構成されており，左 IFOF は，言語性・非言語性の意味理解において中心的役割を果たす[11]．このことは，感覚性失語の患者において IFOF が損傷されていること，覚醒下手術での物品呼称課題における IFOF の電気刺激で語性錯語や保続が誘発されることなど，多くの報告が証明してきた．IFOF の損傷に伴う物品呼称の誤りは，カテゴリーの中からの語彙検索の工程の障害によるものと考えられている．なお，非言語性意味記憶には，左 IFOF だけでなく右 IFOF も関与することが，近年，報告された．また，音読や書字における意味理解にも IFOF が関与しており，IFOF が損傷されると失読や失書が生じる可能性がある．

Ⅳ. 深部白質線維を考慮した外科手術

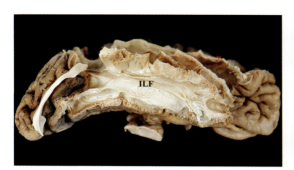

図4 右脳下面からの白質解剖
ILF: inferior longitudinal fascicles

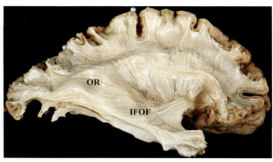

図5 右脳の外面からの白質解剖
IFOF: inferior fronto-occipital fascicles, OR: optic radiation
水玉待ち針：中心溝と頭頂後頭溝

さらに，IFOFがカテゴリー流暢性に関与しているという報告もある．IFOFは聴覚理解においても重要な役割を担っており，単語単位での理解と文章単位での理解の両方に関与している．IFOFは空間性の注意においても重要な役割を果たしており，特に注意の持続や視空間探索に関わる．IFOFはSLFと共に，損傷されると視空間認知障害（半側空間無視）が生じる可能性がある．視覚性の記憶にもIFOFは関与する．また，IFOFは，ILFと共にヒトの顔の識別や記憶，表情の理解においても重要な役割を果たしている．IFOFはヒトの表情を見てから，その表情を瞬時に理解する役割を果たしているため，覚醒下手術におけるIFOFへの電気刺激では，感情識別能力（低次のメンタライジング）が障害される．また，IFOF，ILFの損傷は相貌失認の原因となる可能性がある．さらに，IFOFは他者の感情理解の基盤となる共感に関与するという報告もある．IFOFはヒトにしか存在しない線維であり[12]，ヒトのみが持つ高次かつユニークな機能や，車の運転といった複雑な課題にさえも関与していることが，近年明らかになってきた．

7. 視放線（optic radiation: OR） 図5

側頭葉内側に対向する視床領域の外側膝状体から後頭葉へ向かう広い線維束はORである．ORとIFOFの走行は後頭葉に近づくにしたがって類似しており，分離することは難しい．

　視放線が障害されると，線維の配列に応じて異なる脱落症状が生じる．例えば，側頭葉病変でMeyer's loopが損傷された場合や，舌状回に進む線維が障害された場合には両眼視野の上半分における1/4盲をきたす．頭頂葉の中を走る視放線の上部線維や楔部皮質に進む線維の障害では下半分の1/4盲が生じる．また，視交叉において圧迫されると，両耳側半盲が生じる．さらに，一側の視索，外側膝状体あるいは視覚野が損傷されると，両眼視野の半側がおかされる．覚醒下手術における電気刺激で視放線を刺激すると，当該領域に欠損，閃光，霞がかかるなどの症状が誘発され，視放線の存在を確認できる[13]．外科的手術において，半盲を回避することは患者の術後QOLを保つ上で重要であり（1/4盲は許容），覚醒下手術における視放線のモニタリングは有用である．視野障害のみの残存の場合

2. カダバー　3）白質神経線維の走行と機能

には代償手段の獲得により身辺 ADL に影響を及ぼすことはほとんどないが，社会生活にはさまざまな影響を及ぼす可能性がある．例えば，日本における車の運転には両眼で 150°以上の視野が必要とされている．また，視空間探索を必要とする作業において，処理速度が低下する．さらに，欠損側からの刺激に対する反応が遅れるため，瞬時の反応が要求される活動（スポーツや車の運転）に影響を及ぼす場合もある．

8. 錐体路 （pyramidal tract: PT） 図6

　上縦束線維を小分けに切断して，前頭葉方向と側頭葉方向へ stripping していくと，上縦束は次第に薄くなり，上縦束線維を横切る線維が現れる．側脳室後方の外側壁（tapetum：壁板）に近接して走行するのが PT である．

　PT は皮質脊髄路ともよばれ，随意運動に関わる線維束である．運動野皮質は，下肢，上肢，手指，顔面と舌の体部位局在に分かれている．皮質脊髄路線維群にも体局在性が存在し，内包，大脳脚，錐体，脊髄においては明瞭に分かれている．延髄レベルで大部分の線維が錐体交叉で反対側に入り，脊髄の側索を外側皮質脊髄路となって下行し，残りの線維は前皮質脊髄路としてそのまま下行する．なお，錐体交叉では大脳皮質の上肢領域からの線維束が下肢領域からの線維束よりも先に対側に入る．錐体路の損傷では上位運動ニューロンの障害（痙性麻痺，腱反射亢進，病的反射の出現，腹壁反射消失）が生じる．錐体路の損傷による運動麻痺からの回復過程は，末梢神経損傷による麻痺からの回復と異なる変化を示す．末梢神経損傷では，徒手筋力検査（MMT）で示されるような，0 から 5 といった量的変化をする．それに対し，錐体路などの中枢神経損傷では，質的変化を示す．弛緩性麻痺から，共同運動パターン（上位中枢からの抑制が弱まると現れる異常運動パターン．1 つの筋のみを動かすことができず，一肢全体が屈曲・伸展方向に動く）を経て，共同運動から徐々に分離した運動が可能になり，正常な運動パターンに至る．錐体路の損傷による麻痺からの回復段階は，Brunnstrom's recovery stage で表される場合が多い（Stage I～VI）．麻痺は，皮質レベルでの損傷の場合は体局在性に従った領域に出現し，下行路での損傷の場合は半身の片麻痺を呈する．覚醒下手術における錐体路の電気刺激では，皮質に近い皮質下領域では体部位局在に一致した対側運動領域の筋収縮が生じる．また，下行路での錐体路の刺激では，運動の痙性亢進を伴う不随意運動や運動の加速が生じることで，錐体路を同定することができる[14]．

9. 帯状束 （cingulum） 図7

　内側系の線維束の代表は帯状束である．脳梁上方の帯状回内を走行し前後に長い神経線維として観察できる．

　帯状束の最も大きな役割は抑制機能を含む注意機能ネットワーク，そして遂行機能への関与である[15, 16]．覚醒下手術では，帯状回皮質および皮質下の電気刺激において Stroop テスト（注意機能や抑制機能を反映する課題）で陽性所見を認

Ⅳ．深部白質線維を考慮した外科手術

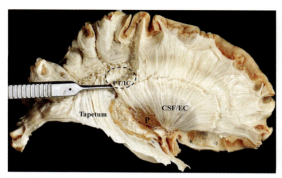

図6 右脳の外面からの白質解剖
CSF: cortico-striatal fibers, EC: external capsule, IC: internal capsule posterior limb, P: putamen, PT: pyramidal tract
水玉待ち針：中心溝と頭頂後頭溝
（本写真は実際には左脳であるが写真を反転させて使用）

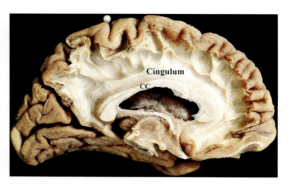

図7 左脳の内面からの白質解剖
CC: corpus callosum
水玉待ち針：中心溝

めることが報告されている．また，帯状束はすべての認知的機能の中心とされており，あらゆる認知的活動，特に新しい課題や難しい課題など高度の注意を要する課題に全般に関与する[16]．さらに，帯状束は大脳辺縁系の主要な構成要素の1つであり記憶や感情と密接に関わる．記憶の中では，遂行機能に不可欠である作業記憶において重要な役割を果たす．帯状束の線維の数や異方性比率（fractional anisotropy: FA）は加齢に伴って減少することが明らかになっており，これが加齢による認知機能，注意，遂行機能，記憶などの機能低下の一因とも考えられる．

　帯状回皮質が社会的認知機能に関与することは古くから知られてきたが，近年のニューロイメージングを用いた研究では帯状束が高次のメンタライジングと関わることが報告されている．帯状束とさまざまな精神疾患との関連も明らかになっている．例えば，帯状束は早期のアルツハイマー病，双極性障害や強迫性障害といった精神疾患患者において減少すること，帯状束と認知機能，精神疾患や発達障害との関連が指摘されているデフォルトモードネットワーク（安静時の脳の活動）の機能的な結合が一致することが報告されており，現在，機能解明が進んでいる．

10. 感覚路　図8

　視床から放射状に皮質へ延びる線維が剖出できる．前方，上方，後方，下方に分けられ上視床放線に感覚路が含まれる．

　感覚神経の伝導路には，表在感覚（痛覚・温度覚・触覚）を伝える脊髄視床路と，深部感覚（位置覚・運動覚・振動覚）の後索・内側毛帯路の2つがある．感覚路も錐体路と同様に身体部位に応じた神経線維の経路が決まっている．脊髄前側索の内側から外側に向かって，頸髄，胸髄，腰髄，仙髄の順に並ぶ．後根から脊髄後角に入ってきた刺激が，脊髄視床路は前交連を通って反対側の前側索に至った後，上行するのに対し，後索・内側毛帯路は脊髄後根から同側後索をそのまま延髄まで上行してから対側に入る．したがって，脊髄の障害では，損傷レベル

2. カダバー　3）白質神経線維の走行と機能

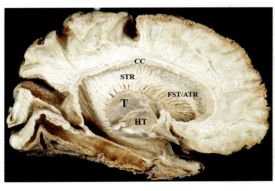

図8　左脳の内面からの白質解剖
ATR: anterior thalamic radiation,
CC: corpus callosum,
FST: fronto-striatal tract,
HT: hypothalamus,
STR: superior thalamic radiation,
T: thalamus
水玉待ち針：中心溝
（本写真は実際には右脳であるが
写真を反転させて使用）

に応じて，表在・深部感覚障害の有無に解離が生じることがある．その後，視床VPL核を経由し，内包後脚を通って，中心後回に至る．中心後回にも体部位局在が存在し，皮質の損傷では体部位局在に応じた領域に感覚障害が生じる．覚醒下手術における電気刺激においても，皮質および皮質下では体部位局在に応じた領域にしびれや異常感覚が誘発される[17]．すべての感覚の中継点である視床の障害では重度な感覚障害が生じる可能性が高い．感覚障害が生じると，視覚的な情報がなければ物の操作ができない，物に対する適切な手の構えを作れない，適切な力で持つことができず落としてしまうなど，日常生活の活動にさまざまな影響を及ぼす．一般的に，中等度以上の表在感覚障害では，手の使用頻度が減り，熱傷や外傷のリスクが増加する．また，上肢手指の深部感覚障害も，手の実用性を著しく低下させ，麻痺の有無にかかわらず，実用手とならない場合が多い．また，下肢の深部感覚障害は，歩行障害や，車の運転が困難になるなど，社会生活に与える影響も大きい．感覚路はいったん損傷されると，障害が残存する可能性が高く，外科的手術においては可能な限り温存する必要がある．

11. 前頭線条体路（fronto-striatal tract: FST）　図8

　FSTは前頭前野から線条体に至る線維束で，白質解剖上は前視床放線に混在する．

　FSTは言語関連ネットワークとして知られてきた．1989年，Naeserらは，脳卒中患者におけるFSTの損傷は発話開始に影響を及ぼすことを報告した[18]．その後，覚醒下脳腫瘍摘出術において，FSTを電気刺激すると発話開始，または発話のプランニングの障害が誘発されることが知られるようになった．また，FSTへの電気刺激により構音障害が生じた例も報告されている．また，FSTは発話だけでなく運動コントロールにも関与する．例えば，FSTを電気刺激すると運動停止が生じる．また，FST近傍の摘出操作中には協調運動障害を含む，運動コントロールの障害が生じる．これらは，錐体路を刺激したときに起こる痙性亢進，加速などの不随意運動とは明らかに異なる症状であることから，FSTは陰性運動ネットワークの一部と考えられている[8]．さらに，FSTは両手の協調運動や眼球運動のコントロールにも関与する可能性が指摘されている．近年の研究では，注意

欠如・多動性障害（attention deficit hyperactivity disorder：ADHD）患者では健常者と比較して FST の構造的差異が見られることから，FST は注意機能ネットワークにも関与することもわかっている．

12. 中縦束（middle longitudinal fascicles: MdLF）

　MdLF は上側頭回の上面と外側面からなる稜線を側頭葉前極から後上方へ向かって走る．後端は不明瞭であるが，下頭頂小葉に達するとされる．

　優位半球の MdLF は言語に関与すると考えられている[19]．MdLF は下頭頂小葉（角回）と側頭極を主に連絡することから，聴覚理解に関与する[20]．特に，高次の聴覚プロセス，すなわち音の方向を認識する（dorsal "where" pathway）役割を果たしている．非優位半球の MdLF は空間性の注意（特に能動的な空間探索が要求される課題）に関与しており，損傷は半側空間無視の原因となる可能性がある．さらに，MdLF が連絡する頭頂葉がエピソード記憶に関連することから，MdLF がこれに関与する可能性も指摘されている．近年，Makris ら[20]は，MdLFを2つのセグメントに分け，側頭葉から下頭頂小葉（角回）へ向かう線維束は言語と注意機能に，そして側頭葉から上頭頂小葉へ向かう線維束は視空間認知および視聴覚の統合に関与する可能性を示した．しかし，MdLF の機能的役割については不明な点が多い．De Witt Hamer ら[21]は，覚醒下手術における MdLF への直接電気刺激では呼称障害が誘発されなかったこと，また，MdLF を含む領域を摘出した後，言語障害が生じなかったことから，MdLF は言語に関与していたとしても，中心的役割を果たしているわけではないと考えた．現時点では，MdLF の機能についての直接証拠は少ない，つまり，MdLF が連絡する皮質の機能からの推測が多い．したがって，上述した機能において，MdLF がどのような役割を果たしているのかについては十分明らかになっていない．

● 文献

1) Klingler J, Ludwing E. Atlas cerebri humani. Basel: Karger Publishers; 1956.

2) 大谷克巳，山田仁三．剖出による人脳の立体構造．東京：クバプロ；1993.

3) Petrides M, Pandya DN. Projections to the frontal cortex from the posterior parietal region in the rhesus monkey. J Comp Neurol. 1984; 228: 105-16.

4) Catani M, Jones DK, ffytche DH. Perisylvian language networks of the human brain. Ann Neurol. 2005; 57: 8-16.

5) Parker GJ, Luzzi S, Alexander DC, et al. Lateralization of ventral and dorsal auditory-language pathways in the human brain. Neuroimage. 2005; 24: 656-66.

6) Duffau H, Moritz-Gasser S, Mandonnet E. A re-examination of neural basis of language processing: proposal of a dynamic hodotopical model from data provided by brain stimulation mapping during picture naming. Brain Lang. 2014; 131: 1-10.

7) Kinoshita M, Shinohara H, Hori O, et al. Association fibers connecting the Broca center and the lateral superior frontal gyrus: a microsurgical and tractographic anatomy. J Neurosurg. 2012; 116: 323-30.

8) Kinoshita M, de Champfleur NM, Deverdun J, et al. Role of fronto-striatal tract

2. カダバー　3）白質神経線維の走行と機能

and frontal aslant tract in movement and speech: an axonal mapping study. Brain Struct Funct. 2015; 220: 3399-412.

9) Von Der Heide RJ, Skipper LM, Klobusicky E, et al. Dissecting the uncinate fasciculus: disorders, controversies and a hypothesis. Brain. 2013; 136(Pt 6): 1692-707.

10) Harvey DY, Schnur TT. Distinct loci of lexical and semantic access deficits in aphasia: Evidence from voxel-based lesion-symptom mapping and diffusion tensor imaging. Cortex. 2015; 67: 37-58.

11) Moritz-Gasser S, Herbet G, Duffau H. Mapping the connectivity underlying multimodal (verbal and non-verbal) semantic processing: a brain electrostimulation study. Neuropsychologia. 2013; 51: 1814-22.

12) Thiebaut de Schotten M, Dell'Acqua F, Valabregue R, et al. Monkey to human comparative anatomy of the frontal lobe association tracts. Cortex. 2012; 48: 82-96.

13) Gras-Combe G, Moritz-Gasser S, Herbet G, et al. Intraoperative subcortical electrical mapping of optic radiations in awake surgery for glioma involving visual pathways. J Neurosurg. 2012; 117: 466-73.

14) Schucht P, Moritz-Gasser S, Herbet G, et al. Subcortical electrostimulation to identify network subserving motor control. Hum Brain Mapp. 2013; 34: 3023-30.

15) Takahashi M, Iwamoto K, Fukatsu H, et al. White matter microstructure of the cingulum and cerebellar peduncle is related to sustained attention and working memory: a diffusion tensor imaging study. Neurosci Lett. 2010; 477: 72-6.

16) Tartaglia MC, Zhang Y, Racine C, et al. Executive dysfunction in frontotemporal dementia is related to abnormalities in frontal white matter tracts. J Neurol. 2012; 259: 1071-80.

17) Maldonado IL, Moritz-Gasser S, de Champfleur NM, et al. Surgery for gliomas involving the left inferior parietal lobule: new insights into the functional anatomy provided by stimulation mapping in awake patients. J Neurosurg. 2011; 115: 770-9.

18) Naeser MA, Palumbo CL, Helm-Estabrooks N, et al Severe nonfluency in aphasia. Role of the medial subcallosal fasciculus and other white matter pathways in recovery of spontaneous speech. Brain. 1989; 112(Pt 1): 1-38.

19) Makris N, Papadimitriou GM, Kaiser JR, et al. Delineation of the middle longitudinal fascicle in humans: a quantitative, in vivo, DT-MRI study. Cereb Cortex. 2009; 19: 777-85.

20) Makris N, Preti MG, Wassermann D, et al. Human middle longitudinal fascicle: segregation and behavioral-clinical implications of two distinct fiber connections linking temporal pole and superior temporal gyrus with the angular gyrus or superior parietal lobule using multi-tensor tractography. Brain Imaging Behav. 2013; 7: 335-52.

21) De Witt Hamer PC, Moritz-Gasser S, Gatignol P, et al. Is the human left middle longitudinal fascicle essential for language? A brain electrostimulation study. Hum Brain Mapp. 2011; 32: 962-73.

〈中田光俊，中嶋理帆，篠原治道〉

V

臨床解剖の教育と研究

V. 臨床解剖の教育と研究

1 「臨床医学の教育及び研究における死体解剖のガイドライン」の解説とスタートアップの留意点

はじめに

　医療技術は年々高度化し複雑になっている．高度な医療を安全に提供するには，十分な解剖学的知識と手術を確実に遂行し得る技術が必要であり，手術手技向上のトレーニングが欠かせない．トレーニング方法には従来からある on the job training（OnJT）やシミュレーション，動物を用いたトレーニングなどが挙げられるが，OnJT 以外は一般的ではなく，新規の術式の導入や高難易度手術の実施に際して，術前に手術手技のトレーニングや手術シミュレーションを実施するかどうかは医師個人やそれぞれの施設の判断に任されているのが現状である．

　遺体（cadaver　カダバー）を用いた手術手技研修（cadaver training）は，実際の手術に則した手術手技の修練が可能であり，教育手法としての有用性が示されているが，わが国では平成 24 年に「臨床医学の教育及び研究における死体解剖のガイドライン」（ガイドライン）[1] が公表されるまでは実施基準がなかったために，現在まで広く普及するには至っていない．本稿ではこのガイドラインを紹介し，遺体による手術手技研修の現状と今後の普及に向けた課題を提示し，新たに cadaver training を導入する際の留意点について述べる．

■ ガイドライン公表までの経緯

　わが国の死体解剖を定める法律は，死体解剖保存法（昭和 24 年公布，厚生労働省所管）である．その第一条には「この法律は，死体（妊娠四月以上の死胎を含む．以下同じ．）の解剖及び保存並びに死因調査の適正を期することによって公衆衛生の向上を図るとともに，医学（歯学を含む．以下同じ．）の教育又は研究に資することを目的とする．」とあり，病理解剖，行政解剖，司法解剖と並んで，教育または研究目的の死体解剖を定義している．また，大学で行う解剖学実習などの教育目的の解剖は正常解剖とよばれ，「医学及び歯学の教育のための献体に関する法律」（献体法，昭和 58 年公布，文科省所管）が必要事項を定めている．死体解剖保存法は，医学の教育または研究を目的とした解剖を実施可能としているが，遺体を用いた手術手技研修や新しい術式の開発などが，法律の定める「解剖」の枠内であるかの基準がなかったため，臨床医学の教育および研究における遺体使用は，解剖学教室の管理の下で限定的に行われてきた．

　平成 9 年に「ガイドライン」の必要性が認識されるきっかけとなった「事件」

が起きた．医療機器会社などが，海外から輸入した死体頭部を用いて，歯科インプラント手技のワークショップをオフィスビルで開催したことが新聞記事となったのである．当時の厚生省がこれに対して「刑法の規定する死体損壊罪に当たるおそれがある」との見解を発表したため，これ以降，臨床医学の教育及び研究における遺体使用が「グレーゾーン」と認識され，国内での cadaver training の実施が困難となった．その後，外科系の各領域での内視鏡手術の普及をきっかけに，手術手技の習得のために海外で cadaver training を受講する医師が増えるに従い，その有用性が認識されるようになり，国内での実施に向けた行政の対応が求められるようになった．これを受けて，平成 20 年度～22 年度の間に，厚労科研費補助事業「サージカルトレーニングのあり方に関する研究」が行われ，国内外の手術手技向上のサージカルトレーニングの現状と cadaver training の必要性が検討され，「ガイドライン案」が作成された．外科系 24 学会に対する cadaver training を含む手術手技向上のトレーニング全般に関する調査では，「複雑な解剖の知識が求められる部位」や「動物と人体で大きく異なる部位」に対する手術手技研修には，従来の OJT やアニマルラボ，シミュレーターでは十分なトレーニングができないことから，cadaver training が有用で，実施が望ましいことが示された[2]．また，全国の大学の外科系診療科と解剖学教室を対象とした cadaver training の実施状況と今後の実施予定に関するアンケート調査では，整形外科，耳鼻科，脳外科で特にニーズが高く，手術手技向上を目的とした臨床解剖研究をすでに実施している大学もあった．一方で，ほとんどの解剖学教室では cadaver training の必要性を理解しているものの，法的な曖昧さが実施の障壁となっていた[3]．これらの結果をふまえて，cadaver training を現行法の範疇で適法に実施するための要項を明記した「ガイドライン案」が作成された[4]．

これに引き続き，日本外科学会と日本解剖学会が主体となり「日本外科学会 ガイドライン検討委員会（現 CST 推進委員会）」が組織され，関連する学会のメンバーとともにガイドラインの策定に向けた検討を行った．厚労省の了解に加えて全国医学部長病院長会議の承認とそれに参加する文部科学省の了解も得られ，さらにパブリックコメントの意見を踏まえた上で，平成 24 年 5 月に「臨床医学の教育及び研究における死体解剖のガイドライン」が公表された[1]（平成 30 年 4 月一部改訂）．

これにより，学生解剖実習以外にも，さまざまな分野における臨床医学の教育や研究を目的とした献体の利用や，大学に所属する医師以外も参加可能な cadaver training の実施が可能となった．

■ ガイドラインの趣旨と，実施可能な遺体使用の例

Cadaver training の実施に際しては，国民の福祉への貢献を目的として実施すること，事前に倫理委員会の承認を得ること，献体者の意思を尊重し遺体に対して常に敬意を払うこと，営利を目的としないことなど，倫理的な配慮が求めら

Ⅴ．臨床解剖の教育と研究

表 1 臨床医学の教育及び研究における遺体使用の実施条件[1]

①臨床医学の教育及び研究を通じて医療安全の向上をはかり，国民福祉への貢献を目的とするもの
②医学教育，医学研究の一環として，医科大学（歯科大学，医学部・歯学部を置く大学）において，死体解剖保存法，献体法の範疇で実施するもの
③使用する解剖体は，以下を満たすものであること．1．死亡した献体登録者が生前に，自己の身体が学生に対する解剖教育に加えて，医師（歯科医師を含む）による手術手技研修等の臨床医学の教育及び研究に使用されることについての書面による意思表示をしていること．2．家族がいる場合には，家族からも理解と承諾を得られていること．
④実施にあたり，大学の倫理委員会に諮り，実施内容を十分に検討し承認を得ていること

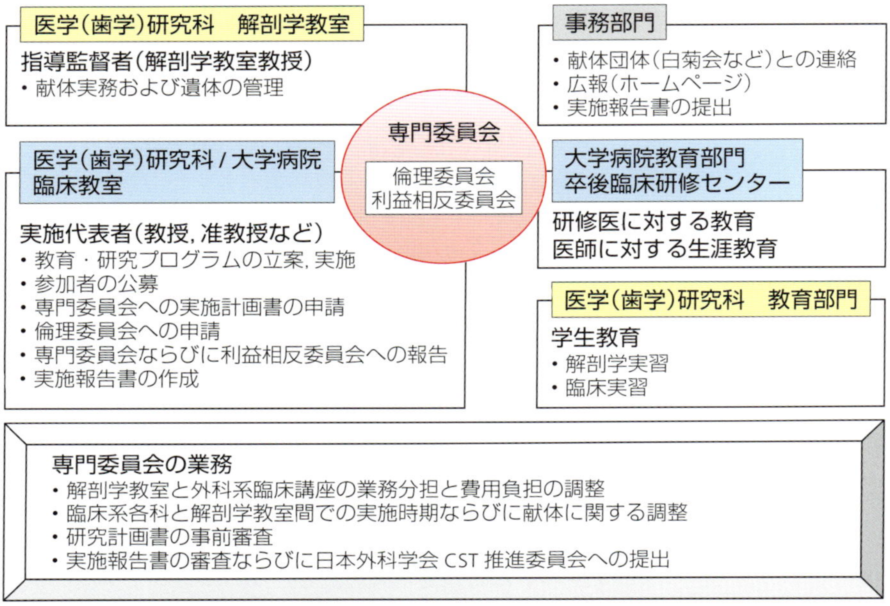

医学（歯学）研究科　解剖学教室
指導監督者（解剖学教室教授）
・献体実務および遺体の管理

医学（歯学）研究科／大学病院
臨床教室
実施代表者（教授，准教授など）
・教育・研究プログラムの立案，実施
・参加者の公募
・専門委員会への実施計画書の申請
・倫理委員会への申請
・専門委員会ならびに利益相反委員会への報告
・実施報告書の作成

専門委員会
倫理委員会
利益相反委員会

事務部門
・献体団体（白菊会など）との連絡
・広報（ホームページ）
・実施報告書の提出

大学病院教育部門
卒後臨床研修センター
研修医に対する教育
医師に対する生涯教育

医学（歯学）研究科　教育部門
学生教育
・解剖学実習
・臨床実習

専門委員会の業務
・解剖学教室と外科系臨床講座の業務分担と費用負担の調整
・臨床系各科と解剖学教室間での実施時期ならびに献体に関する調整
・研究計画書の事前審査
・実施報告書の審査ならびに日本外科学会 CST 推進委員会への提出

図 1 学内の運営体制

・専門委員会は，実施代表者となる臨床系教室と，指導監督者となる解剖学教室，事務部門などからなる．
・専門委員会では，解剖学教室と外科系臨床講座との業務や費用負担を取り決め，臨床講座間のプログラムの実施時期などを調整する．
・専門委員会は，研究計画書の事前審査と実施報告書の審査ならびに日本外科学会 CST 推進委員会への報告書の提出を担当する．
・企業の協力を得る場合には，透明性の確保のために，倫理委員会での承認に加えて学内の利益相反委員会などへ報告する．

れる．ガイドラインは，献体登録者の無報酬の精神で成り立つ献体制度の堅持を原則とし，医師に対する生涯教育として，医療安全や医療技術の質の向上のための教育や研究を目的とした遺体使用を可能とすべく，その実施に際して遵守すべき要項を提示している **表 1**．ガイドラインに沿って行う cadaver training などの臨床医学の解剖は，献体制度のもとでそれぞれの大学が専門委員会を設置して自主的に行うものであり，外科系診療科医師が実施代表者となり，解剖学教室が監督指導者となる **図 1**．解剖に用いる献体は，正常解剖に対する同意とは別に，臨床医学の教育研究に対する同意を生前より本人から得られ，献体時には家

表 2 臨床医学の教育及び研究における遺体使用の例 [1]

①基本的な医療技術の習得
　臨床研修医等を対象にした，安全な医療技術の習得に必要な解剖学的知識の教育を目的とした遺体使用等
②基本的な手術手技や侵襲的手技の習得
　OnJT（on the job training）や動物を用いたトレーニングが可能であるが，手術手技や侵襲的手技の習得に必要な解剖の教育を目的とした遺体使用等
③高度な技術を要する手術手技や侵襲的手技の習得
　先進的であるために OnJT の機会が少ない手術手技等や，人体との解剖学的差異から動物を用いたトレーニングが難しい手術手技等の習得に必要な解剖の教育や研究を目的とした遺体使用等
④新規の手術手技や侵襲的手技，医療機器等の研究開発
　研究段階の手術手技等や，新たな手術器具の開発に必要な人体での研究を目的とした遺体使用等

族の了解が得られている必要がある．また，手術手技研修に際してさまざまな医療機器を使用する必要があり，企業の協力を得る場合も想定される．ガイドラインでは，透明性の確保と献体制度の無報酬の精神の堅持のために，学内の倫理委員会での承認に加えて，日本外科学会 CST 推進委員会への利益相反状態の報告を必要としている．さらに，安全で高度な手術手技が広く普及するために，大学に所属する医師以外の臨床医が参加可能であることが望ましいとしている．ガイドラインの全文と解説ならびに報告書の記載内容については，日本外科学会のホームページに掲載されているので，参照されたい（https://www.jssoc.or.jp/journal/guideline/info20180406-01.pdf）．

　ガイドラインの遵守により実施可能な遺体使用の例を 表2 に示す．遺体利用の目的を医療安全と医療の質の向上とし，高度な手術手技のトレーニングのみならず，基本的な医療技術の教育や，新たな手術手技や新規の医療機器の研究開発など，広く臨床医学における教育および研究を目的とした遺体利用が可能である．なお，従来から解剖学教室において行われてきた局所解剖実習や解剖体の測定や計測などの臨床解剖学の教育や研究は，ガイドラインの対象とはならない．

■ Cadaver training の現状と今後の課題

　ガイドライン公表後の平成 24 年度から，厚生労働事業「実践的な手術手技向上研修事業」がスタートした．本ガイドラインに沿った cadaver training を実施する各地域の大学に対する公募による補助金交付事業であるが，以前より学内での cadaver training の実施実績のある大学が採択され，現在まで一定の成果が得られている．その一方で，ガイドラインを機に新たに cadaver training を開始する大学はいまだに少ないのが現状で，平成 30 年 3 月現在，全国 16 大学での実施に過ぎない．解剖学教室と外科系臨床教室からなる専門委員会の立ち上げなど，各科，各部門にまたがる学内の組織化や 図1 ，白菊会などへの趣旨説明と同意取得など，時間のかかる準備作業を要するためと思われる．

　現在，cadaver training の推進に大きく貢献し得る新たな遺体保存法が普及し

V. 臨床解剖の教育と研究

つつある．腹腔鏡手術などの cadaver training には，ホルマリン固定では柔軟性が損なわれるため新鮮凍結遺体が用いられてきたが，フリーザーなどの設備投資が新たに必要なこと，病原体による感染の危険性があること，凍結解凍を繰り返すことができないため，あらかじめ遺体を部分ごとに分けなければならないことなど，実施にあたってさまざまな障壁があった．1992 年に発表された Thiel 法（チール法）は，生体に近い組織の状態と関節の柔軟性を保つことの可能な保存液であり，病原体による感染の危険性はないとされる[5]．チール法の導入により，新たに cadaver training を導入する際の障壁であった新鮮凍結遺体を使用せずに実際の手術とほぼ同様な手術手技修練が可能となり，新しい術式の検討や新規の手術機器の開発への応用が期待される．

■ 新たに cadaver training を導入する際の留意点

高度な手術の安全な普及の観点から，今後 cadaver training のニーズは確実に増えることが予想される．その導入には解剖学教室の協力が必須であるが，解剖学教室の日常業務の負担の増加と献体数の増加による解剖体費用の増加に対して，全学的な人的，経済的なサポートが必要である．また，白菊会などの篤志献体団体への趣旨説明や新たな同意書の取得，実施に際する倫理審査や利益相反状態の申告には，医学部や大学病院内の担当部署との調整を要する．Cadaver training を新たに導入するには，解剖学教室の監督と協力を得るものの，あくまでも外科系診療科が中心となった専門委員会の立ち上げからスタートし，専門委員会を核とした解剖学教室に負担のかからない運営体制を整備する必要がある 図1 ．また，実施に際しては，専門委員会はガイドラインに沿って，cadaver training の実施内容の事前審査，外科系診療科の実施スケジュールのとりまとめ，実施後の日本外科学会への報告書の提出などを行う．日本外科学会 CST 推進委員会では，ガイドラインの解説と，学内の運営体制の例や報告書の具体的な記載方法についての動画資料を用意することで，cadaver training の推進を支援している（https://www.jssoc.or.jp/journal/guideline/info20120620.html）．

おわりに

ガイドラインの概要を述べた．本稿を参考に cadaver training を推進していただければ幸いである．

▪文献

1) 日本外科学会・日本解剖学会: 臨床医学の教育及び研究における死体解剖のガイドライン. 2018.（日本外科学会ホームページ https://www.jssoc.or.jp/journal/guideline/info20180406-01.pdf よりダウンロード可能）
2) 七戸俊明, 近藤 哲, 持田讓治, 他.「外科系医療技術修練の在り方に関する研究」についての報告. 日外会誌. 2009; 110: 304-9.
3) 七戸俊明, 近藤 哲, 河瀬 斌, 他.「サージカルトレーニングのあり方に関する研究」

についての報告. 日外会誌. 2011; 112: 55-60.

4) 七戸俊明, 近藤　哲, 井出千束, 他.「臨床医学の教育研究における死体解剖のガイドライン案」とその解説. 日外会誌. 2011; 112: 267-72.

5) 岡田隆平, 角田篤信, 籾山直子, 他. Thiel 法による解剖体固定法とその有用性についての検討. 日耳鼻. 2012; 115: 791-4.

〈七戸俊明〉

V. 臨床解剖の教育と研究

2 クリニカルアナトミーラボ(CAL)運用の現状について

■ クリニカルアナトミーラボとは

　千葉大学に設置されているクリニカルアナトミーラボ（CAL）とは，献体された御遺体を使用して，臨床医が手術手技の教育や医学研究を行うラボである．各大学にある医学生の肉眼解剖学実習や，解剖学の研究を行う解剖学教室と同様に，献体を使用するが利用者が大きく異なる．日本の医学部・歯学部の約半数で何らかの形で臨床医による御遺体の解剖が行われてきた[1]．しかし，これらのほとんどが系統解剖と同様の硬化したホルマリン固定体によるものであり，従来の局所解剖の範疇に留まると思われる．臨床医が御遺体から学びたいことは，実際の手術視野の中で，人体の正確な構造を手術手順に従って正確に観察すること，さらに言えば，内視鏡やX線透視装置のモニタを通して見るイメージと直視から得られるイメージの差を理解することや，手で直接触れる触感と鉗子や医療機器を通じた触感との摺り合わせである．これらの情報は，生体に近い質感・動きを維持した御遺体でしか得られない．しかしそこまで対応できる解剖学教室は日本にはほとんどないのが実情である．海外では，fresh frozen cadaver（新鮮凍結屍体）や柔軟性を維持した固定法である Thiel method fixation（Thiel 法固定）を解剖できる施設 cadaver laboratory（cadaver lab）が存在する．しかも大学のみならず市中中核病院，あるいは手術器械を開発する企業も保有している．多くの医師がこの施設で臨床的課題の解決法を御遺体から学ぶことができ，実際に国内の多くの臨床医が海外での研修に参加している．しかし，参加するには高額な海外渡航費が必要である上，業務を一定期間休むことができる環境にある医師に限られる．いつでも，どこの医師でも御遺体から学べる cadaver lab を国内に増やすことは喫緊の課題である．

1. 利用実績

　千葉大学では，2010 年に CAL が設立された．実際に運用を開始した 2011 年以降，利用者は増加の一途である．2017 年には 764 名となり，毎年およそ 30〜40 件のプログラム（教育・研究含む）を受け付けている 図1 図2．設立当初から積極的に利用している講座もあれば，CAL の噂を聞き最近利用を開始した講座もある．問い合わせも多く，今後もさらなる利用の増加が見込まれている．どの講座も御遺体の取り扱いと CAL の利用法に慣れるため，最初は小規模から

2. クリニカルアナトミーラボ（CAL）運用の現状について

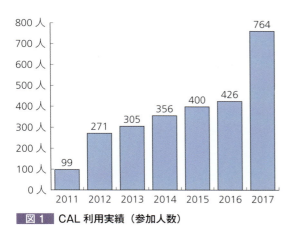

図1 CAL 利用実績（参加人数）

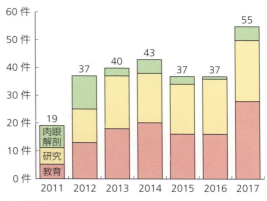

図2 CAL 利用実績（申請件数）

開催し，慣れとともに少しずつ規模を拡大させる傾向がある．私は CAL 管理者という立場で立ち上げからずっと見守ってきたが，さまざまなプログラムの登場により CAL が大学内で普及してきている実感がある．その一部を紹介したい．

①教育

a）脳神経外科

私が着任する前から脳神経外科はホルマリン固定体で千葉神経内視鏡ハンズオンセミナー 図3 を開催していた．新鮮凍結屍体が使用可能となると，真っ先に申請があった．過去の開催経験もあり，CAL 設立当初から全国の医師が参加する大規模なプログラムを，素晴らしい運営で主催している．

b）耳鼻咽喉科・頭頸部腫瘍外科

耳鼻科領域での内視鏡手術を普及させる一環で県内の医師を対象に毎年2～3回開催している．

c）口腔外科

毎年，教室内の新規入局者を中心に顎間固定術や骨切術，頸部リンパ節郭清術まで多くのプログラムを開催 図4 している．2015年には日本口腔科学会・日本口腔外科学会と共催を果たした．

d）呼吸器外科

呼吸器外科は脳死肺移植の施設認定を受けているが，認定を目指す段階から御遺体2体を donor と recipient に見立て移植手術を勉強していた．まれに，そして突発的に発生する脳死肺移植に対し，成功率を上げるために普段から修練し看護師も含めた移植チームとしての練度を上げている．

e）食道胃腸外科

腹腔鏡による各種消化管手術を学ぶため，消化器外科医はドライラボ，動物によるトレーニングなどが千葉大学に限らず実施されている．これらのトレーニング法に加えて御遺体を用いた cadaver training も 2016 年から取り組み始めている．

V. 臨床解剖の教育と研究

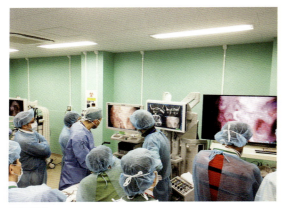

図3 千葉神経内視鏡ハンズオンセミナー

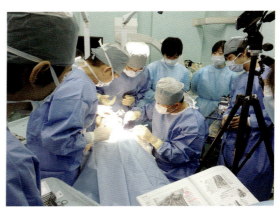

図4 口腔外科医のための臨床解剖研究会

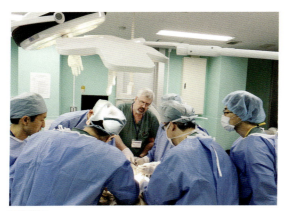

図5 Advanced Surgical Skills for Exposure in Trauma Chiba

f) 救急集中治療医学

　交通外傷の減少により，外傷外科医の教育機会は減少している．千葉大学の救急集中治療医学では，CAL設立当初から年に数回cadaver trainingを実施し，医局員や市中病院の医師を教育してきた．加えて2016年から東京医科歯科大学，日本外傷外科学会と共催で米国外科学会の公式cadaver trainingであるASSET（Advanced Surgical Skills for Exporsure in Trauma）図5をアジアで初導入し大きな成果を上げている．写真中央の人物はプログラム開発者のMark M. Bowyer先生である．

g) 整形外科

　整形外科はCAL利用者の4割を占める．整形外科が脊椎と各関節で専門領域が分かれていることから，専門領域ごとに申請されている．著明な研究機関であるスイスAO財団によるcadaver trainingは世界中で開催されているが，CAL設立以前の日本では導入が進まず，海外でしか受講できなかった．CALではそのプログラムの一部であるAOSpine Advanced Level Specimen Course Chi-

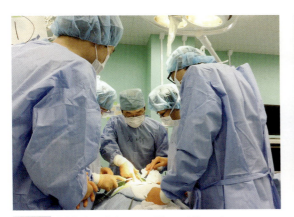
図6 AOSpine Advanced Level Specimen Course Chiba

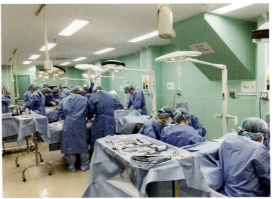
図7 千葉手・肘の外科研究会 Cadaver Workshop 2016

ba 図6 を開催しており，インターネットでの公募は短時間で定数オーバーとなるほど人気のプログラムとなっている．また，県内で勤務している千葉大学，順天堂大学，筑波大学，山梨大学の手外科専門医を中心に運営している千葉手・肘の外科研究会が，年に一度 cadaver workshop 図7 を開催しており，こちらも毎年参加者の熱気に溢れる workshop となっている．他にも整形外科学講座主催の整形外科 Cadaver Workshop in Chiba を開催し，初期研修医や後期研修医向けの Basic Course や専門医向けの Advanced Course など非常に多彩な教育プログラムを実施している．

②研究

a）形成外科

形成外科では，皮弁の研究[2]や上顎骨骨切り手術で発生する致死的な合併症の発症機序を類推した研究[3]などが代表的である．臨床成績の向上に繋がる実践的な研究に取り組んでいる．

b）整形外科

整形外科でも非常に多くの研究が行われている．最近の主な研究では，生体内骨強度を調べるための予測実験[4,5]，屈筋腱の延長術の力学的評価[6]，尺骨鉤状突起骨折へのアプローチの解剖学的な安全性評価[7,8]などがある．他大学では生体力学的特性が維持される新鮮凍結屍体の導入が進んでいないことから，共同研究の依頼も多く，これまでに4つの大学の研究を受け入れている．

2. CAL 設立までの流れ

私は解剖学実習を教える教員として 2008 年に解剖学教室に着任した．幸いにも千葉大学は年間 50～80 体の献体をお預かりすることができ，学生の解剖実習に必要な献体数は十分に充足していることもわかった．2009 年に入り，臨床講座すべてに cadaver training や御遺体を用いた研究に関するアンケート調査を行ったところ，特に外科系講座から強い興味があることが判明した．篤志献体団

V. 臨床解剖の教育と研究

体である千葉白菊会にも医師が cadaver training や研究を行うことについて説明し、熱烈な賛同を得られた。外科系講座と献体団体双方から、CAL 設立への前向きな意志が感じられたところで、CAL 設立へ表だった活動を開始した。設立に際しては、講座間の取り決めではなく、医学部公認の組織とすべきと考えた。そのため外科系教授陣を中心とした 17 講座の賛同を根拠に、医学部長に説明し支援の確約を得た。2010 年にクリニカルアナトミーラボ運営規程が教授会で承認され、CAL は正式に組織として認められた。その後半年程度かけて部屋の改装をして運用が開始された。

3. CAL の設備

CAL は学生の解剖実習室を使わず、独立した部屋を用意している。築 80 年を超える千葉大学の解剖実習室周辺に、昭和時代から閉鎖されたままの廃墟のような空室が複数存在したことが幸いであった。最初の 3 年間は手術台 2 台の手術室シミュレーション室と、バイオメカ実験室のみであったが、3 年目にはさらに隣室を改装し現在の施設になった。その全貌を紹介する。部屋は手術室（74 m^2）図8、手術シミュレーション室（38 m^2）図9、研究室（38 m^2）図10、バイオメカ実験室（25 m^2）図11、カンファレンスルーム（37 m^2）図12で構成されている。備品については、内視鏡、X 線透視装置、ハーモニック、万能試験機、超音波診断装置、三次元位置センサー、各種圧センサーなどが備えられている。

4. CAL の感染対策

解剖用の御遺体には、長らくホルマリンによる固定が施されてきた。これにより常温で長期保存が可能となり、ウイルス・細菌などが殺菌された安全な解剖の機会を学生に提供してきた。しかしながらホルマリンを注入する際の観血的処置の時点では感染リスクは存在している。ところが解剖学教室で入手可能な情報は死体診断書のみであり、技術職員は観血的な処置を行うにもかかわらず、御遺体の感染症情報がわからない。手術を日常的に行っている外科医にしてみれば、患者の感染症の情報は必ず確認するのが普通であり、非常に驚かされた。そのため、技術職員のための御遺体の感染症検査（HBs 抗原、HCV 抗体、HIV 抗体、HTLV-1 抗体、梅毒 TP 抗体）をまず導入した。実際に 10% 程度に何らかの感染症が陽性と判定されるため、導入の意義は非常に大きいと考えている。

CAL は生体に近い質感が得られる新鮮凍結屍体を最初に導入した。本法で保管する御遺体は、前述の感染症検査の結果が陰性のものに限定した。これによりCAL の感染症対策は飛躍的に高まった。しかしながら検査で陰性だとしても、菌が常在する皮膚や消化管の多剤耐性菌や、肺結核によるリスクはゼロにはできない。多くの解剖学教室が、未固定である新鮮凍結屍体の解剖学実習室への持ち込みに大きな懸念を持っていたため、学生の使う解剖実習室とは別に専用部屋を用意すること、さらに肺や消化管を対象とするプログラムにおいては、薬剤による

2. クリニカルアナトミーラボ（CAL）運用の現状について

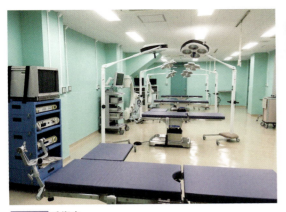

図8 手術室

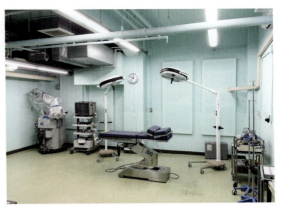

図9 手術シミュレーション室

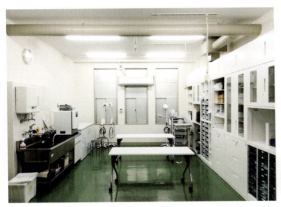

図10 研究室

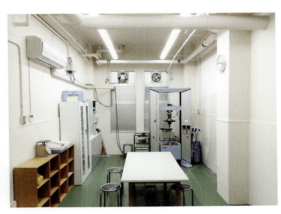

図11 バイオメカ実験室

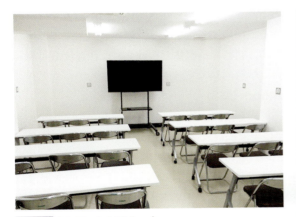

図12 カンファレンスルーム

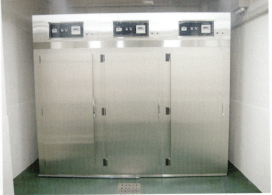

図13 遺体保管用冷凍庫

殺菌・除菌が期待できる Thiel 法固定（後述）の御遺体の使用を強く推奨することになった．

5. 御遺体の保存法の種類

2017年の時点で，CALでは新鮮凍結屍体とThiel法で固定された御遺体の2種類で保存している．さらに今後新たに検討しているもう1つの固定法も含めて簡単に解説する．

①新鮮凍結屍体

新鮮凍結屍体は冷凍保存された御遺体を解凍した，未固定の御遺体である．組織の生体力学的な特徴を維持できる御遺体であり，バイオメカニクスの医学研究には必須とされる．CALでは死後約48時間以内に冷凍庫（－25度）に保存している．身体ごと保管できる大きな冷凍保管庫 図13 が必要で，使用時にはプログラムの開催の1～2日前から常温での解凍作業が必要となる．御遺体の衣服を取り去る以外に技術職員が行うことはなく，技術職員の特別な処置は不要である．解凍された御遺体の質感は非常に生体に近いが，菌・ウイルスなどは失活しない可能性が十分にあり，感染症に対して注意が必要である．札幌医科大学や慶應義塾大学が積極的に導入している．

② Thiel 法固定

Thiel法固定は，薄めのホルマリンやフェノールを注入した柔軟性を維持している固定遺体である．オーストリアのThielが1992年に報告[9]し，薬剤により弾性線維に影響を与えることで，四肢を含めて全身麻酔下の患者と同じように弛緩した身体になる．しかし脳に関しては，柔らか過ぎて形態が変化してしまうケースもあり，解剖部位によっては検討が必要である．多数の薬液を混合して経動脈的にポンプで注入する固定法であり，常温・冷蔵での長期保存が可能である．ポンプによる注入時間は約1時間程度で済む．薬液が比較的高価であり，小柄な御遺体で約5万円程度は必要である点と身体が柔らかいために技術職員1人では運搬は難しいのがデメリットである．使用するホルマリン濃度は，学生実習用のホルマリン固定法よりも薄いものの，新鮮凍結屍体と比較すれば御遺体の殺菌・除菌効果は期待できる．札幌医科大学解剖学教室が積極的に導入している．

③ Saturated Salt Solution method（SSS）

SSSは飽和食塩水を経動脈的に注入した固定遺体である．ColemanとKoganが1998年に報告[10]し，2014年に東京医科大学の解剖学教室がcadaver trainingへの有効性を報告[11]した．生体に非常に近い質感を維持できると報告されており，常温・冷蔵での長期保存が可能とされる．飽和食塩水の作成，自動滴下による注入法自体に時間（1日）を要し，さらに脱水作用を待つために数カ月保管を要する．濃厚な食塩水に起因する強力な脱水作用により多くの微生物の生存は厳しくなると言われているが，注入した飽和食塩水は体内の水分と共に薄まっていくことになり，薬剤と同等の殺菌・除菌効果が期待できるかは不明である．東京医科大学のプログラムに参加した千葉大学の医師のSSSに対する評価は非常に高く，CALでも今後導入できるか調査中である．

2. クリニカルアナトミーラボ（CAL）運用の現状について

■ 医学部における cadaver を取り巻く諸問題

　日本における解剖の法的な位置づけや「臨床医学の教育及び研究における死体解剖のガイドライン」[12] の解説などは，本書に北海道大学の七戸俊明先生が詳細にまとめてくださっているのでそちらを参照されたい．私は整形外科医を続けながら解剖学教室員になり，教室の仕事を経験することができた．そのお陰で，cadaver training をしたくても許可がなかなか出てこない理由や我々なりの解決策などを見つけられたと考えている．私自身の経験を踏まえながら，医学部における cadaver を取り巻く諸問題を述べたい．

1. 解剖学教室をよく理解すること

　CAL のない大学では，cadaver を使いたい臨床医はまず例外なく解剖学教室に相談する．私も同じく異動して 1 年経過した頃，御遺体を解剖したい医師がたくさんいることを相談した．しかし，ほとんどの場合で，解剖学教室は話をよく聞いてくれるのだが，明確な許可が得られない．しかも不思議なことにはっきり拒絶されるわけでもなく，腹の探り合いのような会話が続くことになる．その進展のなさから臨床医は歓迎されていないのではないかと感じ，諦めることになる．この状況から一歩前進するためには，解剖学教室をよく理解することが必要である．

①解剖学教室のスタッフ

　私が異動した際，千葉大学の環境生命医学の教室員は教授含めて 3 名であった．医学部卒は教授のみであり，臨床経験を積んだ教員は居なかった．この人数で医学教育の中で最も負担の大きいと思われる肉眼解剖実習（3 カ月間）を担当していた．他大学の状況も一部を除いて比較的似たような状態である．さらに驚いたことに，教員の専門とする研究テーマの多くはミクロが対象であり，御遺体を使った研究をしている教員は全国的に少ない状況であった．他に技術職員が 2 名おり，献体の受け入れ，固定処置，御遺体の管理を担当している．教員と医員で軽く 15 名を超える整形外科と比較すると教室の規模はあまりに違う．

②予算・設備

　解剖に関する予算は教室ではなく大学が管理し，解剖体経費などの名目で存在している．例年必要としている物品は申告すれば購入できるが，新規の物品はそれが何のために必要なのか事務の了承を得る必要がある．医学部としては学生，大学院生に対する経費は負担しうるが，医師を教育することは視野に入っていないのが実情である．運営費交付金の削減によりありとあらゆる経費に厳しい目が向けられている現在，解剖体経費も毎年緊縮傾向であり，そこに新しい事業に予算を割り当てる余裕はない．

　解剖学教室には，常温の保管庫が並ぶ保管室があり，70 体程度が常時保管できるようになっている．御遺体を扱う特殊性により，解剖実習室や保管室，処置室といった部屋は厳重なセキュリティーを施され，部外者が決して無断で入室でき

ないようになっている．特に近年のソーシャルネットワークサービスによる写真拡散のリスクも考え，解剖領域ではスマートホン・カメラの持ち込みは一切禁止している大学も多い．

③臨床講座と解剖学教室の考え方の違い

　同じ大学の教員であっても，臨床講座と解剖学教室では御遺体を解剖することの意味がまったく違うのである．臨床医は，自らの臨床解剖学的疑問の解決や経験の少ない術式を身につけることへの渇望は大きく，同時にその経験を研修医へ伝授することを使命と感じている．学生を教育している際も，将来一緒に働くことも視野に入れて自らの経験を伝えており，学生と研修医の間に対象としての違いはない．解剖学教室は，医学教育の基礎となる解剖学を教えることは仕事であり，学生が初めて生と死を理解し，倫理的に大きく成長する時期の教育に多大な責任を負っている．一方で解剖することを自らの教育・研究の対象と感じている教員は少ない．解剖学を修了した学生と将来一緒に仕事をすることなど考えづらく，解剖実習という最大の仕事を終えると，それ以降は自らの研究者としての仕事に邁進することになる．解剖学教室の視点では，臨床医が解剖を必要としている意義は理解できるが，なぜ自分たちがそこにエフォートを割かねばならないのか，理解しづらい状況にあるのだ．

2. 医師が自由に解剖するために必要なこと

　どうしたら医師が自由に解剖できるようになるのか．この疑問は，多くの講座で共同利用する動物実験施設と比較して考えると答えが見えてくる．

①解剖学教室に CAL 運営を依存することの問題—動物実験施設との比較

　動物実験施設は，専属職員が複数名勤務しており，独自の予算が確保されている．施設としての利用規約や委員会もあり，事務的な面でも大学事務が関与している．われわれ教員は，定められた手続きに則っていれば比較的自由に利用することが可能である．それに対し，人体解剖の御遺体の管理は解剖学教室に一任されている．献体団体との相談窓口にもなっている．予算は教室費とは別に解剖体経費として大学が直轄で管理しており，つねに御遺体1体あたり必要とされる経費や，学生の実習に必要な最低限の経費のみが割り当てられている．この経費は，解剖学教室が自由に使えるものではない．利用規約などのルールはなく，相談があれば常に1つ1つスタッフで検討し判断している．

　今，大学で臨床医が解剖するということは，既に組織化されている動物実験施設とは違い，解剖学教室への依存度が高すぎるのである．しかも臨床医が望むcadaver lab とは，大学の設備を使い，外部の医師にも開放するという今までにないタイプの施設である．臨床医は勤務先の病院での仕事があるため，休日にしか利用しにくい．その結果 cadaver lab には，解剖学教室不在の休日に，多くの臨床医や業者が出入りすることになる．御遺体を扱う環境において，これまでに築いた強固なセキュリティは無力化したも同然である．また次々とレンタルされ搬入される1000万円を超える内視鏡や，1個数万円もするような消耗品の破損

や紛失が発生した場合の対処など不安ばかりが先に立つことになる．Cadaver lab は，学生の解剖実習指導が中心であった解剖学教室から見れば，その全貌は想像を超えた組織となる．このような不安を残した状況で CAL 運営全体を依存してもよい結果は生まれない．

② Cadaver lab の組織化の必要性

解剖学教室の不安を取り除くには，共通ルールを持つ 1 つの組織を作り，その枠組みの中で各プログラムをルーチンワークのように処理できるようにすべきである．解剖学教室にはその組織の中の一員となって監視する立場になってもらえばよい．責任の分担という側面からも，解剖学教室がすべて管理する元で臨床講座が利用する体制よりも，医学部公認の組織の管理下で活動している体制の方が，解剖学教室の負担は少なくなると考えている．献体団体から見ても，大学の中で今までと異なる目的で御遺体が使われている…という情報よりも医学部公認の CAL という組織が動き出したという事実の方が安心感を持ちやすいだろう．

■ クリニカルアナトミーラボの運営システム

千葉大学ではCALの運営を通じて，必要な業務の内容が明確になってきた．誰が，どのように行うべきか今後の参考になると思われるので記載する．

1. CAL 運営委員会と管理者の業務

CAL は主旨に賛同した臨床講座の教授を委員とした CAL 運営委員会によって行われている．主な業務は 2 カ月に一度開催される委員会で，申請されるプログラムの審議・承認作業である．年度替わりの 4 月には，前年度の利用実績を反映した運営費の分担を決定している．組織運営に必要な予算については，当初から臨床講座の奨学寄付金に頼っている．前例のない事業に対し大学からの予算確保を前提とすると議論の停滞は避けられないと判断したためである．後発の大学は，既に他大学で前例がある事業であり必要性も説明しやすい．そのため場合によっては最初から大学の予算を得る方法で検討できるかもしれない．

私は現在 CAL 管理者として，実施担当者となる医師へのガイダンス，各種書類のフォーマットの作成，備品の管理，承認されたプログラムの御遺体の割当を一手に引き受けている．初めて利用する実施担当者への CAL の使い方の指導は大変であるが，3 回ほど使用すると皆問題なくルールを遵守できるようになる．今のところ毎年新規に利用を開始する利用講座が出ており，指導に労力を割いているが，すべての講座が CAL を熟知すればこの負担は減ると考えている．

御遺体の割当は一番大変である．限られた御遺体をできるだけ多くの医師に学んでもらうために，調整にとても苦労する．例えば，あるプログラムは胸腔内は解剖するが，頚部〜鎖骨上の解剖はしない．このプログラムなら，頚部リンパ節郭清の手術と解剖を学ぶプログラムとは同じ御遺体を割り当てることができる．一方で体幹の主要動静脈へのアプローチを学ぶプログラムは，胸部・腹部だけで

Ⅴ．臨床解剖の教育と研究

なく頚部〜鎖骨上の動静脈も解剖することになる．この場合，頭部限定のプログラムと同じ御遺体で学ぶことが可能となる．この境界部位をハッキリさせるために，臨床講座とのプログラム内容について綿密な打ち合わせが必要なのである．この業務には一般的な手術についての基礎知識を持っている必要があり，解剖学教室には荷が重い．CAL 管理者については，現状では私が担当しており，解剖学教室が担当しやすいと感じるかもしれない．しかし，CAL 管理者はむしろ手術の知識のある臨床医の方が適していると強調しておきたい．

2．CAL における解剖学教室の業務

　解剖学教室に任せるしかない業務は，御遺体の管理に尽きる．献体発生から感染症の血液検査，同意書の確認，CAL の保管スペースの確認をし，CAL で使用するか系統解剖に回すかの選定，固定処置，保管庫／冷凍庫への搬入と，解剖後の火葬である．この部分においては CAL 設立により管理する御遺体が増えるわけではないので，従来の負担量とほとんど変わらない．さらに術着や手袋，ドレープなどの基本消耗品は CAL で常備している．この消耗品の補充（発注）はコンスタントに CAL を訪れる解剖学教室スタッフが行う方が手間は少ない．

　千葉大学ではプログラム開催日の御遺体の準備から部屋の清掃まで，すべて主催講座のスタッフに一任している．これらの仕事を任せるためには，つねに同じ場所に必要物品が配置されていることと，「原状復帰」の意味を主催者に正確に伝えることが必要である．実際のところ，主催者である臨床講座の教員は，年に 1〜2 回 CAL を利用するだけであり，CAL の部屋を隅々まで知ることは努力を要する．あるプログラムの主催者が物品の返却場所，保管場所を変えてしまえば，次のプログラムの主催者から「物品がない」という形で解剖学教室へ問い合わせがくることになる．CAL ではこのリスクを明確に主催者に伝え，終了時に確実に原状復帰させることを条件に臨床講座に貸し出ししている．遵守できない場合は使用を停止する権限を CAL 運営委員会は有していることも明示している．この「プログラムごとの部屋全体の管理」を主催者にすべて委ねる方法は，解剖学教室への負担を減らす CAL 運営システムがうまく機能する一番のポイントとなる．理想的には，動物実験施設のように CAL 専属職員を配置できれば，さらに解剖学教室は楽になるだろう．

　解剖学教室が担当している業務がもう 1 つだけある．それは開始前のガイダンス（講義）である．日本で医師が解剖することの法的な根拠や献体者の尊厳を守るとはどういうことか，を説明している．これは臨床医が話してもよいが，今までずっと責任を負ってきた解剖学教室員の方が説得力があると考えて実施している．

■ クリニカルアナトミーラボの課題

　CAL は設立以来順調に業績を伸ばしているが，まだまだ解決しなければなら

ないポイントがある．5点に絞って述べる．

1. マンパワー

CAL 管理者については，CAL は利用申請が増加しており負担は増加の一途である．先ほど CAL 管理者は臨床医が望ましいと記載した．臨床講座の医師が兼任で担当した場合外来・病棟・手術はともかく，当直や医局の仕事，各種委員会への出席など病院業務もすべて兼ねることは難しいだろう．CAL 管理者は専任が望ましいが，難しい場合は業務軽減のため上司や同僚の十分な理解が必要となる．

解剖学教室としても問題を抱えている．多くのプログラムは休日に行われる．CAL では解剖学教室がガイダンスを担当しているため，プログラムが増えれば休日出勤という負担も増す．さらに主催者と解剖学教員のスケジュールが合った曜日にしか開催できず，開催可能日が限られてくる．大学は既に基礎医学の職員数を減らす傾向にあり，大きな問題である．

もし cadaver lab にも病院の手術室と同じように，事務員，看護師，清掃業者まで配置できれば，利用する医師は cadaver lab での準備・片付けに追われることもなく教育や研究に集中できるようになるが，現実的には難しいだろう．

2. 運営資金・開催資金

CAL は基本となる年間運営費の捻出は臨床講座の奨学寄付金で行っていることは既に述べた．受益者負担としてたくさん使用した講座はその分翌年度の運営費負担を増加させる仕組みである．臨床講座に求める金銭的負担は過大とならないように妥当な額（2017 年では，利用者 1 人あたり 1 万円）を設定しているが，この金額では最低限の運営費にしかならない．千葉大学では 2010 年の文部科学省概算要求事項「高度な専門職業人養成や専門教育機能の充実」により外部資金を獲得した教授が遺体用冷凍庫と手術ベッドを購入し，産声を上げたばかりのCAL に強い追い風となった．さらに，2012 年から厚生労働省の「実践的な手術手技向上研修事業」に応募して，年間数百万円の助成を受けることができた．こういった外部資金によって運営資金が増加し，集めた奨学寄付金は備品の故障などの緊急出費の財源にすることができた．今後内視鏡や X 線透視装置が耐用年数を超えてくると，買い換えなどの必要性も出てくる．また厚生労働省の事業費も単年であり，いつまで継続できるか不透明である．さらなる運営費確保を検討しなければならない．Cadaver lab を多くの臨床医が必要としているのはわれわれの業績からも明らかであり，安定運営のために大学や国などが積極的にバックアップする制度作りが必要である．

3. 望まれる感染対策

現在，世界的に多剤耐性菌の増加が懸念されている．また米国と違い日本は結核の中蔓延国である（2017 年現在）．Cadaver lab に参加する医師自身の感染リ

スクのみならず，医師の手を介して危険な病原体が病院へ拡散することも避けねばならない．少なくとも新鮮凍結屍体やホルマリン固定処置を施す前の御遺体には病原体が存在すると仮定した対策を取ることが望ましい．世界保健機関（WHO）が制定した Laboratory biosafety manual[13] に基づき，cadaver lab は Bio Safety Level（BSL）2 以上の基準を備えること，何らかの方法で部屋自体の除菌を定期的に行えることが理想だろう．現在 CAL では感染に対するリスクを参加者に認知してもらい，御遺体の移動の制限，体液に触れる際の個人防護具，手指衛生といった標準予防策に準じた対策の徹底を依頼している．今後 BSL2 の基準を満たせるように検討している．

4. 企業との適切な協力体制

最近の手術は，術式毎に特化したさまざまなデバイス・消耗品を必要とするようになり，昔のようにメスと針糸があればすむような手術は相対的に減っている．いずれのデバイスも数万から数十万，数百万円と非常に高価である．この金額は患者からの収入（手術料）を前提に定められているが，cadaver training には当然患者からの手術料はない．参加者が支払うにも非現実的な金額である．一方で，企業側もデバイスを安全に正しく使うことが治療成績の向上と安全性の獲得に繋がることから，社内に営業部門だけでなく教育部門を持つ企業も少なくない．海外では教育部門によるデバイスの無償，安価提供は珍しいことではなく，日本でも同様の企業の協力は必須である．

企業の協力を得たい場合に問題となるのは，業界の自主規制団体である医療機器業公正取引協議会（公取協）が定める公正競争規約禁止条項への抵触である．規約では企業による医療機関・医師への景品類提供を禁止する例が定められている．しかし，医療機関ではない大学や，広く公益性のある事業への貸し出しは制限されない．医学部の解剖室で行われ，多数の医師が参加する cadaver training へのデバイスの提供はこの条件に合致するとも言える．われわれが指摘しないと気がつかない企業も多く，禁止条項の拡大解釈が原因となっていると考えられる．また一方で，利益追求を目的する営利企業の解剖への参加は，無条件・無報酬の条件で設立されている献体団体や献体者の意志を付託されている解剖学教室からも不安視される要因である．「臨床医学の教育及び研究における死体解剖のガイドライン」[12] でもその点は十分に留意されている．企業との協力関係を事前に告知する利益相反申告を通じて，cadaver training が一企業の直接的な収入になっていないことを事前に告知すれば問題ないと考えている．

5. 外部団体との win-win な関係

最近，学会や研究会による cadaver workshop の開催依頼が増えてきている．CAL では外部団体単独で施設を利用することはできず，臨床講座と共催をお願いしている．なぜなら解剖学教室の負担を減らすために，御遺体の準備から清掃まですべて臨床講座に一任しているからである．千葉大学に年に 1 回しか来ない

2. クリニカルアナトミーラボ（CAL）運用の現状について

ような外部団体にその仕事は到底できない．また学会が著名な講師を揃える場合，多くの参加者にその講義・実技を学ばせたいと考える．必然的に多くの御遺体の提供を希望される．ところが御遺体数の確保は非常に不安定なものであり，季節により献体の発生数が大幅に異なる．夏期は献体の発生がきわめて少なく，その一方で冬期は比較的多い．御遺体を仮押さえできないとプログラムの規模を決められないため，外部団体は少しずつ早期に開催希望を伝えてくる．過去に，2年後に4体の御遺体を使わせてほしいと申請があった際は，大いに困惑させられた．今でもどのタイミングで申請を受理するのがよいか，明快な回答は持ち合わせていない．全国に cadaver lab が設立されれば，一施設に集中することなくさまざまなプログラムを全国で分散開催できるようになる．こうなれば，御遺体の確保が容易になり，このような問題も回避できるであろう．

■ クリニカルアナトミーラボの未来

　CAL は献体を用いた医師のための教育・研究用の施設であることは冒頭で述べた．しかし近年，リハビリテーションを担当する理学療法士や作業療法士，器械出しや手術の行程を学ばせたい手術室看護師からの希望も増え，プログラムを見学させる講座が増えてきた．つまり，CAL は医師だけのためでなく，医療に直接関わる多くの職種の人々への教育にも役立っていることになる．医療スタッフ全員が高い教育レベルを維持することはすなわち医療安全に繋がる．実際に病院で働いてみると，その仕事の多くは実在する患者の治療を見ながら経験として学ぶことが多い．必然的にその病院での患者数の多い手術・リハビリは学びやすく，少ないものは学びにくい．患者がいない状態でのいわゆる座学だけでは，実戦ではあまり役に立たないのは経験的に皆理解できるだろう．ある患者が目の前に居ると仮定して学ぶ，シミュレーション教育の一種としても cadaver lab のニーズは高まっていくに違いない．

　このように，大学の持つ使命である教育・研究・地域貢献のすべての面で医療に貢献できる．地域における医療水準の維持と，医療安全の確保に対する国民の要望が高まっている今こそ，cadaver lab を設立することは大きな意味を持つことになる．国民の利益に直結する CAL のような施設の設置が進むように，今後も国，大学などに積極的に働きかけていく必要がある．最後に，cadaver lab の普及を主導するのは解剖学教室ではなく，臨床講座であるべきという点を強調したい．御遺体から学ぶ知識がどれだけ多くの患者を助けうるか，それを知っているのは，医療の現場で多くの患者を救い，若い医師を育てている臨床講座しかないのである．

Ⅴ．臨床解剖の教育と研究

▪文献

1) 七戸俊明，近藤　哲，河瀬　斌，他．「サージカルトレーニングのあり方に関する研究」についての報告．日外会誌．2011; 112: 55-60.

2) Akita S, Mitsukawa N, Rikihisa N, et al. Descending branch of the perforating branch of the peroneal artery perforator-based island flap for reconstruction of the lateral malleolus with minimal invasion. Plast Reconstr Surg. 2013; 132: 461-9.

3) Uchida Y, Mitsukawa N, Akita S, et al. An anatomical study of the pathophysiology of carotid cavernous sinus fistula associated with Le Fort III osteotomy. J Craniomaxillofac Surg. 2016; 44: 440-5.

4) Matsuura Y, Kuniyoshi K, Suzuki T, et al. Accuracy of specimen-specific nonlinear finite element analysis for evaluation of distal radius strength in cadaver material. J Orthop Sci. 2014; 19: 1012-8.

5) Matsuura Y, Rokkaku T, Suzuki T, et al. Evaluation of Bone Atrophy After Treatment of Forearm Fracture Using Nonlinear Finite Element Analysis: A Comparative Study of Locking Plates and Conventional Plates. J Hand Surg Am. 2017; 42: 659.e1-659.e9

6) Hashimoto K, Kuniyoshi K, Suzuki T, et al. Biomechanical Study of the Digital Flexor Tendon Sliding Lengthening Technique. J Hand Surg Am. 2015; 40: 1981-5.

7) Sukegawa K, Suzuki T, Ogawa Y, et al. Anatomic cadaveric study of the extensile extensor digitorum communis splitting approach for exposing the ulnar coronoid process. J Shoulder Elbow Surg. 2016; 25: 1268-73.

8) Sukegawa K, Suzuki T, Ogawa Y, et al. Anatomical Cadaver Study of the Hotchkiss Over-the-Top Approach for Exposing the Anteromedial Facet of the Ulnar Coronoid Process: Critical Measurements and Implications for Protecting the Median Nerve. J Hand Surg Am. 2016; 41: 819-23.

9) Thiel W. The preservation of the whole corpse with natural color (in German). Ann Anat. 1992; 174: 185-95.

10) Coleman R, Kogan I. An improved low-formaldehyde embalming fluid to preserve cadavers for anatomy teaching. J Anat. 1998; 192 (Pt 3): 443-6.

11) Hayashi S, Homma L, Naito J, et al. Saturated salt solution method: a useful cadaver embalming for surgical skills training. Medicine(Baltimore). 2014; 93: e196.

12) 日本外科学会・日本解剖学会「臨床医学の教育及び研究における死体解剖のガイドライン」．日外会誌．2012; 113: 1-5.

13) Laboratory biosafety manual. http://www.who.int/csr/resources/publications/biosafety/Biosafety3_j.pdf

〈鈴木崇根〉

おわりに

　本書の作成に当たり，手術教育にご理解を頂きご献体頂きました方々とそのご親族の皆様，ご多忙の中執筆頂きました本邦のエキスパートの先生方に深く感謝いたします．

　出版社より本稿を依頼され，吉田教授の「監修の序」を拝見しながら，自分の留学時代を思い起こしました．欧米と本邦の脳神経外科医の手術経験数の違いは歴然です．自分の留学先である米国でも，ドイツ・スイスでも脳神経外科医の仕事は毎日手術室に閉じこもり，手術室から出るのはカンファレンスなどで病棟に戻るくらいでした．欧米では，外来患者さんを診る機会が少なく（神経内科医が診るから），術後はICU麻酔科医が管理し，落ち着けば神経内科，腫瘍科などが引き継ぐ連携システムとなっているため，当然手術経験は多くなりますが，患者さんとの術前術後の接点は本邦の方が勝っています．留学生活中にふと，欧米と本邦の脳神経外科どちらの教育システムが良いのだろう？，どちらが幸せなのだろう？，と考えたことがありました．自分で手術し，摘出病理標本を顕鏡し，術後経過を30年以上診ている筆者にとっては，"日本式"の教育で育ったことが今の自分の礎になり，術後の長期成績を発表する際も正確な結果を得ることができると感じています．本邦では，脳神経外科医が患者さん一人一人を丁寧に，かつ責任をもって，言い換えれば患者さんの一生を背負って診療しています．手術経験数が少ないにもかかわらず，本邦での成績が良いのは，教育に加え患者さんとの深い信頼関係があればこそです．

　さて，本書で取り組んだ内容は，そのような本邦の医療事情の中で，もともと症例が少なく，手術難度の高い深部病変（脳室近傍，脳実質深部など）の手術をいかに安全に，合併症なく行うかを考えた際，カダバーの写真のみよりも，手術に近い動画を用いる方が手術シミュレーションとして先生方の理解を深めることに有用であろう，と考えた故です．さらに実際の手術動画と見比べて頂くことにより，読者の先生方が今から行おうとする手術解剖，手順，注意事項をより理解しやすいように配慮されています．

　現在，大学病院の医療安全管理を担当している筆者にとって，安全・確実な手術を行うための外科教育がいかに重要か，今まで以上に身に染みて解るようになりました．それは，これからの外科医は患者さんを治す使命と同時に，行った手術が適切かどうかをより周囲から評価される時代になってきているからです．

　最後に，これからの世代を担う若い脳神経外科の先生方，すでに第一線で診療されていらっしゃるものの，なかなか経験の少ない脳深部手術を行う機会のある先生方に本書を活用して頂き，患者さんへの安全，確実な手術に繋がることを期待しつつ結びとさせて頂きます．

　　　　2018年8月　出張中のチェコ・プラハより

　　　　　　　　　北里大学メディカルセンター副院長・北里大学医学部脳神経外科学教授

　　　　　　　　　　　　　岡　　秀宏

索引

あ行

悪性混合性胚細胞性腫瘍	88
迂回回	203
迂回槽	85, 110
横静脈洞	39, 83

か行

外側膝状体	220
外側中脳溝	151
外側毛帯	154
ガイドライン	238
海馬	127, 203
灰白層	208
灰白隆起	57
海馬溝	203
海馬硬化症	123, 130
海馬交連	56
海馬采	128, 132, 203, 211
海馬台	203
海馬傍回	128, 202, 203
海綿状血管腫	135
下角	21
下丘	104
架橋静脈	81
覚醒下手術	164
下後頭前頭束	218
下縦束	217, 229
下前頭後頭束	175, 194, 229
滑車神経	104, 119
上山式マイクロ剪刀	46
感覚路	232
基板	147
嗅球	54
嗅三角	45
弓状線維	217
弓状束	175, 194, 218, 227
嗅神経嗅球部	45
境界溝	151, 214
橋静脈	39
峡部	200

棘孔	119
空気塞栓	94
経小脳延髄裂アプローチ	68
経食道エコー	94
経シルビウス裂到達法による選択的海馬扁桃体摘出術	123
経前頭皮質到達法	13, 59
楔前部	27, 30, 202
楔部	202
献体法	238
後角	21
後角球	21
後下小脳動脈	68, 74
高次脳機能	164
鉤状回	203
鉤状束	218, 228
鉤線維	175
後大脳動脈	128
後頭経天幕アプローチ	78
後頭葉	21
硬膜下電極留置術	195
後脈絡叢動脈	27, 30
後有孔質	57
交連線維	213
骨膜硬膜	120
固有硬膜	120

さ行

最外包	218
作業記憶	164
三角部腫瘍	27
三叉神経第三枝	120
三叉神経第二枝	120
三叉神経 Meckel 腔	117
視蓋	85
四丘体	104
四丘体槽	81
視空間認知機能	164
視索	58
視床	21
歯状回	203

視床下溝	56
視床下部	47
視床下部漏斗部	57
視床間橋	56, 87
視床脚	211
視床髄条	210
視床線条体静脈	23
視床枕	21, 203
視床放線	210
視神経	119
視神経陥凹	56
視神経交叉	48, 54
死体解剖保存法	238
膝部	200
視放線	175, 220, 230
社会的認知機能	164
終板	46, 54
終板傍回	202
絨毛癌	88
術中モニタリング	135
上衣腫	68
上衣組織	21
松果上陥凹	56
松果体	100
松果体陥凹	56
松果体細胞腫	83
松果体静脈	85
上丘	104
上後頭前頭束	214
上矢状静脈洞	11, 39, 55
上縦束	194, 218, 226
上小脳動脈	85
小帯回	203
小脳山頂	83
小脳上テント下到達法	137
静脈洞交会	78, 80
上脈絡叢静脈	60
新鮮凍結カダバー	54, 244
心房内カテーテル留置	94
髄芽腫	68
錐体路	188, 221, 231

頭蓋咽頭腫	43	注意機能	165	脳弓ヒモ	60
正円孔	113, 120	中間型松果体実質腫	88	脳底静脈	79
正中後頭下開頭	68	中硬膜動脈	120	脳梁	3, 21, 200
舌状回	83, 202	中縦束	214, 234	脳梁動脈	59
前角	21	中心溝	201	脳梁吻	55
前交通動脈	46, 55	中心静脈	11	脳梁膨大部	21
前交連	46, 202, 210, 219	中心前小脳静脈	83
前障	219	中心被蓋路	152

は行

前錐体到達法	137	中心傍小葉	202	胚腫	86
前側頭葉切除による		中脳蓋	151	白質解剖	225
海馬扁桃体摘出術	123	中脳水道	48	半円状溝	203
選択的海馬扁桃体摘出術	123	中脳大脳脚	58	半月回	203
前頭眼窩弁蓋	214	中脳被蓋	58	半側空間無視	164
前頭斜走路	228	鳥距	21	被蓋	151
前頭線条体路	233	鳥距溝	202, 220	皮質下マッピング	164
前頭頭頂弁蓋	214	直静脈洞	83, 92	尾状核	208
前頭葉	164	テント切痕	111	尾状核頭部	21
線分二等分テスト	165	天幕下小脳上アプローチ	78	表情認知テスト	167
前方経脳梁到達法	13, 59	天幕静脈洞	83	フェンスポスト	169
前脈絡叢動脈	27, 30, 127	島	214, 218	副側三角	21
前有孔質	187	動眼神経	119, 128	分界条	210
側性化	167	島限	214	吻部	200
側頭幹	175	投射線維	213	壁板	210, 221
側頭弁蓋	214	島中心溝	214	扁桃体	127
側頭葉	21	頭頂後頭溝	202	放線冠	221
側頭葉中頭蓋底硬膜	119	頭頂葉	21	膨大部	200
側脳室	3, 11, 21	島部神経膠腫	187

ま行

側脳室三角部	16, 21	透明中隔	21, 56	脈絡叢	19, 21
側脳室体部	3, 19			脈絡裂	11, 59, 63

な行

側脳室内腫瘍	7	内後頭静脈	83	無名溝	128

た行

や行

第三脳室	43, 54, 64	内側後脈絡叢動脈	85	翼板	147
第三脳室脈絡組織	87	内側側頭葉てんかん	123

ら行

帯状回	60, 200	内大脳静脈	23, 79, 87	卵円孔	113, 120
帯状溝	200	内包	221	卵黄嚢腫	88
帯状溝辺縁枝	200	難治性てんかん	123	梁下野	202
帯状束	202, 206, 231	軟膜下剥離術	168	梁上回	208
大錐体神経	119	日本外科学会 CST 推進委員会		両側前頭開頭	54
大脳縦裂	46, 55		239	連合線維	213
体部	21, 200	乳頭視床路	212	レンズ核	219
第四脳室	73	乳頭体	57, 58, 210	レンズ核線条体動脈	187
第四脳室腫瘍	68	脳幹	135

数字

第四脳室底	68, 136	脳幹マッピング	137	2-back テスト	165
第四脳室底到達法	137	脳弓	21, 203, 210, 211
手綱交連	56	脳弓脚	21
淡蒼球	219	脳弓体	56
		脳弓柱	56

A

AF	227
ambient gyrus	203
anterior aspect	175
anterior commissure	202, 210
anterior interhemispheric transcallosal approach	2
anterior transcallosal approach	13
Arc F	194
ATL	123

B

band of Giacomini	203
basal vein of Rosenthal	93, 102
Bio Safety Level	256
body (corpus callosum)	200

C

cadaver training	245
calcarine sulcus	203
caudate nucleus	208
central sulcus	201
cerebellomedullary fissure	74
choroidal fissure	11, 59, 63
cingulate gyrus	200
cingulate sulcus	200
cingulum	202, 206, 231
contralateral interhemispheric transcallosal approach	4, 7, 8
corpus callosum	6, 200, 211
crista galli	45
cuneus	39, 202
CUSA	189

D

dentate gyrus	203
dura propria	120

E

extreme capsule	218

F

fasciola gyrus	203
FAT	228
fimbria	203, 211
forceps major	208
forceps minor	208
Forel	152
fornix	203, 210, 211
fresh frozen cadaver	244
FST	233

G

galenic cistern	92
Galen 静脈	78, 102
genu	200
greater superficial petrosal nerve (GSPN)	119

H

high parietal paramedian	32
hippocampal sulcus	203

I

IFOF	194, 229
ILF	229
indusium griseum	202, 208
inferior choroidal point	127
inferior periinsular sulcus	127
inferior ventricular vein	128
infratentorial supracerebellar approach (ITSCA)	78
insular artery	188
interhemispheric precuneus approach	27, 38
interhemispheric transcallosal approach	2
internal occipital vein	102
isthmus (corpus callosum)	200

K

Kawase's triangle	114
Klingler 法	215

L

Labbé 静脈	111
Laboratory biosafety manual	256
lateral approach	213

M

lingual gyrus	202
lobectomy	38
long insular artery	189
LSA	187

M

mammillary body	210
mammillothalamic tract	212
marginal ramus of cingulate sulcus	200
MdLF	234
medial posterior choroidal artery	103
median eminence	58
MEP	189
Meyler loop	221
Meynert	152
middle temporal gyrus	32
Monro 孔	21, 56, 87

N

negative motor area	170
neoadjuvant therapy	89

O

occipital transtentorial approach (OTA)	78, 90
OR	230

P

paracentral lobule	202
parahippocampal gyrus	201
paramedian high parietal lobe approach	16, 21
paraterminal gyrus	202
parieto-occipital fissure	202
pericallosal artery	3, 6
pericallosal cistern	6
periinsular sulcus	131
perivascular cistern	46
posterior inferior cerebellar artery (PICA)	68
PPTID	88
precentral cerebellar vein	102
precuneus	39, 202
PT	231
pulvinar of thalamus	203

R

rostrum	200

S

SA	123
safe entry zone	137
sagittal stratum	219
Saturated Salt Solution method (SSS)	250
semi-Concorde position	69
semianular sulcus	203
semilunar gyrus	203
SLF	194, 226
SLF I	218
SLF II	218
SLF III	218
splenium (corpus callosum)	200
stria medullaris thalami	210
stria terminalis	210
Stroop テスト	167
subcallosal area	202

subependymoma	5
subiculum	203
subpial dissection	168, 171
subtemporal interdural approach	113
subtemporal transtentorial approach	108, 117
superior vermian vein	101
supracallosal gyrus	208
supracerebellar infratentorial approach	94, 100
supraolivary fossette	150
sylvian fissure	38

T

tapetum	210
tenia choroidea	60
tenia fornicis	60
thalamic peduncle	211
thalamic radiation	210
Thiel method fixation	242, 244
ToM テスト	167

tonsil	73
trans cerebellomedullary fissure (CMF) approach	68
trans-lamina terminalis approach	43
transcallosal approach	2, 11
transchoroidal approach	60
transchoroidal fissure approach	59, 63
transcortical approach	13
transsylvian selective amygdalohippocampectomy (TS-SelAH)	130
Trolard 静脈	11
TSA	123

U

UF	228
uncinate gyrus	203
uvulotonsillar space	71

V

velum interpositum	59, 102

カダバーと動画で学ぶ脳深部アプローチ ⓒ

発　行　2018 年 10 月 10 日　　1 版 1 刷

監修者　吉田一成

編著者　井川房夫
　　　　岡　秀宏
　　　　秋元治朗
　　　　岩立康男

発行者　株式会社　中外医学社
　　　　代表取締役　青木　滋

　　　　〒 162-0805　東京都新宿区矢来町 62
　　　　電　　話　03-3268-2701（代）
　　　　振替口座　00190-1-98814 番

印刷・製本/横山印刷（株）　　　　　　　　〈MS・HU〉
ISBN978-4-498-32820-4　　　　　　　　Printed in Japan

JCOPY　＜(社)出版者著作権管理機構 委託出版物＞

本書の無断複写は著作権法上での例外を除き禁じられています.
複写される場合は，そのつど事前に，(社)出版者著作権管理機構
（電話 03-3513-6969, FAX 03-3513-6979, e-mail: info@jcopy.
or.jp）の許諾を得てください.